감동 280일의 태아일기

엄마, 나 이렇게 크고 있어요!

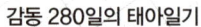

감동 280일의 태아일기
엄마, 나 이렇게 크고 있어요!

2009년 7월 7일 1쇄 발행
2013년 3월 20일 4쇄 발행
지은이 Dr. A. Christine Harris
감수 조용균(인제백병원산부인과교수)
디자인 디자인스퀘어 어소시에이츠
펴낸곳 열린생각
주소 서울시 중랑구 중화동 284-11 준빌딩 B1
홈페이지 http://openthinking.co.kr
대표전화 02-2209-0954
팩스 0303-0337-0000
e메일 openbooks@naver.com
등록 1996년 8월 20일
등록번호 제1-2078호
Copyright© 2009 by OpenThinking Publishing
ISBN 978-89-87985-61-9 13590
값 13,500

잘못 만들어진 책은 교환해 드립니다.

감동 280일의 태아일기

엄마, 나 이렇게 크고 있어요!

THE PREGNANCY JOURNAL

크리스틴 해리스 지음 · 조용균 감수

Text © 1996, 2005 by A. Christine Harris.
Illustrations © 1996 by Greg Stadler.
All rights reserved.
First published in English by Chronicle Books LLC, San Francisco, California
Korean Translation Copyright © 2009 by OpenThinking Publishing

이 책의 한국어판 저작권은 Eastern Insight Agency를 통한 Chronicle Books LLC와의
계약으로 도서출판 열린생각에 있습니다.
저작권법에 의하여 한국 내에서 보호를 받는 작품이므로 무단 전재와 복제를 금합니다.

저자의 말

　몸 안에 작은 생명을 품고 지내는 임신부의 280일은 늘 언제나 조심스럽습니다. 그만큼 특별하고 소중한 존재에 대한 기다림은 임신부에게 일어나는 육체적 정신적인 변화와 함께 이때까지와는 다른 세계로 이끌어 가기에 충분합니다.

　물론 임신이 좋은 기억만으로 가득한 것은 아닙니다. 때로는 당혹스러운 일이 찾아오기도 합니다. 무엇보다 자신과 함께하고 있지만 보이지 않는 존재에 대한 염려와 걱정은 육체적인 피로와 정신적인 불안으로 이어지기도 합니다. 이러한 경험은 30년이 넘게 아동발달과 심리학을 전공한 저에게도 결코 예외가 될 순 없었습니다. 제가 가진 지식이나 이론을 실제 임신에 적용시키기엔 부족한 점이 많았습니다. 눈에 보이지 않는 아기가 정말로 잘 자라고 있는지 걱정과 불안으로 병원을 찾곤 했습니다. 하지만, 의사들로부터 아무리 괜찮다, 건강하다는 좋은 소리를 들어도 늘 뭔가 부족하였습니다. 내 눈으로 직접 아기가 성장하는 것을 보고 육아를 할 수가 없었기 때문이지요.

　그럴수록 아기에 대한 호기심은 왕성해져만 갔습니다. 어떻게 아기가 자라는지, 머리와 몸은 어떻게 생기고, 팔다리는 언제쯤 생겨나고, 눈·코·입은 한꺼번에 생기는 것인지, 또 장기와 감각기관들이 과연 제대로 발달하고 있는지, 오늘쯤이면 키와 몸무게는 얼마나 늘고 자랐는지 등…….

　마침내 그 해답들을 스스로 찾아 연구하기 시작했습니다. 전공을 살려 아동 발달을 태아의 발달로 확장시키고, 여러 의사들과의 의학적인 자문을 통해 그 결과물을 이 책으로 엮었습니다. 이 책은 현재 미 국립과학원 식품영양처의 추천서로 미국뿐 아니라 현재 7개국 언어로 번역 출간되어 100만이 넘는 전 세계 임신부들에게 읽히고 있습니다.

　이 책이 나와 같았던 예비 부모들의 걱정과 불안을 조금이라도 덜고 아기가 성장한 후에도 다시 들춰볼 수 있는 기념일지가 되길 바랍니다. 사랑하는 아기 아빠와 가족, 또 친구들과 함께 임신 280일 동안의 경이로운 변화를 확인하고 비교해 보세요. 앞으로 엄마가 될 당신은 지금 매우 행복한 사람입니다.

크리스틴 해리스

감수의 말

산부인과 의사로서 25년간 일을 해 오면서, 아기가 탄생되는 그 순간은 언제나 가슴 벅차고 경이롭다는 생각을 합니다. 진통과 분만과정의 힘든 정도, 정상분만 또는 제왕절개분만의 여부에 관계없이 모든 분만은 새 생명의 탄생의 기쁨과 함께 축복 속에 이루어집니다.

임신을 하게 되면 새로운 생명에 대한 기쁨, 가슴설렘과 함께 앞으로 임신기간 동안 겪게 될 일들에 대한 막연한 두려움을 갖게 됩니다. 아기의 손 발은 다 있을까? 기형이 있지는 않을까? 아기가 갑자기 잘못되면 어떡하지? 자연분만을 잘 할 수 있을까?, 진통을 잘 견딜 수 있을까? 임신과 출산에 관련된 수 많은 궁금증과 두려움은 모든 임신부들이 경험하는 것으로 전문가와 주위 사람들의 도움으로 극복할 수 있습니다.

이 책은 280일의 임신기간 동안 태아에게 일어나는 변화에 대해 하루하루의 기록으로 구성되어 있습니다. 산부인과 전문의인 저 자신에게도 흥미로울 정도로 태아의 키, 몸무게, 감각의 형성, 생리적 변화에 대해 자세히 설명되어 있습니다. 변화하는 태아의 모습을 눈에 보이듯 머리 속에 생생하게 그려볼 수 있을 것 같습니다. 또한 이 책에는 임신 중 영양섭취에 대해 다른 참고서적보다 더 유익한 정보가 수록되어 있습니다. 영양섭취 과정에서 임신부의 건강과 태아발달에 필수적인 요소가 결핍되었을 경우, 임신부에게는 심각한 합병증과 태아의 발달장애를 초래할 수 있습니다. 필수 영양소와 권장 음식에 대한 쉽고 상세한 설명은 임신 중 음식섭취에 많은 도움을 줄 것입니다. 평소 접할 수 없는 세계각국의 임신과 출산문화에 대해서도 재미있게 쓰여져 있습니다. 이 책과 함께 매일매일 일기를 쓰듯 280일의 임신기간 동안에 일어나는 자신과 태아의 변화를 기록해 보세요.

여자는 약하지만 엄마는 강하다 (Women is weak but mother is strong).

머리 속에 아무리 되뇌며 가슴속 깊이 품어도 언제나 간절하고 그립고 소중한 사람, 바로 우리의 엄마가 아닐까요? 엄마가 되는 길고도 고단한 여행의 첫 발걸음을 내딛는 여러분께 이 책은 든든한 길잡이가 될 것이라고 생각합니다. 부디 이 책과 함께하는 모든 임신부들께서 건강하고 행복한 출산의 기쁨을 경험하시길 기원합니다.

산부인과 교수 조 용 균

이 책의 구성

엄마, 나 이렇게 크고 있어요! 는 이렇게 구성되어 있습니다.

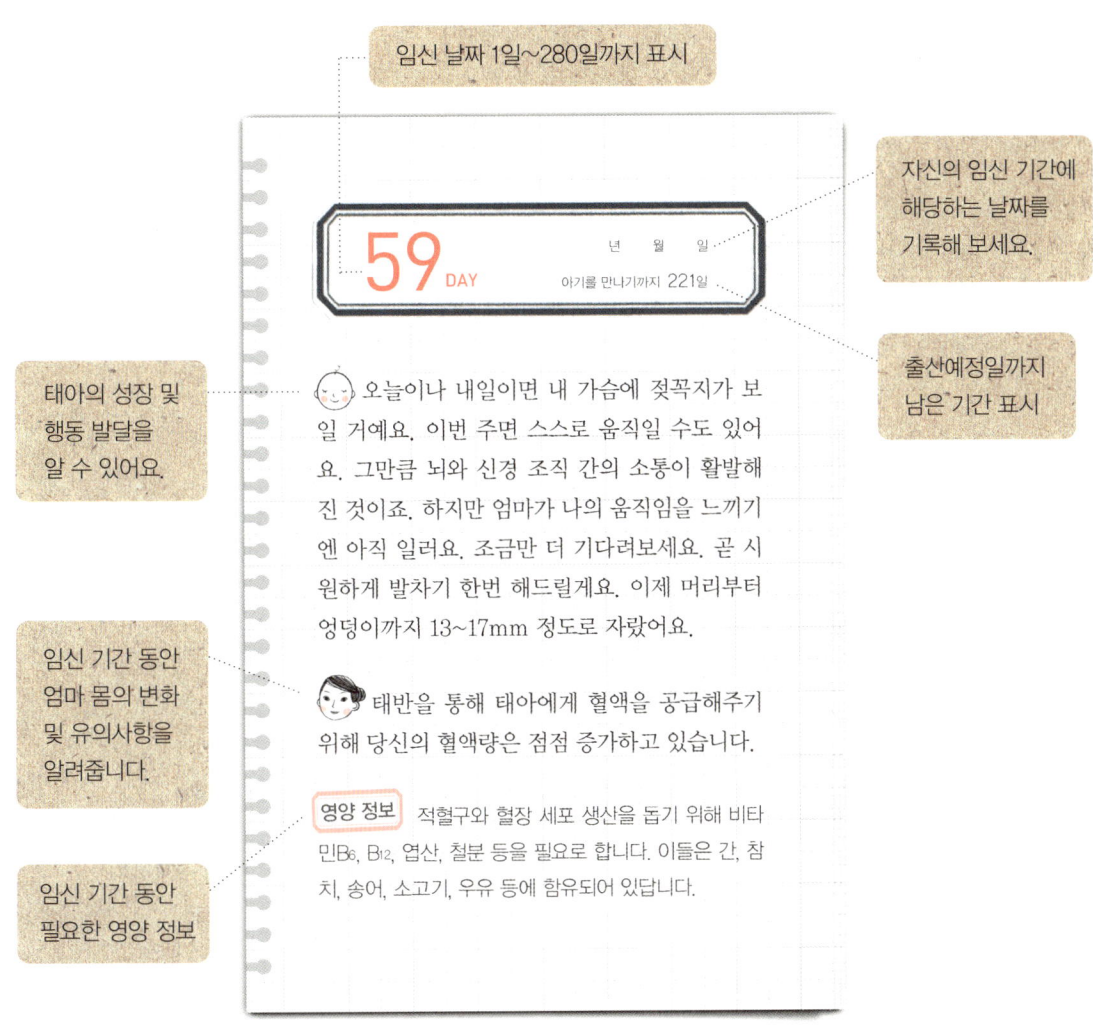

- 임신 날짜 1일~280일까지 표시
- 자신의 임신 기간에 해당하는 날짜를 기록해 보세요.
- 출산예정일까지 남은 기간 표시
- 태아의 성장 및 행동 발달을 알 수 있어요.
- 임신 기간 동안 엄마 몸의 변화 및 유의사항을 알려줍니다.
- 임신 기간 동안 필요한 영양 정보

그 외, 알아 두세요 , 알고 있나요? 등의 임신 정보 및 육아 정보 , 수유 정보 와 함께 출산의 어제와 오늘 , 세계의 출산문화 등 재미있는 임신 이야기도 다루고 있어요.

그리고 매주마다 마지막 부분에 집약된 임신 정보가 수록되어 있습니다.

차례

- 005 저자의 말
- 006 감수의 말
- 007 이 책의 구성
- 010 월별 임신 캘린더
- 012 주별 임신 캘린더

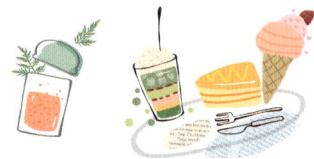

014 첫 번째 달 임신 1주~임신 6주
엄마, 내가 생겨났어요!
세포 분열이 이루어져요

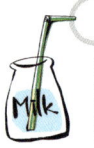

034 두 번째 달 임신 7주~임신 10주
머리, 몸, 팔, 다리 구분이 가능해요!
눈, 코, 입 이목구비가 생겨나요.
뇌 성장 발달이 시작돼요.

052 세 번째 달 임신 11주~임신 14주
손, 발이 생겨요!
심장 박동 소리를 들을 수 있어요.
신장에서 소변이 배출돼요.

070 네 번째 달 임신 15주~임신 18주
남자인지 여자인지 알 수 있어요!
주먹을 쥘 수 있어요.
장에서 배변활동이 시작돼요.

088 다섯 번째 달 임신 19주~임신 22주
태동이 시작됐어요!
피부를 보호하는 태지와 솜털이 생겨나요.
생식 기관들이 발달해요.

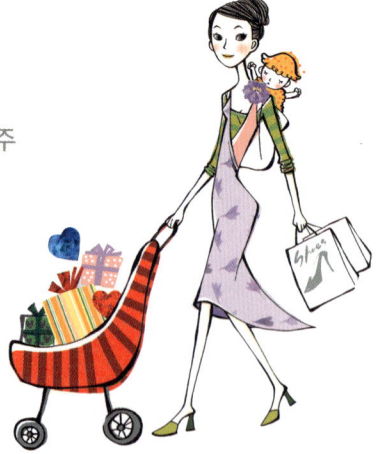

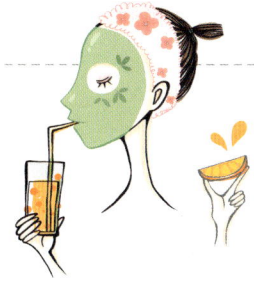

○ **106** 여섯 번째 달 임신 23주~임신 26주
머리카락과 눈썹이 자라요!
치아 싹이 돋아요.

○ **124** 일곱 번째 달 임신 27주~임신 30주
소리를 들을 수 있어요!
빛의 세기에 따라 눈을 깜박일 수 있어요.
체온 조절을 할 수 있어요.

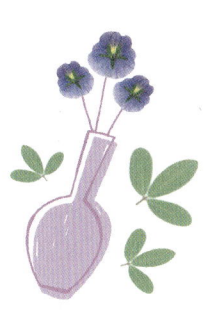

○ **142** 여덟 번째 달 임신 31주~임신 34주
스스로 호흡할 수 있어요!
손가락을 빨아요.
피하지방이 쌓이기 시작해요.

○ **160** 아홉 번째 달+열 번째 달 임신 35주~임신 40주
자궁에서 더 이상 움직일 공간이 없어요.
태어날 준비를 마쳤어요!

186 출산예정일 plus
190 부록 – 신생아 육아 및 출산 후 변화
203 아빠의 임신
204 출산 후기

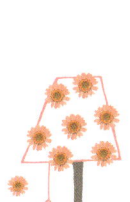

월별 임신캘린더

*태아의 신장 : 초음파 검사를 통해 알 수 있으며 이 때 측정하는 신장은 우리가 알고 있는 일반적인 신장과는 달리 태아의 머리부터 엉덩이까지의 길이입니다.

	임신 1개월	임신 2개월	임신 3개월	임신 4개월	임신 5개월
태아	신장 0.1~5mm 몸무게 1g미만	신장 1~3cm 몸무게 약 1g	신장 12cm 몸무게 약 12~14g	신장 16cm 몸무게 100g	신장 21cm 몸무게 약 300g
엄마	자궁 크기 - 달걀 한 개 정도	자궁 크기 - 레몬 하나 크기	자궁 크기 - 어른 주먹 크기	자궁 크기 - 아기 머리 크기	자궁 크기 - 어른 머리 크기
특징	▪ 초음파로 태낭을 확인할 수 있다. ▪ 몸이 피곤하며 졸음이 쏟아진다. ▪ 감기 증상처럼 으슬으슬 한기가 느껴지고 열이 난다.	▪ 초음파로 태아의 머리와 몸의 구별이 가능해진다. ▪ 생리가 중단된다. ▪ 입덧이 생길 수 있다. ▪ 질 분비물이 많아지고 가슴이 커진다. ▪ 소변이 자주 마렵다.	▪ 초음파로 태아의 심장 박동소리를 들을 수 있으며 팔다리, 손발이 구별된다. ▪ 변비가 생기거나 설사가 난다. ▪ 두통이 생기고, 피부에 색소 침착이 일어난다. ▪ 다리가 저리고 땅긴다.	▪ 태아의 손발톱이 자라나며 기형아 검사가 가능한 시기다. ▪ 체온이 올라가 땀이 많이 난다. ▪ 요통이 생길 수 있다.	▪ 초음파로 태아의 머리카락과 눈, 코, 입을 확인할 수 있다. ▪ 태동이 느껴진다. ▪ 배가 불러오는 게 확실히 느껴진다. ▪ 피부에 살트임이 시작된다.

임신 6개월	임신 7개월	임신 8개월	임신 9개월	임신 10개월
신장 25cm 몸무게 약 600g	신장 28cm 몸무게 1kg	신장 30cm 몸무게 1.7kg	신장 34cm 몸무게 2.6kg	신장 36cm 몸무게 3.2kg
자궁저 높이 – 약 20~24cm	자궁저 높이 – 약 24~28cm	자궁저 높이 – 약 28~30cm	자궁저 높이 – 약 30~32cm	자궁저 높이 – 약 32~34cm
• 태아의 눈썹과 속눈썹이 생긴다. • 양수가 많아진다. • 다리에 부종이나 정맥류가 생길 수 있다. • 요통이 심해진다.	• 태아의 청각이 발달해 소리에 민감하다. • 자궁의 압박으로 속이 거북하다. • 임신선이 나타난다.	• 태아 스스로 호흡하는 연습이 시작된다. • 몸이 많이 피곤하고 신체 각 부위에 부종이 나타나기 쉽다.	• 태아에게 피하지방이 축적되고, 폐기능이 완성된다. • 태동과 다리 통증으로 잠을 잘 못 이룰 수 있다. • 배꼽이 튀어나온다.	• 태아가 움직일 공간이 부족해 태동이 잘 느껴지지 않는다. • 가진통이 시작된다. • 파수 등의 분만 조짐이 생길 수 있다.

주별 임신 캘린더

임신 주기별로 엄마가 해야 할 일들과 아기의 변화를 체크해 보세요!

01주	02주	03주	04주
	▪ 월경이 없으면 임신가능성을 의심해 볼 수 있습니다.	▪ 수정과 착상이 이루어집니다.	▪ 소변검사로 임신 여부 확인 가능 ▪ 태아는 신경, 혈관, 근육, 골격 등의 주요 계통을 갖춘 조직세포로 존재합니다.

09주	10주	11주	12주
▪ 기형아 검사 ▪ 꼬리가 완전히 없어지고 배아에서 태아가 되는 시기 ▪ 태아가 양수에서 헤엄을 치기 시작 ▪ 태아에게 속눈썹, 지문이 생김	▪ 태아 DNA 검사 ▪ 초음파로 눈꺼풀과 콧구멍이 보이고, 눈, 코, 입술, 턱, 뺨 등 태아의 얼굴 윤곽이 더욱 뚜렷해집니다. ▪ 남아라면 음낭 생성	▪ 매독혈청 검사 ▪ 심장, 간, 비장, 등 내부 기관이 발달하고 근육 조직이 형성되어 팔다리 구분이 뚜렷해집니다. ▪ 태아의 머리카락과 손톱이 자라기 시작합니다. ▪ 여아라면 질 생성	▪ 염색체 이상 검사 ▪ 태아의 뒷 목덜미 두께로 외부 기형 검사 가능 ▪ 태아의 반사 작용이 시작됩니다. ▪ 태아의 신장 약 12cm 몸무게 약 12~14g

17주	18주	19주	20주
▪ 태아의 팔, 다리가 길어지며 태변이 대장에 축적됩니다.	▪ 태아가 팔을 구부릴 뿐 아니라 제법 발길질도 하게 됩니다. ▪ 하품, 딸꾹질 등 태아의 표정 변화를 볼 수 있습니다. ▪ 남아라면 전립선 생성	▪ 양수 검사 (트리플 마커 검사 결과 이상 반응이 나왔을 시) ▪ 태아의 차아 돌기 형성 ▪ 청진기로 태아의 심박동을 들을 수 있습니다.	▪ 태아의 시작, 청각, 후각, 촉각 등 신경세포들이 발달합니다. ▪ 초음파로 눈, 코, 입, 손가락, 발가락 개수를 확인할 수 있습니다. ▪ 태아의 신장 약 21cm 몸무게 약 300g

25주	26주	27주	28주
▪ 정기 검사 ▪ 태아의 눈꺼풀이 위 아래로 나뉘고 콧구멍이 열립니다. ▪ 태아의 척추가 형성되고 폐에 혈관이 생성됩니다. ▪ 엄마의 몸에 임신선이 나타납니다.	▪ 빈혈 검사 ▪ 태아 스스로 몸 전체를 컨트롤할 수 있으며 폐에 공기 주머니가 생깁니다. ▪ 태아의 머리카락 숱이 많아지고 눈을 깜박거리고 망막이 형성됩니다.	▪ 태아의 폐가 발달되어 스스로 호흡하기 시작합니다. ▪ 태아의 두뇌가 급격히 발달합니다.	▪ 태아가 눈을 뜨며 시각과 청각이 완성됩니다. ▪ 태아가 폐로 호흡하기 시작합니다. ▪ 태아의 신장 약 28cm 몸무게 1kg

33주	34주	35주	36주
▪ 정기검진 (빈혈, 간 기능, 심전도, 성병 유무) ▪ 태아의 피부에 주름이 사라지고 살이 매끈해집니다.	▪ 초음파로 태아의 분만 위치를 확인합니다. (둔위, 역아 검사) ▪ 태아의 감각기관이 발달해 초음파를 통해 웃는 모습도 볼 수 있습니다.	▪ 정기검진 ▪ 태아의 체형이 신생아에 근접하게 됩니다. ▪ 태아의 폐가 완전히 발달합니다. ▪ 태동의 지속적인 주기를 확인합니다.	▪ 태아가 분만을 위해 골반쪽으로 머리를 집어넣기 시작합니다. ▪ 태아의 신장 약 34cm 몸무게 2.6kg

05주
- 초음파 검사
- 태아의 심장과 간장, 위 등 장기가 형성되는 시기
- 외배엽, 중배엽, 내배엽 형성.

06주
- 초음파 검사
- 태아의 심작 박동이 시작됩니다.
- 태아의 뇌와 신경세포의 80%가 생성되는 시기
- 탯줄 발달

07주
- 혈액형 검사, Rh인자 검사
- B형 간염검사
- 풍진 항원항체 검사
- 양수가 생기기 시작
- 태아의 머리와 몸, 팔, 다리의 구분이 생기고 손가락, 발가락이 형성되어 사람 모습과거의 가까워집니다.

08주
- 자궁경부암 검사
- 태아의 연골, 뼈가 형성되며 소뇌, 구개, 췌장 등이 생김.
- 태아의 신장 약 1.5~3cm 몸무게 약 1g

13주
- 정밀 초음파 검사로 태아의 사지 기형 검사 가능
- 초음파로 태아의 심장 박동 소리를 들을 수 있습니다.
- 태아의 얼굴에 혈색이 돌고 살이 오르기 시작합니다.
- 양수 증가

14주
- 태반이 완성되는 시기
- 태아의 뼈 조직이 형성되기 시작합니다.
- 태아의 감정 기초가 발달하기 시작합니다.

15주
- 모체 혈청 트리플 검사로 기형아 진단 가능
- 태아의 신장이 형성되는 시기로 양수로 소변 배출
- 태아가 뇌 발달로 기본적인 감정을 느끼기 시작합니다.

16주
- 태동이 활발해지며 발톱이 생성됩니다.
- 태아의 내이가 발달되어 외부에서 나는 소리를 들을 수 있게 되고, 호흡 연습을 시작합니다.
- 태아의 신장 약 16cm 몸무게 100g

21주
- 태아의 혀가 형성되어 맛에 반응하기 시작합니다.
- 태아의 수면 리듬이 지속으로 생깁니다.

22주
- 태아가 양수로 소변, 태변 배출하기 시작합니다.
- 태아가 엄마, 아빠의 목소리를 기억할 수 있게 됩니다.

23주
- 분만을 위해 치과 치료를 해두세요!
- 태아가 눈을 뜰 수 있게 되고 귀를 열어 엄마 심장 소리를 들을 수 있게 됩니다

24주
- 임신성 당뇨 검사
- 태아의 뇌 세포 증식이 활발해지는 시기로 음악 태교가 효과적입니다.
- 태아의 신장 약 25cm 몸무게 약 600g

29주
- 이제부터는 2주에 한 번 꼴로 정기 검진을 받으세요!
- 태아의 몸에 피하지방이 붙어 살이 제법 통통해지기 시작합니다.

30주
- 태아의 머리가 골반 아래로 향하게 됩니다.
- 태아의 솜털이 사라지기 시작합니다.

31주
- 정기검진 (단백뇨, 체중, 혈압 체크)
- 태아의 골격이 완성되고 이목구비가 뚜렷해집니다.

32주
- 태아의 움직임이 엄마의 복부 피부 위로 나타납니다.
- 태아의 지방층이 두꺼워지고 목이 자라나 회전 가능해집니다.
- 태아의 신장 약 30cm 몸무게 1.7kg

37주
- 이제부터는 매주 정기검진을 받으세요
- 태아의 모든 장기가 완성되며 자궁 안이 비좁아져서 몸을 둥글게 움츠리게 됩니다.
- 태아가 모든 감각에 반사작용을 할 수 있으며 잇몸에 치아 자리가 생깁니다.

38주
- 정기검진(태아의 심박동, 자궁문 체크)
- 태아가 규칙적으로 잠을 자고 깨기 시작하며 머리 둘레와 배 둘레가 같아집니다.
- 여아라면 대음순, 소음순 생성

39주
- 정기검진
- 태아는 태어날 준비를 다 마치고 더 이상 자궁 안에서 움직일 공간이 없습니다.
- 태아의 신장 약36cm 몸무게 약 3.2kg

40주
- 출산 예정일 체크
- 규칙적인 진통과 이슬로 출산 조짐을 느끼게 됩니다.

이 달에는

01 단백질, 엽산, 철분, 비타민이 풍부한 균형 있는 식사를 하고,
수분 섭취를 위해 물을 많이 드세요.

02 임신 초기엔 유산 확률이 높으므로 가급적 심한 운동이나 장거리 여행은 피하세요.

03 흡연과 음주는 태아에게 치명적인 결과를 초래할 수 있습니다. 금주, 금연하세요.

04 커피나 녹차 등 카페인이 든 차들은 잠시 끊으세요.

05 속이 메스껍다고 의사의 처방 없이 아무 약이나 먹으면 안 됩니다.

06 요의가 느껴지면 참지 말고 소변을 보세요.
태아를 위해 방광을 완전히 비우는 습관을 들이는 게 좋습니다.

07 빠르면 입덧이 나타날 수도 있고 잇몸이 쓰린 경험을 할 수도 있습니다.

08 앞으로 정기 검진 다닐 산부인과를 정하세요. 점점 몸이 무거워지는 차후를 고려하여
되도록 병원은 집 근처로 고르는 게 좋습니다.

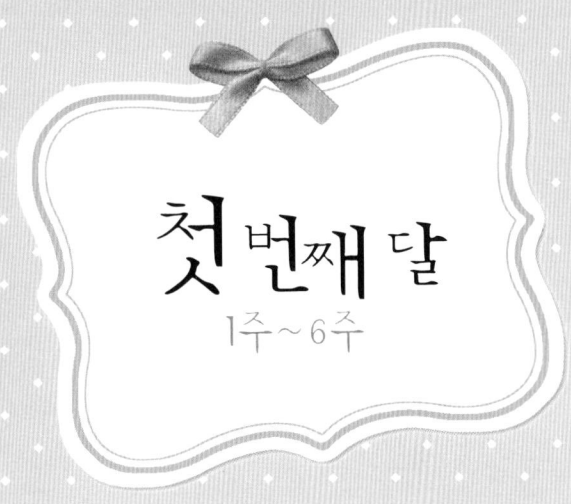

첫 번째 달
1주~6주

예정일 환산법

우리 아기가 세상 밖으로 나오는 날은 언제일까요?

✱ 표 보는 법 – 표 윗줄에서 마지막 생리 시작 날짜를 찾습니다.
그 바로 아랫줄에 표시된 날짜가 바로 출산 예정일입니다.

예 마지막 생리 날짜가 5월 1일인 경우 → 출산 예정일은 다음해 2월 5일

※ 만약 임신 기간 중 윤달인 2월 29일이 끼어 있을 경우에는
표시된 예정일에서 1을 뺀 날짜가 출산 예정일이 되는 셈입니다.

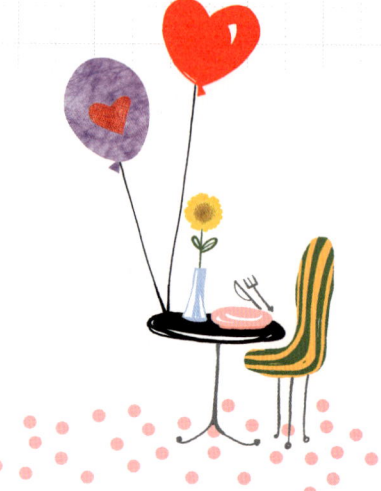

1월	1	2	3	4	5	6	7	8	9	10	11	12	13	14	15	16	17	18	19	20	21	22	23	24	25	26	27	28	29	30	31	1월
10월	8	9	10	11	12	13	14	15	16	17	18	19	20	21	22	23	24	25	26	27	28	29	30	31	1	2	3	4	5	6	7	11월
2월	1	2	3	4	5	6	7	8	9	10	11	12	13	14	15	16	17	18	19	20	21	22	23	24	25	26	27	28	29			2월
11월	8	9	10	11	12	13	14	15	16	17	18	19	20	21	22	23	24	25	26	27	28	29	30	31	1	2	3	4	5			12월
3월	1	2	3	4	5	6	7	8	9	10	11	12	13	14	15	16	17	18	19	20	21	22	23	24	25	26	27	28	29	30	31	3월
12월	6	7	8	9	10	11	12	13	14	15	16	17	18	19	20	21	22	23	24	25	26	27	28	29	30	31	1	2	3	4	5	1월
4월	1	2	3	4	5	6	7	8	9	10	11	12	13	14	15	16	17	18	19	20	21	22	23	24	25	26	27	28	29	30		4월
1월	6	7	8	9	10	11	12	13	14	15	16	17	18	19	20	21	22	23	24	25	26	27	28	29	30	31	1	2	3	4		2월
5월	1	2	3	4	5	6	7	8	9	10	11	12	13	14	15	16	17	18	19	20	21	22	23	24	25	26	27	28	29	30	31	5월
2월	5	6	7	8	9	10	11	12	13	14	15	16	17	18	19	20	21	22	23	24	25	26	27	28	1	2	3	4	5	6	7	3월
6월	1	2	3	4	5	6	7	8	9	10	11	12	13	14	15	16	17	18	19	20	21	22	23	24	25	26	27	28	29	30		6월
3월	8	9	10	11	12	13	14	15	16	17	18	19	20	21	22	23	24	25	26	27	28	29	30	31	1	2	3	4	5	6		4월
7월	1	2	3	4	5	6	7	8	9	10	11	12	13	14	15	16	17	18	19	20	21	22	23	24	25	26	27	28	29	30	31	7월
4월	7	8	9	10	11	12	13	14	15	16	17	18	19	20	21	22	23	24	25	26	27	28	29	30	1	2	3	4	5	6	7	5월
8월	1	2	3	4	5	6	7	8	9	10	11	12	13	14	15	16	17	18	19	20	21	22	23	24	25	26	27	28	29	30	31	8월
5월	8	9	10	11	12	13	14	15	16	17	18	19	20	21	22	23	24	25	26	27	28	29	30	31	1	2	3	4	5	6	7	6월
9월	1	2	3	4	5	6	7	8	9	10	11	12	13	14	15	16	17	18	19	20	21	22	23	24	25	26	27	28	29	30		9월
6월	8	9	10	11	12	13	14	15	16	17	18	19	20	21	22	23	24	25	26	27	28	29	30	1	2	3	4	5	6	7		7월
10월	1	2	3	4	5	6	7	8	9	10	11	12	13	14	15	16	17	18	19	20	21	22	23	24	25	26	27	28	29	30	31	10월
7월	8	9	10	11	12	13	14	15	16	17	18	19	20	21	22	23	24	25	26	27	28	29	30	31	1	2	3	4	5	6	7	8월
11월	1	2	3	4	5	6	7	8	9	10	11	12	13	14	15	16	17	18	19	20	21	22	23	24	25	26	27	28	29	30		11월
8월	8	9	10	11	12	13	14	15	16	17	18	19	20	21	22	23	24	25	26	27	28	29	30	31	1	2	3	4	5	6		9월
12월	1	2	3	4	5	6	7	8	9	10	11	12	13	14	15	16	17	18	19	20	21	22	23	24	25	26	27	28	29	30	31	12월
9월	7	8	9	10	11	12	13	14	15	16	17	18	19	20	21	22	23	24	25	26	27	28	29	30	1	2	3	4	5	6	7	10월

아기의 탄생은 삶을 계속하라는 신의 뜻이다. ♥ 칼 샌드버그

WEEK 1-2

1-14 DAY
년 월 일
아기를 만나기까지 279-266일

엄마, 첫 인사예요! 엄마와 정말 가까이 있지만 막상 보이지 않아서 나에 대해서 많이 궁금하셨죠? 이제부터 내가 생기고 자라는 과정을 매일매일 얘기할 거예요. 아직 까마득하게 어린 내가 어려운 용어를 쓰는 건 엄마에게 정확한 정보를 주기 위해서니까 이해해 주세요. 그런데, 사실 아직 난 엄마 뱃속에 없어요. 내가 생겨나는 건 수정이 이루어지는 시점, 그러니까 마지막 생리가 끝난 2주 후랍니다.

보통 임신주기는 임신 전 마지막 생리일을 기준+280일로 계산합니다. 하지만 임신 1개월 중 처음 2주간은 실제적인 임신기간으로 볼 수 없어요. 아직 엄마의 난자와 아빠의 정자가 만나 수정이 이루어지지 않았으니까요.

생리가 끝나고 약 2주가 지나면 배란이 일어납니다. 배란 후 약 24시간 이내 수정이 이루어지면 그때부터 임신이 된 시점으로 볼 수 있습니다. 앞선 얘기와 마찬가지로 임신 1개월 중 처음 2주간은 실제 임신기간으로 볼 수 없지만 이 2주 동안에도 엄마의 체내에서는 장차 태어날 아기의 반쪽이 만들어지고 있답니다.

중요합니다 만약 임신을 계획하고 있다면, 좋은 난자의 환경을 만들기 위해 미리미리 건강관리를 해 두는 것이 좋습니다.

- 금연과 금주
- 약물복용에 주의한다.
- 규칙적인 생활과 균형 잡힌 식습관을 갖도록 한다.
- 스트레스를 멀리하고 마음에 평화와 안정을 가지려고 노력한다.

임신 진단법

생리가 예정일보다 늦어지고 있나요? 봄날 오후처럼 자꾸 졸리고 피곤하진 않으세요? 열이 나면서 으슬으슬 추위를 타신다고요? 만약 평소보다 질 분비물이 많아지고 이유 없이 짜증이 난다면,

– 가까운 약국에서 임신 진단 시약 테스트기를 구입해서 임신 여부를 확인해보세요. 임신 진단 테스트는 아침에 일어나 공복 상태로 첫 소변으로 확인하는 것이 비교적 정확합니다. 만약 재검사를 하려면 바로 하는 것보다는 일주일 정도 여유를 두고 하는 게 좋아요.

– 테스트기로 임신 결과를 확인했다면 산부인과에 가서 다시 정확한 진단을 받으세요. 병원에서는 소변 검사와 혈액 검사, 초음파 검사 등을 통해 임신 여부를 진단합니다.

육아는 임신 첫 날 부터 시작된다. ♥ 진 커

WEEK 3

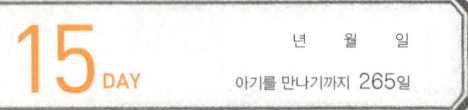

15 DAY
년 월 일
아기를 만나기까지 265일

엄마! 오늘 드디어 내가 생겨났어요. 엄마의 난자와 아빠의 정자가 만나서 수정이 이루어졌답니다. 전 아직 육안으로는 보기 힘든 작은 세포에 지나지 않지만, 앞으로 열 달 동안 엄마 뱃속에서 점점 사람다운 모습으로 성장할 거예요.

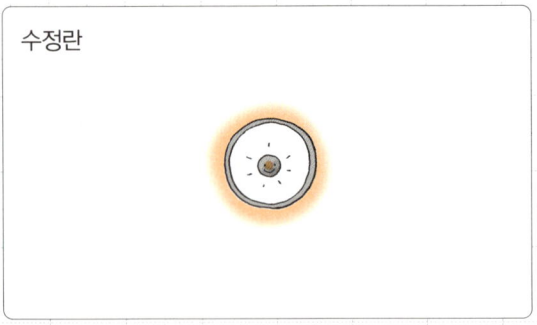

수정란

엄마와 아빠의 사랑의 결실이 맺어지는 순간입니다. 약 12시간의 마라톤 끝에 순발력과 지구력을 겸비한 가장 운 좋은 정자 하나가 1~3억대 1의 경쟁률을 뚫고 엄마의 난자와 만났습니다. 이 만남 이후에도 하나의 생명을 탄생시키기 위해 수많은 세포들이 관련되어 많은 변화를 일으킵니다. 임신 가능 기간은 배란 전후 약 4~5일간입니다. 경우에 따라 배란을 느끼는 사람도 있고 그렇지 못한 사람들도 많습니다. 평소에 몸속에서 피가 흐르는 것을 느끼지 못 하는 것처럼 사실 수정을 했다고 해서 특별한 느낌은 없습니다.

16 DAY
년 월 일
아기를 만나기까지 264일

난 오늘 1차 세포 분열이라는 걸 했어요. 하나였던 수정체가 두 개로 나누어진 거예요.

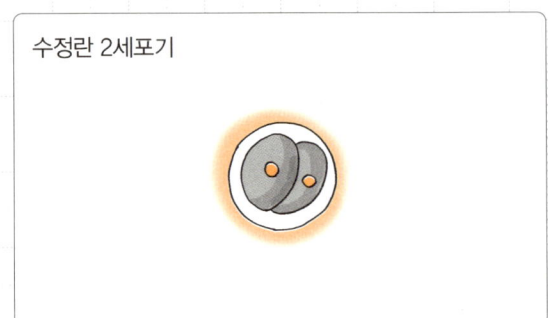

수정란 2세포기

엄마 몸에서 *초기임신인자(EPF)라는 면역억제 단백질이 만들어졌습니다. EPF는 외부에서 침입되는 바이러스로부터 태아를 안전하게 지켜주는 역할을 합니다.

*초기임신인자(EPF); 임신 초기 수정란에 분비되어 자궁 내 임신 환경을 만들고 임신을 유지시켜주는 단백질의 일종.

중요합니다 영양섭취는 태아의 유전 인자에 아주 중요한 영향을 끼칩니다. 임신 중 가장 중요한 영양소는 단백질, 칼슘, 엽산, 철분, 아연, 비타민A, B 등 종합비타민과 채소에 함유된 *파이토케미컬(Phytochemical)입니다. 출산한 지 2년이 안되어 재임신한 엄마라면 특히 철분 섭취를 많이 해야 합니다.

*파이토케미컬(Phytochemical) ;천연생체 활성화합물

17 DAY
년 월 일
아기를 만나기까지 263일

😊 엄마, 지난 24시간 동안 벌써 두 세 차례의 세포 분열이 더 일어났어요. 두 개였던 수정체는 네 개에서 여덟 개로, 다시 열여섯 개로 나뉘어졌답니다. 하지만 아무리 여러 개로 나뉘어도 하나였던 세포가 나뉘는 것이기 때문에 내 몸의 크기에는 크게 변화가 없어요.

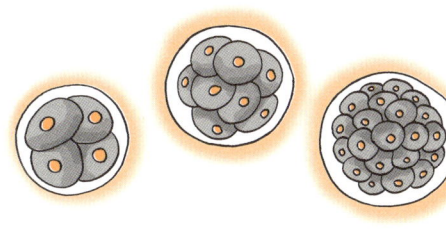

수정란 4세포기, 8세포기...

😊 태아의 세포는 엄마의 난자에 있는 영양분으로 만들어집니다.

영양 정보 아미노산을 공급하는 단백질은 태아의 조직을 만드는데 꼭 필요합니다. 임신 중 일일 단백질 섭취 권장량은 60g입니다. 콩류에서도 식물성 단백질은 얼마든지 섭취 가능합니다. 그러나 지나친 단백질 섭취는 오히려 해가 됩니다.

18 DAY
년 월 일
아기를 만나기까지 262일

😊 나는 지금 열여섯 개의 세포로 나뉜 둥근 공 모양의 수정체랍니다. 자, 이제부터 나는 엄마의 자궁으로 들어가기 위해 나팔관 끝으로 이동할 거예요.

😊 양수에 떠있는 수정체가 오늘 혹은 내일쯤이면 자궁 안으로 들어올 거예요. 하지만 아직 너무 작아 관찰하기는 어렵습니다.

영양 정보 만약 임신을 계획하고 있다면 아기의 뇌발달을 위해 임신 한 달 전부터 임신 3개월까지 엽산을 꾸준히 복용하도록 하세요. 특히 임신 3~4주는 태아의 뇌와 척추가 형성되는 시기이므로 이 기간동안에 엽산 복용은 기형 예방을 위해서도 아주 중요합니다. 임신기간 동안 하루 엽산 권장량은 *400mcg입니다. 시금치, 오렌지, 호밀빵 등이 엽산을 함유하고 있는 대표적인 식품입니다. 그러나 식품에서 섭취할 수 있는 엽산의 양이 많지 않으므로 엽산이 함유된 종합비타민이나 엽산강화식품을 통해 섭취하는 것이 좋습니다.

*mcg(마이크로그램); 백만분의 1g

내가 성공을 했다면 오직 천사와 같은 어머니 덕이다. ♥ 링컨

19 DAY

년 월 일
아기를 만나기까지 261일

😊 이제부터 공 모양의 세포로 이루어진 제 몸이 두 개로 나뉠 거예요. 그 중 하나는 내 몸이 되고 다른 하나는 태반이 되어 엄마 자궁 안에 있는 동안 나에게 산소와 영양분을 공급해 준답니다.

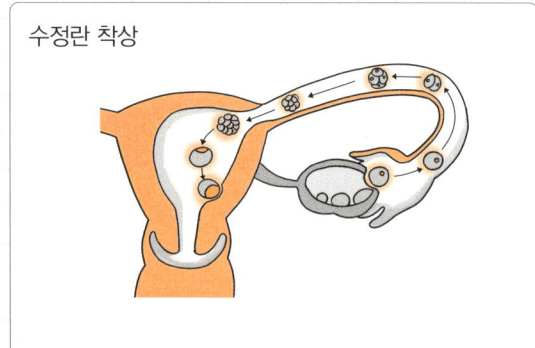

수정란 착상

🙂 오늘쯤 수정체가 자궁 안에 착상될 것입니다. 몸속에서 일어나는 변화를 스스로 느끼지 못하는 것은 태아 세포에서 분비되는 면역억제 단백질 때문이랍니다.

알고 있나요? 임신 중에는 생리가 중단되므로 철분을 더욱 보충해야 합니다. 철분은 태아와 엄마의 뼈와 치아를 강화하는데 도움이 됩니다.

20 DAY

년 월 일
아기를 만나기까지 260일

😊 엄마, 나 무사히 자궁에 도착했어요. 걱정 말고 안심하세요.

🙂 착상이 이루어진 수정체는 자궁 안에서 엄마의 혈액을 통해 산소와 영양분을 공급받게 됩니다.

알고 있나요? 임신 초기에는 가슴이나 유두가 얼얼해지곤 합니다. 또 속이 메스껍거나 발진이 생길 수도 있습니다.

영양 정보 야채는 냄비에 가볍게 데치거나 삶는 것이 전자레인지를 이용하는 것보다 훨씬 영양소 보존이 잘 됩니다.

알아 두세요 아기를 기르는 것은 집을 짓는 것과도 같습니다. 처음 뼈대를 단단히 하지 않으면 언제 무너질지 모른답니다.

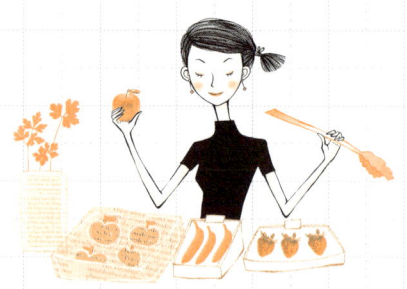

아이들은 전혀 잘못이 없다, 단지 당신이 하지 말았어야 할 말을 잘 전할 뿐이다 ♥ 매 말루

21 DAY

년 월 일
아기를 만나기까지 259일

난 아직 약 0.1mm 정도밖에 안 되는 아주 작은 점에 불과한 크기에요. 하지만 열심히 자라서 백배 천배도 넘게 더 커져서 엄마, 아빠를 만날 거예요. 그 때까지 나를 소중히 여겨주세요.

착상혈이 비칠 수도 있습니다. 수정체가 착상될 때 자궁 내막에 뿌리를 내리면서 생기는 것이니 너무 놀라지 마세요.

중요합니다 허브티를 마실 때에는 의사와 상의하세요. 다른 건강식품이나 차 또한 마찬가지랍니다. 평소에 아무리 건강에 좋은 음식이라 하여도 임신 중에는 치명적일 수도 있습니다.

영양 정보 오렌지주스, 요거트, 브로콜리, 무화과, 콩류는 임신 중 대표적으로 좋은 식품들이랍니다. 특히 무화과는 바나나 등의 과일이나 다른 어떤 야채들보다 훨씬 많은 섬유질과 다량의 칼슘, 철분 등이 함유되어 있습니다. 말린 무화과도 좋습니다.

즐거운 임신, 행복한 변화!
임신으로 변화된 몸무게와 허리둘레를 측정해 보세요. 엄마 몸이 변하는 만큼 아기가 쑥쑥 자라고 있다고 생각하세요.

몸무게 ____ kg 허리둘레 ____ inch

아기를 위해 참아주세요!

- **음주** – 임신 중 습관적인 음주는 영양결핍에 의한 분만 시 감염, 태반 조기 박리, 급속 분만, 태변 착색, 태아 발달 장애 등을 일으켜 유산과 함께 기형아를 유발할 수 있습니다.

- **흡연** – 직접 흡연과 간접흡연으로 흡수되는 니코틴은 태아의 혈관을 수축시키고, 태내 산소의 양을 감소, 일산화탄소를 공급하여 성장 지연, 저체중, 태반 이상, 이상 출산, 지능 장애 등 태아의 생명과 발달에 심각한 장애를 유발할 수 있습니다.

- **염색과 퍼머** – 염색약에는 발암물질이 함유되어 있으므로 임신 초기에는 되도록 염색과 퍼머를 삼가는 게 좋습니다.

- **세제** – 일반 세탁 세제는 괜찮지만, 욕실 청소용 세제 등은 가급적 사용을 자제하는 것이 좋습니다. 부득이하게 사용한다면 욕실 문을 활짝 열어 환기를 충분히 시켜 주세요.

- **전자파** – 전자파가 태아에게 미치는 영향에 대해서는 아직 확실한 연구 결과가 나오지 않았지만 되도록 TV 시청이나 핸드폰 사용, 컴퓨터 사용 시간 등은 줄이는 것이 좋습니다.

- **X선 촬영** – 꼭 필요한 경우에만 담당의사와 충분히 상의한 후 결정하세요.

- **애완동물** – 애완동물을 통한 세균 감염은 태아에게 시각장애나 수두 등을 일으킬 수 있으므로 가급적 접촉을 피하세요.

- **환경오염** – 산책 시 매연이 많은 도로는 피하고 도심에서 좀 떨어진 공원 등을 이용해 주세요.

– 그 외, 무거운 물건을 들거나 오래 서 있는 자세, 하이힐, 심한 운동이나 무리한 청소 등도 삼가 주세요.

어린이는 받은 대로 사회에 보답한다 ♥ 칼 매닝거

WEEK 4

22 DAY   년 월 일   아기를 만나기까지 258일

😊 이제부터 나는 수정체가 아니고 *배아라고 불려요. 배아란 고대 그리스어로 '자라고 있다'는 뜻이랍니다.

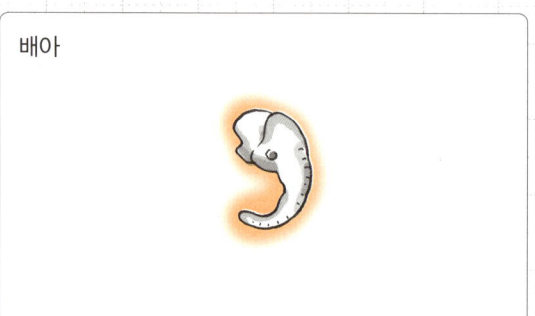

배아

*배아 embryo ; 수정 후 2주에서 9주 사이의 태아를 일컫는 말

😊 축하합니다! 뱃속에 아기 콩에서 싹이 텄어요. 느끼지 못할 지도 모르지만 당신은 이제 정말 임신부랍니다!

알고 있나요? 태아는 엄마 뱃속에서 스스로 모든 것을 헤쳐 나갑니다. 양수 속에서 아기의 세포 조직은 밀치고 나아가며 수영도 하고 쑥쑥 자라나게 됩니다. 태아가 되기 전 임신 8주의 아기 세포는 투명한 거품을 만들어내고 이것은 양수 주머니가 됩니다. 양수라는 말은 그리스어로 '작은 양' 이라는 데서 유래되었습니다. 새끼양이 태어날 때 거품 같은 주머니에 둘러싸서 태어나기 때문이죠.

23 DAY   년 월 일   아기를 만나기까지 257일

😊 엄마, 난 이제 자궁 속에서 잘 자리 잡고 있어요. 그리고 곧 양수가 될 양수주머니랑 영양분 주머니들이 생기기 시작해요. 의사 선생님은 이것을 *양막낭과 *난황낭이라고 부르신데요.

*양막낭 amniotic sac; 양수를 보유하고 있는 막, 양막 또는 수막이라고도 함.
*난황낭 yolk sac; 태아에게 영양분을 공급해주는 주머니

😊 임신 호르몬으로 인해 질 분비물이 많아질 수도 있답니다. 착상혈도 생길지 모르구요.

알아 두세요 양수가 들어있는 난황낭은 태아의 혈관 조직 형성과 함께 태반에 있는 세포로 영양을 보내서 태아 조직 형성을 도와줍니다.

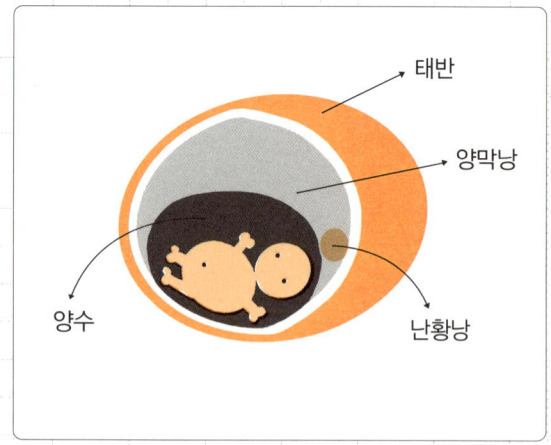

임신이란 몸속에 동행자를 갖는 것이다 ♥ 매기 스카프

24 DAY
년 월 일
아기를 만나기까지 256일

😊 난 쑥쑥 잘 자라고 있으니깐 걱정 마세요. 날 보호해 줄 양수주머니랑 영양분 주머니들도 같이 잘 자라고 있어요.

👩 자, 이제부터 당신은 당신만이 아니라 뱃속의 아기를 위해서 영양가가 많은 음식들로 균형 잡힌 식사를 해야 한답니다. 끼니 거르지 마세요.

영양 정보 비타민B12와 엽산은 태아의 세포 성장을 돕습니다. 육류, 생선류, 게, 조개류, 계란, 유제품, 시리얼 등에는 비타민 B12가 많이 포함되어 있습니다.

알고 있나요? 비타민 B12는 뇌와 기타 주요 기관 작용에 정말 중요한 영양소라서 우리 몸은 비타민 B12 섭취 중단 후 1년 이상까지 쓰일 수 있도록 영양소를 저장해 둡니다. 나머지 비타민들은 소량만 몸에 축적되어 있답니다.

알아 두세요 자궁 착상 공간에 있는 세포는 임신 중 중요한 역할을 하는 *융모성선 자극 호르몬(HCG)을 분비합니다. 정밀 검사로 이 호르몬의 분비 여부를 알 수 있습니다.

*융모성선 자극 호르몬(HCG, Human Chorionic Gonadotropin); 착상 후 분비되는 임신 호르몬으로 소변에서 발견되며 임신 테스트에 유용하게 쓰인다.

25 DAY
년 월 일
아기를 만나기까지 255일

😊 이제 태반을 통해서 엄마로부터 혈액과 영양분을 공급받게 된답니다. 예쁘고 좋은 것, 맛난 것 많이 드시면서 나를 생각해 주세요.

👩 이제 당신 몸엔 임신 호르몬(에스트로겐, 프로게스테론, HCG융모성선 자극호르몬) 이 증가할 것입니다. 예민한 체질일 경우 호르몬의 변화로 구토 증세가 생길 수도 있어요.

알아 두세요 입덧은 영어로 'morning sickness' 라고 합니다. 특히 아침에 일어났을 때 메스꺼워지기 때문에 그렇게 이름이 붙여졌지요. 입덧이 심할 때에는 짭조름한 과자 등을 먹으면 조금 진정되는 효과가 있습니다. 입덧은 HCG 분비가 최고조에 달하는 임신 3개월경에 가장 심하다가 4개월 이후부터는 차츰 줄어듭니다.

영양 정보 칼슘과 인, 비타민K는 태아의 골격과 치아 형성을 돕습니다. 또 비타민C,D, 아연, 불소, 망간 등은 인의 흡수를 도와줍니다. 태아의 골격 형성은 임신 6주부터 시작하며 뼈에 미네랄이 가해져 석회화가 진행되는 것은 아기가 태어나고 자라 25살이 될 때까지 계속 된답니다.

알고 있나요? 태아의 조직 형성은 참으로 복잡하고 섬세하답니다. 가장 먼저 생겨나는 조직은 입과 척수이며 그것을 중심으로 다음 발달이 이루어집니다.

아이들은 혼란스럽다. 어른의 반은 자신을 찾으라고 하고, 나머지 반은 방황해도 좋다고 말들 하니까. ♥ 월터 맥피크

26 DAY

년 월 일
아기를 만나기까지 254일

그동안 내가 얼마나 컸을까요? 지금은 0.15mm~0.20mm 정도밖에 안돼요.

피로와 스트레스가 쌓이고 짜증이 일수도 있어요. 당신 몸 안에 새로운 생명이 탄생하는 과정이 결코 쉽진 않답니다. 속이 비거나 또 너무 배가 부르면 기분이 안 좋을 수도 있으니까 조금씩 천천히, 자주 드세요.

영양 정보 탄수화물은 에너지의 주요 공급원입니다. 임신 중 탄수화물 권장량은 대략 우리가 평소 섭취하는 분량의 거의 절반 정도로도 충분해요.

알고 있나요? 태아의 첫 번째 조직 성장이 이루어지는 곳은 심장과 혈관입니다.

출산의 어제와 오늘 기원전 2세기 때, 그리스 내과의사 Galen은 여성의 난자 속에 이미 태아가 존재한다고 생각했습니다. 그래서 남편과 합의해서 여성의 몸속에서 이 태아만을 꺼집어내서 태어날 때까지의 크기로 키우는 'emboitment'라는 태아 발육학설을 발표했습니다. 오늘날의 시험관아기 발상과 비슷하지요?

27 DAY

년 월 일
아기를 만나기까지 253일

이틀이 지나면 내 몸에서 *융모막 융모가 자라나요. 이건 태반 내부의 작은 털 같은 건데요, 이걸로 앞으로 3개월 동안 *융모막 검사를 통해 내가 건강한지 확인할 수 있답니다.

*융모막 융모(chorionic villi) ; 태반 융모 내면의 일부로 융모막 밖에 실뭉치처럼 나 있음.
*융모막 검사 (CVS, Chorionic Villi Sampling); 임신 초기 3개월 동안 태아의 건강을 확인하기 위해 융모막 일부를 떼어내 검진하는 것

속이 메스껍고 구토가 일면 짭조름한 크래커나 스낵, 혹은 탄수화물이 많이 함유된 감자나 빵 등을 드셔보세요. 당분간은 역한 냄새들도 좀 멀리 하시는 게 좋아요.

알아 두세요 두 번째 임신부터는 첫 번째 보다 더욱 민감하게 알아차리게 됩니다. 냄새가 역해지고, 메스껍고, 피로하고, 잇몸이 쓰리는 등, 첫 임신 때 경험했던 증상들이 실제로는 없다 하더라도 꼭 다시 일어나는 것처럼 느끼게 되지요.

출산은 정복보다 더 칭찬할 만하며, 자기 방어보다 더 놀랍고 둘 중 어느 것보다 더 용감한 일이다. ♥ 글로리아 스타이넘

28 DAY
년 월 일
아기를 만나기까지 252일

융모막 융모가 완전히 다 만들어졌어요. 양수주머니랑 영양분 공급 주머니도 거의 다 만들어졌고요.

평소보다 조금 더 피곤함을 느끼게 될 것입니다. 임신과 관련된 호르몬 작용 때문이지요. 몸을 따뜻하게 하고 충분히 휴식을 취하도록 하세요.

알고 있나요? 아직 실감이 잘 안 날 수도 있지만 오늘 밤을 지나면 당신은 임신 4주가 됩니다.

영양 정보 깨진 달걀이나 날달걀은 드시지 마세요. 깨진 계란껍질 속으로 식중독을 일으키는 살모넬라균이 침투할 수 있답니다. 잊지 마세요. 당신 몸속엔 소중한 생명이 자라나고 있다는 사실을.

즐거운 임신, 행복한 변화!
임신으로 변화된 몸무게와 허리둘레를 측정해 보세요. 엄마 몸이 변하는 만큼 아기가 쑥쑥 자라고 있다고 생각하세요.

몸무게 [ ] kg 허리둘레 [ ] inch

입덧 때문에 힘들어요.

임신 초기 절반이 넘는 임신부들이 입덧을 경험합니다. 원인이 뚜렷하게 밝혀지진 않았지만 지금까지는 융모성선 자극호르몬 때문이라고 알려져 있습니다.

입덧 기간은 보통 4주에서 20주 사이로 임신 5개월이 지나면 자연스럽게 가라앉지만 경우에 따라 임신 기간 내내 입덧을 하는 임신부들도 간혹 있습니다. 초산부가 재임신부보다 입덧이 심하며 저체중, 과체중인 임신부의 경우도 심할 수 있습니다.

일반적인 증상으로는 음식 냄새에 민감해지고 속이 메슥거리며 헛구역질을 자주 하게 됩니다. 또 갑자기 입맛이 변해 평소 안 먹던 음식을 먹고 싶어 하고, 좋아하던 음식을 싫어하기도 합니다. 치료를 꼭 받아야 하는 것은 아니지만 너무 오랫동안 심하게 입덧을 하면 영양결핍으로 탈수 증세를 보일 수도 있습니다. 그럴 때는 적절한 치료를 받는 것이 좋습니다.

입덧을 가라앉히는 방법
1. 아침 공복 중에 입덧이 더 심하므로 아침식사는 되도록 거르지 말고 토스트나 우유, 주스 등 가벼운 음식이라도 섭취해 빈속을 달래주는 것이 좋습니다. 입덧을 영어로 Morning Sickness(아침멀미)라고 하는데 하루 중 특히 아침 공복 중에 입덧이 더 심하기 때문입니다.
2. 끼니때가 아니더라도 먹고 싶을 때마다 조금씩 자주 식사를 하세요. 조금씩 여러 번 먹어야 위에 좋습니다.
3. 레몬을 사서 냄새를 맡거나 즙을 조금씩 마시는 것도 도움이 됩니다.
4. 물, 우유, 주스, 과일 등 되도록 수분 섭취를 많이 하세요.
5. 손발을 바닥에 붙이고, 무릎을 핀 채로 기어가는 동작을 취해보세요. 10~20분 정도 하다보면 입덧이 어느 정도 가라앉는 효과를 볼 수 있습니다.

아이를 갖는다는 것은 보다 나은 인생을 위한 모험 여행이며, 낡은 것을 바꾸고 새롭게 할 기회이다. ♥ 후버트 험프리

WEEK 5

29 DAY
년 월 일
아기를 만나기까지 251일

😊 엄마, 지금 내 등줄기를 따라 뽀얀 우윳빛으로 이루어진 세포들이 모여 있어요. 이 부분을 *원시선조라고 한데요. 이것이 바로 신경계와 척추로 자라게 될 부분이랍니다.

*원시 선조 (primitive streak); 태아의 등줄기에 있는 우유빛 세포 모음. 후에 신경계와 척추가 된다.

😊 이번 주가 지나면 당신은 임신 후 처음으로 생리를 거르게 될 것입니다. 축하합니다. 정말 임신 한 게 맞지요? 아무리 기뻐도 알코올이 든 축하주는 피하세요. 당신 몸속엔 새 생명이 자라고 있어요!

`중요합니다` 임신 중 음주는 전 세계적으로 금기사항입니다. 음주는 태아 성장 발달을 저해하는 치명적인 방해물이에요.

`알고 있나요?` 인공 수정된 태아는 오늘 바로 초음파로 탐지할 수 있답니다.

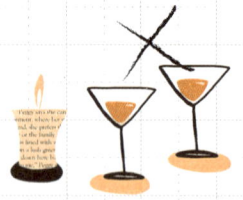

30 DAY
년 월 일
아기를 만나기까지 250일

😊 어제 얘기했던 원시선조란 녀석에 생긴 홈을 따라 세포들이 이동할 거예요. 이동한 세포들은 각각 세 겹의 조직으로 나뉘는데 바로 내배엽, 중배엽, 외배엽이랍니다. 이 조직에서부터 제 몸이 만들어지기 시작해요.

맨 아래에 있는 내배엽은 폐의 속과 분비선, 편도선, 요도와 방광, 소화기관이 되고, 가운데 중배엽은 뼈와 근육, 림프관, 비장, 혈구, 폐와 심장, 생식기관 등으로 발달해요. 또 맨 위의 외배엽은 피부와 손톱, 발톱, 머리카락, 눈, 코, 귀, 입, 항문과 뇌하수체 및 신경기관으로 자라나고요.

이밖에도 중배엽의 세포 가운데 일부가 떨어져 나와 각각의 기관들이 자라날 때 보호막을 형성하기도 하고, 또 어떤 세포들은 최초 혈액이 되기도 해요. 조그마한 내 몸 어디서 이런 놀라운 일들이 다 벌어지는지 참 신기하지요?

😊 입덧이 시작되어 메스꺼움을 느끼게 될 지도 모릅니다. 입덧 때문에 음식을 골고루 섭취할 수 없다면 엽산과 철분이 함유된 임신부용 종합비타민을 챙기세요.

`영양 정보` 야채 요리는 가급적 삶기보다는 데치도록 하세요. 야채는 삶으면 수분이 많이 빠져나간답니다. 삶는 야채요리를 좋아한다면 차라리 수프를 만들어 드세요.

아이들을 위해 장난감을 만지며 30분 이상을 보내는 남자라면 결코 악인일 리 없다. ♥ 스트라빈스키

31 DAY
년 월 일
아기를 만나기까지 249일

😊 엄마 난 지금 0.4mm 정도로 자랐어요. 이제 다른 세포 조직들이 제 머리 부분으로 와서 *척색 세포를 만들 거예요. 이 척색 세포가 바로 척추가 되는 것이랍니다. 그리고 외배엽에 있는 세포들은 앞으로 2~3일 안에 뇌와 척추신경으로 발달할 신경판을 만들 거예요.

*척색 (notochord); 몸의 원시축을 이루는 중배엽 세포로 후에 척추로 자란다. = 척삭.

👩 평소보다 많이 피로를 느낄 겁니다. 가능한 일찍 잠자리에 들고 몸이 원하는 대로 휴식을 취하세요.

`중요합니다` 다음 주부터는 태아의 뇌와 척수가 성장하는데 가장 중요한 시기랍니다. 이제부터는 균형 있는 영양식단을 짜서 섭취하도록 하세요.

`알고 있나요?` 태아의 눈은 뇌 조직에서 형성됩니다. 머리에 건전한 생각이 깃들어야 눈이 반짝반짝 빛나게 된다고 생각하는 것도 다 여기서 비롯되지요.

32 DAY
년 월 일
아기를 만나기까지 248일

😊 최초의 혈액 세포를 만들어내는 혈도들이 *심장관을 만들고 있어요. 통로같이 생긴 이 심장관들이 모여 바로 심장이 되고 피를 돌게 해 주는 것이랍니다. 곧 나도 생명의 상징이랄 수 있는 심장을 갖게 되는 거예요, 엄마!

*심장관 (heart tubes); 후에 심장이 되는 조직

👩 임신으로 생긴 증상들 때문에 일상생활이 조금 불편할 수도 있어요. 졸리기도 하고 속이 메스껍기도 하고, 간혹 어지럽기도 하죠. 모두 정상적인 임신 증상이랍니다. 너무 심해서 고통스럽다면 의사와 상의하세요.

`알아 두세요` 만일 생리할 때처럼 아랫배에 통증이 있거나 하혈이 비친다면 유산기일 수도 있으니 반드시 의사와 상의하세요.

`영양 정보` 임신 중에는 기름이 첨가된 생선 통조림은 가급적 피하세요. 고농도의 살충제나 수은 등의 중금속이 함유되어 있을 지도 모르기 때문입니다. 또 기름 첨가물 생선에는 비타민 A, D가 과다하게 들어 있어요. 수은이 적게 들어간 생선 통조림은 새우, 작은 참치(다랑어나 흰 참치 제외) 연어, 대구, 메기 등이랍니다. 이것들은 일주일에 한 번 정도 먹어도 괜찮아요.

어머니는 우리 마음속에 얼을 주고 아버지는 빛을 준다. ♥ 장 파울

33 DAY
년 월 일
아기를 만나기까지 247일

훌쩍 자라서 이젠 제법 굵은 볼펜 앞쪽의 둥근 구슬 정도로 성장했어요. 대략 1mm 정도가 될 거예요. 이제 서서히 몸의 윤곽이 드러날 뿐만 아니라 머리가 될 세포층도 보여요.

임신이 진행됨에 따라 가슴에도 변화가 와요. 초기엔 유방이 아마 조금 간지럽거나 아플 수도 있어요.

주의하세요 임신 중에 커피는 한 잔 이상 마시면 좋지 않아요. 왜냐하면 카페인이 태반을 통과할 때, 태아는 이를 소화하고 배출할 능력이 한 잔 정도 밖에 되지 않기 때문입니다. 아무리 '무카페인'이라고 하는 커피와 차에도 극소량의 카페인이 들어있어서 마구 마시면 곤란하답니다.

영양 정보 임신 중 핫도그나 햄버거 같은 육류 가공 식품을 먹을 때는 특히 주의하세요. 유전자 변이식품과 화학 물질이 첨가될 수 있거든요.

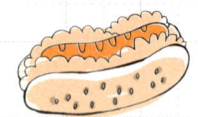

34 DAY
년 월 일
아기를 만나기까지 246일

앞으로 한 달 동안은 나에게 아주 중요한 시기에요. 뼈와 근육으로 발달하게 될 *원체절 한 쌍이 오늘 처음으로 모습을 보일 거예요. 그리고 두 개의 관이 혈관으로 연결되어 있는 심장 기관도 발달하게 되죠. 기관지 양쪽에 갑상선도 생긴답니다.

*원체절(somites); 중배엽에서부터 생기는 분절로 나중에 머리와 어깨 등 상체 근육과 뼈로 발달하는 세포덩이.

칼슘, 마그네슘, 칼륨은 태아의 심장 발달에 아주 중요한 영양소들입니다. 앞에서도 말했지만 앞으로 30일간은 태아의 장기 기관과 조직이 만들어지는 아주 중요한 때입니다. 또한 유산과 기형의 위험도 높은 시기니 더욱 건강에 유의하셔야 합니다.

알고 있나요? 지금쯤이면 양수 주머니인 양막낭이 약 포도 한 알 정도의 크기로 자랐을 거예요.

온갖 실패와 불행을 겪으면서도 인생에 대한 믿음을 잊지 않는 낙천가는
대개 훌륭한 어머니의 품에서 자라난 사람들이다 ♥ 앙드레 모루아

35 DAY
년 월 일
아기를 만나기까지 245일

엄마, 완벽하진 않지만 심장이 네 부분으로 나뉘어졌어요. 척추를 따라 근육과 뼈로 발달하게 될 원체절도 더 생기고, 가슴과 배엔 장기들이 들어설 빈 공간이 생겼어요. 지금 크기는 약 1.5~2.5mm랍니다.

이제 곧 생명의 상징이라고도 할 수 있는 태아의 심박동이 시작될 거예요. 태아의 심장은 아주 작지만 엄마의 심장과 마찬가지로 산소와 영양분을 공급하는 중요한 기능을 합니다. 그래도 아직 태아의 심장소리를 듣기에는 무리예요.

알고 있나요? 임신 6주가 되면 태반은 영양과 산소를 공급하고, 배설물 처리와 모유 생산을 위한 준비를 시작합니다.

알아 두세요 두 번째 임신일 경우 첫 임신보다 영양섭취를 소홀히 할 때가 있어요. 하지만 모든 면에서 두 번째 임신이 영양 소모가 더욱 많다는 것을 명심하세요.

즐거운 임신, 행복한 변화!
임신으로 변화된 몸무게와 허리둘레를 측정해 보세요. 엄마 몸이 변하는 만큼 아기가 쑥쑥 자라고 있다고 생각하세요.

몸무게 [   ] kg   허리둘레 [   ] inch

우리 아기 어떻게 생겼을까? - 초음파 사진 I

초음파로 무엇을 알 수 있을까요?
1. 태아의 성장 발달과 건강 상태를 확인할 수 있습니다.
2. 태아의 기형 여부를 확인할 수 있습니다.
3. 자궁 상태와 태반의 위치, 태아의 머리 둘레 수치를 미리 체크하여 순산 가능 여부 확인합니다.

정밀 초음파와 입체 초음파
정밀 초음파는 해상도가 높은 초음파 장비를 이용하여 보다 더 정밀하게 관찰할 수 있는 검사 방법으로 태아의 신체 발달 변화와 장기 내부 형성까지 확인할 수있습니다. 일반 초음파는 보통 태반 위치, 자궁 상태 등을 확인하기 위하여 쓰이고 입체 초음파란 복부를 3차원 영상으로 단층 촬영하는 것으로 태아의 신체 기관을 좀 더 세밀하게 관찰할 수 있습니다. 모든 초음파 촬영이 기형 조기 발견의 최선의 방법은 될 수 있지만, 완전한 예방법은 아니라는 것을 명심하세요.

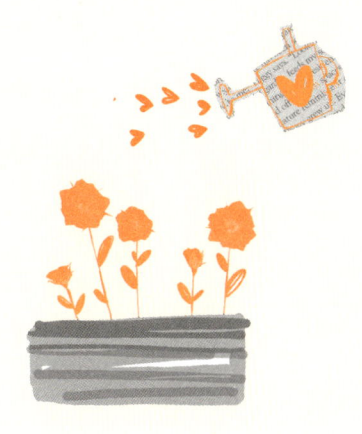

자식을 기르는 부모야말로 미래를 돌보는 사람이라는 사실을 우리 모두 가슴 깊이 새겨야 한다. ♥ 칸트

WEEK 6

36 DAY　　　년　월　일
아기를 만나기까지 244일

😊 이제부터 한 달 동안 예쁜 엄마와 멋진 아빠를 닮은 내 얼굴이 만들어질 거예요. 볼과 턱, 귀 세포들이 모여 얼굴 윤곽을 만들고, 세포 사이사이 신경관들이 만들어지고 가슴과 배의 공간은 점점 더 넓어지고 있어요. 폐가 될 작은 돌기도 생겨났답니다.

👩 혹시 아직도 임신을 눈치 채지 못한 건 아니죠? 임신테스트기도 이젠 아주 정확한 임신 결과를 보여줄 거랍니다. 아직 산부인과를 가지 않았다면 어서 가보세요.

알고 있나요? 태아의 순환기는 중배엽에서 형성되고 발달합니다. 이곳은 뼈와 근육, 혈관계 및 내장 기관이 생기는 세포층이지요. 태반 내부에서 태아의 심장이 뛰고 있어요. 태아의 심장은 아주 작지만 태아 신체 비율로 볼 때는 성인의 심장보다 큰 9배에 이른답니다.

37 DAY　　　년　월　일
아기를 만나기까지 243일

😊 턱이랑 *폐돌기가 점점 자라고 있어요. 뼈와 근육으로 자랄 원체절도 계속 생기고 있고요. 이제 심장도 확실히 뛰고 있어요!

***폐돌기: 나중에 폐가 되는 작은 돌기**

👩 당분이 있는 음식을 조절하세요. 여분의 칼로리는 불필요한 체지방으로 전환되니까요.

알고 있나요? 이번 달에 태아는 생애를 통틀어 가장 큰 신체 크기 발달 변화를 겪고 있습니다. 5일 후에는 수정란의 만 배정도의 크기로 성장할 것입니다. 물론 실제로는 쌀 한 톨 크기밖에 안되지만요.

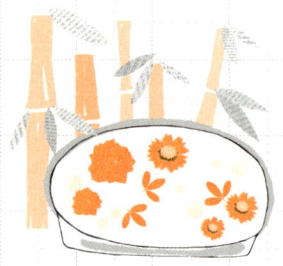

세상에 생명을 탄생시켰으면 반드시 보호해야 한다. 그것이 아무리 세상을 바꾸는 노력을 요한다 하더라도 ♥ 엘리 와이젤

38 DAY
년 월 일
아기를 만나기까지 242일

😊 앞으로 약 한 달 동안 제 팔다리가 생기고 발달할 거예요. 몇 시간 후면 팔다리가 될 작은 돌기들이 나타날 걸요. 뿐만 아니라 눈도 생기고 간과 췌장이 될 돌기들도 나타나요. 엄마, 원체절은 이제 열여섯 쌍으로 늘었어요. 지금 난 그저 둥그스름하게 생겼어요. 살짝 튀어나온 부분이 바로 머리랍니다.

👩 임신 호르몬으로 인해 감정 조절이 잘 안 될 수도 있어요. 생리 때처럼 이유 없이 우울하기도 하고 신경이 날카로워지죠. 천천히 호흡을 하면서 차분하게 마음을 가라앉히세요.

알고 있나요? 샐러리, 브로콜리, 상추, 오이 등의 야채에 들어있는 식물내화학물질은 암을 예방할 뿐만 아니라 항산화 작용으로 노화를 늦춘답니다.

출산의 어제와 오늘 오웬 우드가 1963년에 쓴 〈인체 비밀의 기본서〉에 의하면 소변에 거품이 많이 일면 바로 임신을 의미한다고 했어요.

39 DAY
년 월 일
아기를 만나기까지 241일

😊 심장에 대동맥이 생겨났어요. 대동맥은 몸에서 가장 큰 혈관으로 다른 각 기관과 조직에 혈액을 운반하는 역할을 해요. 눈과 함께 *내이와 *중이가 될 자리도 움푹하게 생겼어요.

*내이; 평형기관과 청각기관으로 이루어진 귀의 가장 안쪽 부분
*중이; 고막과 달팽이관 사이에 있는 귀의 내부 공간

👩 앞으로 화장실을 자주 가게 될 거예요. 소변 참지 말고 방광을 꼭 비우세요. 가슴도 조금씩 커지고 있지 않나요? 유두를 둘러싼 유륜의 색도 점점 진해질 거예요.

알고 있나요? 이번 주는 태아의 위, 장 등의 내부 소화기관 발달에 아주 중요한 시기랍니다.

영양 정보 귀리, 보리, 옥수수 등의 곡물은 비타민B가 풍부하며 우유는 고품질의 단백질을 제공합니다.

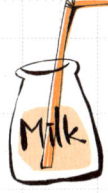

아이들은 집안을 밝혀주는 빛이다. ♥ 랄프 버스

40 DAY
년 월 일
아기를 만나기까지 240일

😊 이제야 머리랑 엉덩이 구분이 생겼어요. 머리부터 엉덩이까지 약 3~5mm 정도에요.

👩 산부인과를 정하고 담당의를 선택하는 것은 아주 중요한 일입니다. 결정하기 전에 여러 가지를 물어보세요. 전화 상담에도 응해주는지, 분만을 어떻게 진행하는지 등등 궁금한 건 무엇이든지요.

`알아 두세요` 자궁은 태아 성장에 가장 중요한 기관입니다. 엄마의 복부에 나타나는 증세들은 이제 모두 태아와 관련 있음을 염두에 두세요.

`알고 있나요?` 태아의 심장은 새로 형성된 혈관 세포를 순환시키고 골반 발육에 필요한 자양분을 공급하기 위해 1분당 약 65번 뜁니다.

`영양 정보` 태아의 심장을 보호하기 위해서는 오메가6 지방산이 필요합니다. 그런데 이 지방산은 모체에서 스스로 생성되지 않아요. 우유, 호두, 연참치, 훈제 청어, 땅콩, 올리브, 아마씨콩, 케놀라유 등으로부터 오메가6 지방산을 섭취하세요.

41 DAY
년 월 일
아기를 만나기까지 239일

😊 우리 몸의 장기 중 아주 중요한 역할을 하는 간이 만들어졌어요. 간은 여분의 혈당과 지방을 저장했다가 필요할 때 내보내고, 여분의 아미노산을 분해하지요. 또 알코올의 유해 성분을 해독하는 작용도 하고 혈액 응고 물질도 합성한답니다. 간뿐만 아니라 앞으로 위와 장, 췌장 등의 장기들도 생겨나서 나의 빈 가슴과 배를 채울 거예요.

👩 처음 산부인과에 방문하면 현재 몸 상태와 건강 진단을 받습니다. 또, 성병이나 자궁암, 풍진, 빈혈 등의 질병 여부도 알아보고, 혈액형 검사도 하게 됩니다. 혹시 이전의 병력이 있었다면 빠짐없이 의사에게 보고하세요.

`중요합니다` 태아의 심장소리가 들리지 않더라도 너무 걱정하지 말고, 다음 검진을 기다려 보세요. *도플러 초음파장치로도 들을 수 없을 만큼 아직은 심장의 박동이 작을 수 있어요. 조금만 더 기다리세요. 내일쯤이면 태아의 심장소리를 들을 수 있을 거예요.

*도플러 초음파; 움직이는 물체에 음파를 보내면 움직이는 속도와 방향에 따라서 반사되어 돌아오는 음의 성질이 변화되는 것을 도플러 효과라고 한다. 도플러 초음파는 이 효과를 이용해 혈관속의 혈액이나 심장처럼 움직이는 물체에 대한 정보를 얻도록 고안된 검사 방법이다. 태아의 심장이 있는 곳에 도플러 초음파를 대면 규칙적으로 움직이는 무언가가, 즉 심장이 있다는 것을 알 수 있다.

자식의 성공에 눈이 먼 부모는 종종 자식에게도 성공에 대해 진지하게 생각해볼 시간과 자유가 필요하다는 사실을 잊는다. ♥ 제임스 콕스

42 DAY

년 월 일
아기를 만나기까지 238일

엄마, 오늘 눈에 수정체가 생겼어요. 수정체는 눈에 들어오는 빛을 굴절시켜서 상을 선명하게 맺히도록 도와줘요. 팔은 지금 지느러미처럼 자라고 있고 곧 다리가 될 돌기도 생길 거예요. 그리고 세 쌍의 신장 중 첫 번째 신장이 나타날 거예요. 꼭 알파벳 C처럼 생겼는데 사실 별 기능은 없어요. 머리부터 엉덩이까지 지금은 약 4~6mm 정도랍니다.

오늘 새로 생긴 태아의 신장은 사실 별 기능이 없답니다. 이미 태반이 배설물을 여과하는 작용을 다 해주기 때문이지요. 오늘은 임신 42일째예요. 예정일까지 34주밖에 안 남았네요. 기대하세요!

즐거운 임신, 행복한 변화!
임신으로 변화된 몸무게와 허리둘레를 측정해 보세요. 엄마 몸이 변하는 만큼 아기가 쑥쑥 자라고 있다고 생각하세요.

몸무게 [   ] kg   허리둘레 [   ] inch

우리 아기 어떻게 생겼을까? - 초음파 사진 II

임신개월별 초음파

month1 – 임신여부와 태아를 둘러싸고 있는 태낭(아기집)을 확인할 수 있다.

month2 – 태아가 잘 자라고 있는지 여부와 태아의 머리와 몸통 구분을 볼 수 있다.

month3 – 태아의 심장 박동 소리를 들을 수 있고 머리에서 엉덩이까지의 길이를 측정해 분만예정일을 짐작해 볼 수 있다.

month4 – 태아의 목둘레를 체크해 기형 여부를 알아볼 수 있다.

month5 – 태아의 손가락 발가락 유무와 이목구비를 확인할 수 있다.

month6 – 태아의 다리뼈를 측정해 자궁 안에서 자리를 잘 잡고 있는지 확인할 수 있다.

month7 – 태아의 팔다리 길이와 머리둘레를 재서 잘 자라고 있는지 확인할 수 있다.

month8 – 태아의 머리둘레 수치와 태반 위치 등을 통해 자연 분만 여부를 알 수 있다.

month9 – 태아 성별 특징이 뚜렷해지며 남자 아기의 고환 위치를 확인해볼 수 있다.

month10 – 태아의 장기가 제대로 형성됐는지 여부와 태반과 탯줄의 위치를 통해 분만 방법을 결정하게 된다.

*초음파 사진은 시간이 지나면 하얗게 되기 때문에, 오래 두고 보려면 스캔을 하거나 손코팅을 해두는 게 좋습니다. 열코팅(기계)은 역시 하얗게 다 날아가 버리니 주의하세요.

이 세상 모든 엄마의 아기는 세상에 단 하나뿐인 예쁜 아기다. ♥ 영국 속담

이 달에는

01 태아의 뇌와 신경 조직 발달을 돕는 엽산이 풍부한 식품을 섭취하세요.

02 하루 여덟 컵 이상의 물과 수분을 섭취하세요.

03 비타민과 철분 등 영양소가 골고루 포함된 균형 잡힌 식단을 계획한 후 식사하세요.

04 피부가 거칠어지고 건조해 질 수 있으니 유분과 수분이 풍부한 크림을 발라주세요.

05 가슴이 점점 커질 거예요. 처지는 것을 예방하려면 임신부용 브래지어를 착용하세요.

06 입덧 예방에는 짭조름한 스낵이 좋습니다. 자기 전에 가볍게 조금씩 드셔보세요.

07 약물 복용 및 음주와 카페인 다량 섭취는 금하세요.

08 방사선 촬영은 되도록 피하세요.

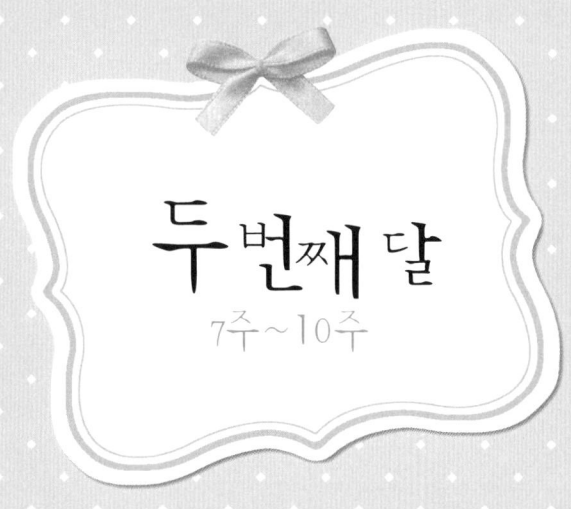

두 번째 달
7주~10주

WEEK 7

43 DAY
년 월 일
아기를 만나기까지 237일

각 세포들이 눈의 수정체를 만들고 있어요. 콧구멍이랑 혀도 조금씩 모습을 드러내고 있고요. 박테리아 등의 이물질을 걸러주는 림프관과 또 하나의 신장이 생겼어요. 하지만 아직은 기능을 못해요. 생식선은 있지만 내가 남자인지 여자인지는 아직 비밀이에요.

앞으로 일주일 동안 태아의 뇌와 신체 조직들이 급속한 성장을 보일 거예요. 이 때 필요한 가장 중요한 영양소는 엽산입니다. 엽산은 다른 비타민과 보조효소와 함께 태아의 골수 속에 있는 혈액 세포들을 만들어 냅니다. 엽산을 많이 함유한 호두 등의 견과류와 녹색 채소를 많이 드세요.

알고 있나요? 아기의 다리는 태어나서 3년까지는 팔보다 늦게 발달한답니다.

영양 정보 비타민은 우리가 스스로 합성시킬 수 없기 때문에 음식으로부터 섭취해야 합니다. 또 천연식품에서 얻는 비타민이 합성 비타민 제품보다 훨씬 흡수율이 높아요. 합성 비타민 제품의 경우 체내에 오래 머물러 있지 않고 배출되는 경우가 많답니다.

44 DAY
년 월 일
아기를 만나기까지 236일

두뇌는 전뇌, 중뇌, 후뇌 세 부분으로 나뉘어요. 이중에서 전뇌는 감각기관을 통해 정보를 해석하고 기억하는 역할을 해요. 중뇌는 명령을 전달하는 체계를 이루고 있고요. 후뇌는 호흡과 심작박동, 근육 등을 조절하는 역할을 주로 한답니다. 지금까지 38쌍의 원체절이 만들어졌고요, 머리부터 엉덩이까지 이젠 6~7mm 정도랍니다.

이번 주부터 언제든지 초음파 검사가 가능합니다. 초음파 사진으로 태아의 모습을 직접 확인해 보세요.

알고 있나요? 아마 지금쯤이면 양수주머니의 크기가 처음보다 줄어들었을 거예요. 양막낭은 출산까지 점점 작아지다가 출산 후에는 완전히 소멸된답니다.

영양 정보 달걀 한 개는 6g의 고단백질을 제공합니다. 달걀은 모든 중요한 비타민과 미네랄이 함유되어 있어 완전식품으로 불립니다.

세상에서 가장 정직한 말을 하는 것은 어린이다. ♥ 올리버 웬델 홈즈

45 DAY
년 월 일
아기를 만나기까지 235일

😊 뇌가 빠르게 성장하고 있어요. 그만큼 똑똑해지겠지요? 눈에 눈동자 자리도 생기고, 입도 모양을 갖추기 시작했어요. 또 식도도 만들어지고 있어요.

👩 자궁이 어디쯤에 위치하는지 궁금하세요? 임신이 진행될수록 배꼽 밑의 아랫배가 불러올 거예요. 그곳이 바로 당신의 자궁이 있는 곳이랍니다.

알아 두세요 태아의 신체 주요기관 형성이 시작되려면 4주에서 8주까지 약 5주 정도가 걸립니다. 이틀 후부터는 태아의 흉부기관 발육을 보호하기 위해 작은 등뼈에서 늑골이 형성되기 시작할 거예요. 이달 말이면 드디어 태아가 조그만 아기 모습으로 보이기 시작할 겁니다.

영양 정보 콩은 야채 중 단백질 합성에 필요한 기본 아미노산이 함유된 유일한 식품입니다. 태아의 뇌세포 발육을 위해서는 하루 30mg의 비오틴(비타민B복합체)이 필요합니다. 비오틴은 주로 곡류와 견과류, 계란 요리 등에 함유되어 있어요.

46 DAY
년 월 일
아기를 만나기까지 234일

😊 팔이 생겼어요. 아직은 팔이라기보다 마치 지느러미처럼 생겼답니다.

👩 태아의 성장엔 수분이 많이 필요합니다. 하루 여덟 잔 이상의 수분을 섭취하세요.

알고 있나요? 태아의 호흡기에서 피부를 통해 하루에 약 300~400ml 정도의 양수가 분비됩니다.

영양 정보 우유는 단백질, 칼슘, 비타민 A와 D가 우수한 식품입니다. 임신 중 엄마의 몸은 칼슘 흡수를 촉진시키기 위해 하루에 400IU의 비타민 D를 필요로 합니다.

알아 두세요 임신 중 한약 복용에 대해서는 아직 태아에게 해로운 영양을 미치는지 확실히 판명되지 않았지만 복용에 앞서 반드시 의사와 상의하도록 하세요.

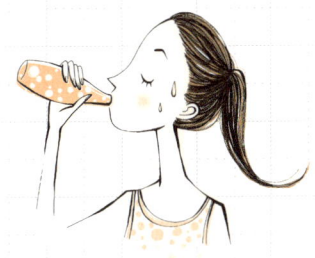

어른들의 공통적인 특징 중 하나는 어린이라는 게 무엇인가를 잊어버렸다는 점이다. ♥ 랜달 자렐

47 DAY
년 월 일
아기를 만나기까지 233일

😊 마지막 세 번째 신장이 만들어졌어요. 이 신장은 소변도 만들고 제 역할을 톡톡히 한답니다. 콧구멍도 꽤 뚫려서 얼마나 시원한지 몰라요. 앞으로 사나흘정도 지나면 손도 생기기 시작할 거예요. 엄마! 나 이제는 머리부터 엉덩이까지 7~9mm로 정말 꽤 자랐답니다. 아마 엄마의 새끼손톱 너비정도 될 거예요.

👩 임신 중 티아민(비타민B1)이 결핍되면 입덧을 할 수 있어요. 쌀이나 국수 등 탄수화물이 함유된 음식이 입덧을 완화하는데 도움이 될 거에요.

영양 정보 구운 돼지고기와 소고기, 햄, 해바라기씨, 완두콩 등에는 티아민(비타민B1)이 풍부하며 육류, 곡류 야채, 과일, 우유 등에는 판토텐산(비타민B복합체, 수용성비타민의 일종)이 풍부합니다.

중요합니다 술을 지속적으로 많이 마실 경우 비타민B와 엽산, 단백질, 마그네슘이 부족해져 태아의 뇌 발달에 치명적인 영향을 끼치게 됩니다. 또한 모유에도 알코올이 쉽게 흡수되어 아기가 태어난 후에도 문제를 일으킬수 있으므로 주의해야 합니다.

48 DAY
년 월 일
아기를 만나기까지 232일

😊 '숏다리에 큰바위 얼굴' 바로 지금 내 모습이에요. 원래 태아는 몸보다 머리 부분의 발달이 빨리 이루어진데요. 그래도 크면 조그마한 얼굴에 롱다리로 자랄 테니까 너무 걱정 마세요.

2개월된 태아 모습

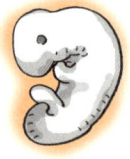

👩 평소보다 많이 피로하고 지칠 거예요. 때때로 낮잠을 자는 것이 기운을 차리는데 좀 도움이 될 거예요.

영양 정보 건강한 피부와 머릿결을 유지하고, 체온과 신경세포를 정상적으로 보존하며 탄수화물을 섭취하지 못할 때를 대비해 에너지원으로 사용할 지방이 어느 정도 필요합니다. 특히 견과류 등에 함유된 지방은 심장보호에 좋아요.

히브리어로 부모는 borim 이라고 하며 선생이란 뜻의 moreb와 어원이 같다. 이처럼 부모는 아이에게 최초이자 최고의 스승이다. ♥ 라비 카셀 아벨슨

49 DAY
년 월 일
아기를 만나기까지 231일

우뇌와 좌뇌의 구분이 확실해 졌어요. 위턱과 아래턱도 구분되고 찌찌공장인 유선세포가 발달하기 시작했어요. 몸무게는 0.1g 정도, 엄마 속눈썹 하나의 무게랑 거의 비슷하답니다. 새털보다 훨씬 가볍겠죠?

임신 중에는 배란이 일어나지 않습니다. 그래서 생리가 없는 거지요. 난소 표면에 가끔씩 미숙한 난자가 생기는 일도 더러 있지만 호르몬 부족으로 끝까지 성장할 수가 없어요. 기억하세요, 오늘로써 임신 7주가 지났어요.

알고 있나요? 지금 태아는 온몸으로 접촉에 대해 반사 반응을 할 거예요. 태아의 신경 기관이 근육에게 정보를 전달하고 있다는 증거입니다. 기초반사 신경의 근육 전달은 태아뿐 아니라 출생 후 아기의 모든 행동에 기초를 형성합니다.

영양 정보 리보플라빈(비타민B2)은 태아의 세포 분열과 자궁 발달, 회복을 돕습니다. 우유나 요구르트등 유제품에 리보플라빈이 많이 들어 있어요.

즐거운 임신, 행복한 변화!
임신으로 변화된 몸무게와 허리둘레를 측정해 보세요. 엄마 몸이 변하는 만큼 아기가 쑥쑥 자라고 있다고 생각하세요.

몸무게 ____ kg   허리둘레 ____ inch

아기를 위해 조심하세요.
- 약물 복용

임신 초기 3개월 동안은 태아의 신체 조직과 주요 기관이 형성되는 시기로 이 때 약을 잘못 복용하면 기형을 유발할 수 있습니다. 부득이하게 치료를 위해 복용하는 경우라도 반드시 의사와 상담하세요. 예방 접종 또한 의사의 허락없이는 절대 금물입니다.

임신 중 절대 피해야 할 약물
여드름 치료제(로아큐탄), 경구 피임약, 신경안정제, 류마티즘성 관절염 치료제, 간질 치료제 (페니토인) 결핵 · 중이염 치료제 (페니토인)혈당 치료제, 항암제, 알코올

흔히 사용되는 약물과 태아
아스피린 – 임신 중에 복용할 경우, 태아 발육부진, 기형 유발이 될 우려가 있다. 특히 임신말기에 장기간 복용했을 경우, 분만시 산모와 신생아 출혈 및 신생아의 심장병을 일으킬 있다.

항히스타민제 – 흔히 일반감기에 사용되는데 비교적 안전하다. 하지만 혼합 약물일 경우 피하도록 한다. 항울혈제는 임신초기는 물론 어떠한 경우라도 피한다.

항생제 – 임신 중 안전하게 사용되는 것도 있으나, 태아기형을 유발할 가능성이 있으므로 임신 초기에는 피해야 한다.

진통제 – 임신초기에 구토나 두통이 일 때 사용할 수 있는데 타이레놀은 비교적 안전하다. 하지만 임신말기나 장기간 사용은 태아에 해롭다.

신경안정제 – 태아기형을 일으킬 수 있으므로 복용하지 않도록 한다.

비타민제 – 임신 중 비타민 결핍, 혹은 과복용 모두 태아 기형을 유발할 수 있다. 적정량만 복용하도록 주의한다.

아이에게 가야 할 길을 가르치고 자신도 가끔 그 길을 가보라. ♥ 조쉬 빌링스

WEEK 8

50 DAY
년 월 일
아기를 만나기까지 230일

근육을 조절하는 소뇌가 생겨났어요. 간도 더 커져서 배가 볼록하고, *비장도 생겼답니다. 이제 관절을 이루는 팔꿈치랑 손목도 구분이 가요. 그리고 입천장도 만들어지기 시작했어요.

*비장; 횡격막과 왼쪽 신장과의 사이에 있는 장기로 혈액 중의 세균을 죽이고, 늙어서 쓸모없는 적혈구를 처리한다. 지라라고도 한다.

항문을 수축하고 이완시키는 *케겔 운동을 시작해 보세요. 임신 기간 동안 자궁의 무게도 잘 견뎌내고, 분만에도 도움이 된답니다.

*케겔 운동 (Kegal Exercises) ; 항문의 수축과 이완을 통해 골반 근육을 강화시키는 운동. 이때 복근에는 힘을 주지 않아야 한다.

영양 정보 아침 식사에서 가급적 기름진 육류는 피하세요. 돼지고기 소시지나 베이컨 등은 절반이 지방이랍니다.

세계의 출산문화 예로부터 일본에서는 배꼽 줄을 태반에서 분리해 두꺼운 흰 종이에 싸고 겉에 부모의 성명을 적어 보관해 두었습니다. 성년이 되어 그것을 몸에 지니고 다니면 액땜이 된다고 전해집니다.

51 DAY
년 월 일
아기를 만나기까지 229일

머리에 *뇌하수체가 생기기 시작했어요. 여기서 분비되는 호르몬은 갑상선이랑 아드레날린, 난소와 고환의 기능을 조절해요. 또 냄새를 맡고 가려내는 후구와 후두, 기관지 등도 생기기 시작했어요. 3~4일 지나면 망막 세포도 생겨날 거예요. 머리부터 엉덩이까지 지금은 8~11mm예요.

*뇌하수체: 척추동물에서 볼 수 있는 타원형의 내분비기관 호르몬의 분비와 조절에 중요한 역할을 한다.

리보플라빈과 니아신, 비타민B3군은 태아의 뇌와 간, 신경 조직 성장 전반에 중요한 영양소입니다. 아래에서 권장하는 식품들을 많이 드세요.

영양 정보 임신 중 하루 니아신 섭취량은 약 18mg입니다. 니아신은 단백질이 많이 함유된 식품에서 얻어지며 간, 연참치, 칠면조, 닭, 땅콩 등이 대표적 식품입니다.

알고 있나요? 태아는 지금 아주 경이로운 속도로 자라고 있습니다. 만일 출생 후에도 지금의 속도로 빠르게 자란다면 만 1살 때 키가 무려 4m 50cm나 될 거랍니다.

자식이 부모보다 더 훌륭한 일을 해낸다면 그것이 바로 부모가 제 역할을 다 했다는 증거이다. ♥ 톰 학개

52 DAY
년 월 일
아기를 만나기까지 228일

😊 귀(耳) 부분이 될 자리가 부풀어 오르고, 윗입술이 생겼어요. 탯줄 안에서도 장기가 만들어지고 있어요. 오늘부터 생식기 쪽으로 배아세포들이 이동하는데 드디어 내가 남자인지 여자인지 구분지을수 있는 첫 변화랍니다. 엄마는 내가 아들, 딸 중 누구였음 좋겠어요?

👩 임신 중에는 신경전달물질의 수위 변화와 호르몬의 영향으로 일시적으로 우울해질 수가 있어요. 실제 우울증이 아니라 정상적인 증상이니까 너무 염려마세요.

`알고 있나요?` 태아 발달은 머리에서 다리 쪽으로 일어나는 게 원칙입니다. 이것을 '두미 법칙' 이라고 하지요. 태아의 다리보다 팔이 먼저 발달하고, 윗입술이 아랫입술보다 먼저 만들어집니다. 이러한 발달을 관장하는 뇌는 다른 장기들보다 훨씬 정교하게 만들어지지요.

`영양 정보` 임신 중에는 매일 4mg 정도의 비타민B_{12}를 섭취하는 것이 좋습니다. 비타민B_{12}는 신경 조직의 발달을 도우며 적혈구를 생산해 내는 역할을 합니다. 이것은 육류와 달걀, 우유 등에 함유되어 있어요.

53 DAY
년 월 일
아기를 만나기까지 227일

😊 내일쯤 다리 밑에 무언가 생기려고 할 거예요. 두 발이 생기려는 거죠. 곧 망막에 색소도 생길 거예요.

👩 임신으로 인해 피부가 많이 건조해질 거예요. 보습에 유의하고 로션과 크림을 발라주세요. 만약 생리기간에 여드름이 잘 생겼던 피부라면 임신 때도 비슷할지 몰라요. 세안에 특별히 힘써 주세요.

`주의하세요` 임신 중 건조한 피부는 부드러운 비누나 클렌징제를 이용해 보습을 해주고 적당히 유분 있는 피부로 관리하세요. 참, 여드름 약은 사용하지 마세요.

`영양 정보` 초콜릿과 코코아에도 카페인이 함유되어 있습니다. 임신 중에 카페인 배설이 제대로 이루어지지 않으면 태아에게 좋지 않으므로 되도록 카페인 섭취를 제한하세요.

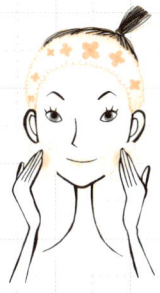

부모는 자식으로부터 세상을 헤쳐 나가는 법을 배운다. ♥ 유리엘 스파크

54 DAY
년 월 일
아기를 만나기까지 226일

턱도 꽤 발달하고 제법 얼굴 근육이 만들어져서 이제 표정도 지을 수 있어요. 보이지는 않지만 잇몸 속에서는 이도 자라고 심방에 횡경막도 생겼어요.

입덧은 포도당 수치와 관련 있어요. 아침에 입덧이 심한 것은 포도당 수치가 급격히 떨어지기 때문이죠. 이를 예방하려면 잠들기 전에 탄수화물이 든 간식을 조금씩 드셔보세요.

영양 정보 태아의 치아 발달을 위해서는 칼슘이 많이 든 음식을 섭취해야 합니다. 우유, 멸치, 치즈, 정어리, 브로콜리가 칼슘 섭취에 좋아요.

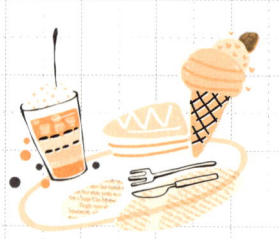

55 DAY
년 월 일
아기를 만나기까지 225일

두뇌 성장이 빠르게 이루어져서 아직까지 머리가 몸보다 크답니다. 곧 알파벳 C자 모양으로 구부러져 있던 몸과 머리가 곧게 펴질 테니 기대하세요. 참 뭉쳐져 있던 손 윗부분이 조개껍질처럼 갈라져서 손가락선이 보이기 시작했어요. 지금은 머리부터 엉덩이까지 12mm정도로 호두껍질 안에 쏙 들어가고 남을 정도죠.

임신 중에는 하루 2.5g 정도의 비타민B6 섭취해야 입덧 예방에 도움이 되요.

중요합니다 우리 몸은 비타민B6를 한 달 섭취량보다 더 체내에 저장할 수가 없습니다. 그래서 균형 있는 식단이 필요한 거지요. 바나나, 빵, 아보카도, 콩류, 토마토, 참치와 육류, 우유, 감자 등에는 비타민B6가 풍부합니다.

세계의 출산문화 필리핀 한 부족에서는 바나나를 먹으면 쌍둥이를 낳고 가지를 먹으면 피부가 검은 아이가 태어난다는 이야기가 전해져 내려옵니다.

56 DAY

년 월 일
아기를 만나기까지 224일

😊 물갈퀴 모양 같은 손판에 손가락선이 완성됐어요. 팔도 거의 발달됐으니 곧 완벽한 손이 될 거예요. 가슴에 젖꼭지가 될 돌기도 생겼답니다. 심장에서는 폐동맥과 대동맥이 분리되고 신장에서는 소변이 만들어지고 있어요. 엄마, 나도 이제 쉬를 하기 시작했어요!

😊 오늘로써 두 번째 생리주기를 지나쳤다는 거 알고 계신가요?

알고 있나요? 임신 중에는 자궁의 크기가 17~40배로 늘어납니다. 다량의 에스트로겐과 태아의 성장이 자궁에 자극을 주기 때문입니다.

영양 정보 임신 중에는 비타민A의 흡수작용을 촉진시키기 위해 하루에 10mg의 비타민E가 필요합니다. 비타민E는 혈관 세포와 폐를 보호해주며 골반을 교정해 주지요. 또 동맥경화를 일으키는 콜레스테롤도 감소시킵니다. 비타민E가 많이 함유된 식품으로는 해바라기씨와 아몬드, 고구마 등이 있어요.

즐거운 임신, 행복한 변화!
임신으로 변화된 몸무게와 허리둘레를 측정해 보세요.
엄마 몸이 변하는 만큼 아기가 쑥쑥 자라고 있다고 생각하세요.

몸무게 ☐ kg   허리둘레 ☐ inch

 우리 아기 잘못되면 어떡하죠? –유산의 원인과 예방

자연유산이란 임신 20주 이내에 태아가 사망하는 것으로 전체 임신의 10~15%의 비율을 차지합니다. 80%가 임신 초기에 일어나며, 고령임산과 유산의 경험이 많을수록 그 빈도 또한 증가하므로 각별히 주의해야 합니다.

유산의 원인
임신 13주 이전, 즉 임신 초기에 일어나는 유산은 대부분 염색체 이상에 의한 것으로 사전에 알고 예방하기가 거의 어렵습니다.
임신 중기의 유산은 자궁근종, 자궁내막증, 자궁경관무력증, 질염, 골반염 등 산모의 자궁 건강과 관련이 깊으며 이외의 임신 중 산모가 폐렴 또는 신우염을 앓거나 내분비계에 이상이 있을 경우, 음주와 흡연, 자궁외 임신, 스트레스 등이 원인이 되어 일어나기도 합니다.

유산을 예방하려면
1. 첫째도, 둘째도 안정. 태반이 형성되는 임신 초기에는 갑작스런 충격이나, 스트레스, 화 등을 피하고 무엇보다 정서적인 안정을 취해야 합니다.
2. 심한 운동과 장거리 여행, 무리한 가사 활동은 삼가야 합니다.
3. 오랫동안 서 있거나 무거운 물건을 드는 일을 삼가야 합니다.
4. 임신 초기에는 가급적 부부관계를 자제하는 것이 좋습니다.
5. 넘어지거나 미끄러지지 않도록 가파른 계단이나 경사진 곳은 삼가고, 굽이 낮고 편한 신발을 신도록 합니다.
6. 출혈이나 하복부 통증이 있을시 빨리 병원에 오도록 합니다.

찢어진 옷은 바로 꿰맬 수 있지만, 심한 말은 아이의 마음에 영원한 상처를 남긴다. ♥ 헨리 워즈워드 롱펠로

WEEK 9

57 DAY
년 월 일
아기를 만나기까지 223일

지금부터 연골과 뼈가 만들어지기 시작할 거예요. 생식샘이 만들어지고 있어서 1주일정도 있으면 내가 남자인지 여자인지에 따라 생식기의 발달이 시작될 거랍니다. 엄마는 내가 남자아이이길 원하세요? 여자아이이길 원하세요?

태아에게 공급하기 위해 늘어난 체중과 혈액량이 당신의 다리를 압박할 거예요. 그래서 정맥류가 나타나는 거지요. 미리 예방하려면 임신부용 고탄력 스타킹을 착용하세요. 앉을 때는 되도록 다리를 올려놓고 다리를 꼬고 앉지 마세요. 오래 서 있거나 무거운 것을 드는 것도 피하고 하루 30분 적당한 운동도 잊지 마세요.

알아 두세요 신체에 축적된 비타민 K의 반은 장내에 있는 박테리아에 의해서 만들어지고 나머지 반은 음식으로 흡수됩니다. 임신 중에 비타민K 섭취를 권장하는 것은 태아에겐 아직 비타민K를 생산하는 박테리아가 없기 때문이에요.

영양 정보 비타민K는 혈액 응고에 필요한 물질을 생산하며 칼슘이 골격을 형성하는 것을 돕습니다. 비타민K는 양배추와 초록 잎 야채에 많이 함유되어 있어요.

58 DAY
년 월 일
아기를 만나기까지 222일

*내이(內耳) 쪽에 몸이 기울어지는 것을 감지하는 반원형의 통로가 생겼어요. 그래서 지금 엄마 배에 무언가 닿으면 나는 반사적으로 다른 방향으로 고개를 돌려 균형을 잡아요. 앞으로 사흘 동안 속눈썹이 만들어지고, 무릎과 발목이 될 부분이 움푹 들어간 것과 함께 발가락선이 생길 거랍니다.

*내이(內耳): 귀의 안쪽으로 고막의 진동을 신경에 전달하는 역할을 한다.

평소 생리 시작 전에 뽀루지가 났다면 임신 기간에도 그럴 가능성이 많답니다.

영양 정보 임신부에게 필요한 칼슘의 일일 권장량은 1,000mg~1,200mg입니다. 우유 3컵에 함유된 칼슘의 양이 이와 같지요. 그렇다고 우유만 3컵 마시기보다는 여러 가지 음식을 골고루 섭취하여 다른 영양소를 함께 보충하는 것이 좋답니다.

알고 있나요? 오늘쯤이면 처음으로 태아의 뇌파 기록이 가능하답니다.

아이들은 지나간 것도 다가올 것도 생각하지 않고, 다만 현재의 시간을 즐길 뿐이다. ♥ 장 드 라 브뤼에르

59 DAY

년 월 일
아기를 만나기까지 221일

😊 오늘이나 내일이면 내 가슴에 젖꼭지가 보일 거예요. 이번 주면 스스로 움직일 수도 있어요. 그만큼 뇌와 신경 조직 간의 소통이 활발해진 것이죠. 하지만 엄마가 나의 움직임을 느끼기엔 아직 일러요. 조금만 더 기다려보세요. 곧 시원하게 발차기 한번 해드릴게요. 이제 머리부터 엉덩이까지 13~17mm 정도로 자랐어요.

👩 태반을 통해 태아에게 혈액을 공급해주기 위해 당신의 혈액량은 점점 증가하고 있습니다.

영양 정보 적혈구와 혈장 세포 생산을 돕기 위해 비타민B6, B12, 엽산, 철분 등을 필요합니다. 이들은 간, 참치, 송어, 소고기, 우유 등에 함유되어 있답니다.

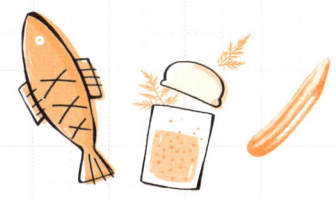

60 DAY

년 월 일
아기를 만나기까지 220일

😊 엄마, 내 콧날 어때요? 콧구멍과 코끝이 드디어 만들어졌어요. 양쪽 다리 끝에 발가락 선도 좀 더 뚜렷이 보일 걸요?

👩 가슴의 크기 변화가 뚜렷해집니다. 가슴이 간지럽기도 하고 평소보다 말랑말랑하고 부드러워지지요.

주의하세요 나이와 몸무게에 따라 가슴이 늘어지는 정도의 차이가 있지만, 임신 중에도 예쁜 가슴 형태를 유지하고 있다면 좋겠지요. 상체를 아름답게 유지해주는 가슴 운동을 꾸준히 하고 임신부용 브래지어로 가슴을 받쳐 주세요.

영양 정보 임신 중에는 하루 약 800mcg의 비타민A가 필요합니다. 녹색과 황색 야채에는 체내에서 비타민A로 전환되는 베타카로틴이 풍부합니다. 간장은 체내의 비타민A의 90%를 저장하고 있어요. 이것은 6개월에서 12개월간의 공급량입니다.

61 DAY
년 월 일
아기를 만나기까지 219일

😊 속눈썹이 봄날 새싹처럼 돋아나기 시작했어요. 그리고 이제는 큰바위 얼굴 숏다리 체형에서 탈출할 거예요. 몸통도 길어지고 전체적인 신체 비율이 달라져서 그야말로 진짜 사람이 되가는 거죠.

🙂 지난주와 마찬가지로 소화가 잘 안되고 속쓰림이 느껴질 거예요. 적은 양의 식사를 자주 먹는 습관을 들이세요.

알고 있나요? 임신 중에는 아랫배가 윗배보다 더 빨리 불러옵니다.

알아 두세요 이번 주에는 태아의 등뼈에서 각각의 척추 사이에 쿠션 역할을 하는 디스크가 발달합니다. 그리고 골반과 척추가 연결됩니다.

영양 정보 밥, 빵, 파스타, 시리얼 등은 복합 탄수화물의 중요한 원천으로 미네랄과 섬유질도 공급합니다.

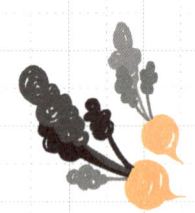

62 DAY
년 월 일
아기를 만나기까지 218일

😊 아직 사물을 구별할 수 있을 정도의 시각이 생기는 것은 아니지만 그래도 눈의 구조가 제법 만들어지기 시작했어요. 또 앞으로 사흘 동안엔 혀도 생길 거예요. 손가락의 구분도 점점 뚜렷해지고요, 외이도 조금씩 머리 아래쪽으로 이동합니다. 눈도 지금은 꼭 토끼처럼 머리 옆에 위치해 있지만, 점점 앞쪽으로 이동해 예뻐질 거예요. 엄마, 지금은 머리부터 엉덩이까지 16~18mm고요, 몸무게는 약 0.94g 정도에요.

🙂 건강관리에 유의하세요. 이 시기에 질병에 걸리면 태아에게 전염될 확률이 높아요. 특히, 태아의 성장이 가장 빠른 부위에 감염되기 쉬워요. 각종 전염병과 질병에 주의하세요.

주의하세요 감기에 걸렸다면 약을 복용하기 전에 먼저 의사와 상의하세요.

알고 있나요? 당신의 자궁 안에는 지금 5~10ml의 양수가 있어요. 태아는 양수 속에 있지만 빠져 죽진 않아요. 왜냐하면 태아는 폐로 호흡하는 것이 아니라 탯줄을 통해 산소가 공급되기 때문이에요.

아이를 키우는 데 서툰 사람이면, 무슨 일이든 그렇게 대단한 일을 할 재목은 아닐 것이다. ♥ 재클린 케네디 오나시스

63 DAY
년 월 일
아기를 만나기까지 217일

앞으로 사흘 동안 팔이 길어지고 팔꿈치 부분도 약간 굽어질 거예요. 짧고 뭉툭하긴 하지만 엄지손가락과 다른 손가락과의 구별도 가능해요.

임신을 계획하지 않았더라도 이즈음 되면 두 번째 생리를 지나쳤으니 임신 사실을 확실히 알고 있겠죠? 지금 당신의 몸 안에는 새 생명이 자라고 있습니다. 지난 9주 동안 이 모든 기적이 일어났어요.

알고 있나요? 이 시기의 태아의 팔은 여기 인쇄된 숫자 '1'의 크기와 비슷합니다.

영양 정보 감자를 포함한 야채들은 미네랄과 섬유소, 비타민 A, C를 주요 공급합니다. 야채 주스 반 컵 정도면 영양이 충분하답니다.

즐거운 임신, 행복한 변화!
임신으로 변화된 몸무게와 허리둘레를 측정해 보세요.
엄마 몸이 변하는 만큼 아기가 쑥쑥 자라고 있다고 생각하세요.

몸무게 [ ] kg   허리둘레 [ ] inch

우리 아기 잘못되면 어떡하죠? 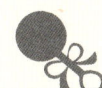 –유산의 형태와 징후

절박유산
임신 초기 소량의 출혈과 하복통으로 감지되며 간혹 생리와 혼동되기도 합니다.
임신 12주 안에 황갈색의 분비물과 함께 허리 통증이 느껴지면 절박 유산의 가능성을 의심해야 하며, 절대 안정을 취하고 빨리 호르몬 치료를 받아야 합니다.

습관성 유산
자연 유산이 3회 이상 반복되는 것으로 임신부의 호르몬 부족이나 면역성 질환이 원인인 경우가 많습니다.

계류 유산
사망한 태아가 자궁 안에서 4~8주 이상 머물러 있는 상태를 말합니다. 통증 및 출혈 등 별다른 증세가 없어 뒤늦게 알게 되는 경우가 많습니다. 갑자기 입덧이 사라지거나 두통, 식욕부진, 권태 등이 느껴지면 진찰을 받아보세요. 계류 유산으로 판명되면 빨리 태아와 태반을 제거해주어야 합니다.

진행 유산 (불가피 유산)
질 출혈과 함께 마치 진통처럼 심한 하복통이 오게 됩니다. 자궁 경부가 열려 이미 태아와 태반이 나오기 때문에 진행 유산이 일어나면 방법이 없습니다. 자궁속의 잔여물을 깨끗하게 제거하는 수술을 통해 다음번의 건강한 임신을 대비해야 합니다.

완전 유산/ 불완전 유산
완전 유산이란 자연 유산이 일어난 후 태아와 태반이 완전히 자궁 밖으로 나온 것으로 심한 복통과 함께 출혈과 검붉은 핏덩어리가 대량으로 배출됩니다. 불완전 유산은 자연 유산 후 태아와 태반의 일부만 배출되어 잔여물이 계속 자궁 안에 남아있는 것입니다. 자궁 내막이 유착되어 불임의 원인이 될 수도 있으므로 자궁 안을 깨끗하게 해줘야 합니다.

아이를 헌신적으로 사랑하라. 어렵지만 유일한 방법이다. ♥ 바바라 부시

WEEK 10

64 DAY
년 월 일
아기를 만나기까지 216일

😊 뇌표면에 둥글게 솟은 부분과 고랑이 생기고 있어요. 팔 윗부분부터 말랑한 연골들이 딱딱한 뼈로 변하는 *골화도 진행되고 있고요. 윗입술도 만들어졌어요. 그리고 또 중요한 것 한 가지! 내가 여자라면 음핵이 만들어지고, 남자라면 음경이 만들어질 거예요.

*골화(ossification); 연골이 딱딱한 뼈로 대체되는 과정

👩 이번 주부터는 양쪽 가슴 유륜에 *몽고메리 돌기라고 하는 작은 돌기가 12~30개 정도 생길 거예요. 이 돌기에서는 모유 수유 때 엄마의 유두를 부드럽게 해 주는 기름이 분비되지요.

*몽고메리 돌기; 임신 기간 중 커지는 유방에 유분을 보유하고 있는 선, 몽고메리의 결절.

알아 두세요 태아의 심장이 힘차게 뛰고 있는 중이랍니다. 뿐만 아니라 태아의 배에서는 소화액이 생산되고, 간에서는 혈액 세포가 만들어지고 있어요. 또 신장은 태아의 혈액에서 불필요한 노폐물을 처리하게 도와주지요.

영양 정보 임신 중 영양소를 최대한 골고루 섭취하기 위해서 영양소 파괴를 최대한 줄이세요. 야채를 잘 씻은 후 껍질 채 오븐에 굽는 것은 영양소를 잘 보존하는 방법 중 하나입니다.

65 DAY
년 월 일
아기를 만나기까지 215일

😊 망막에 색소가 완전히 생겼어요. 팔꿈치도 구부릴 수 있고 발판에 발가락 사이 구분이 더 뚜렷해졌어요. 그리고 엉덩이 쪽엔 꼬리도 살짝 보일 거예요.

👩 태아가 자랄수록 엄마의 몸도 변화가 와요. 옷이 점점 여유가 없어지고 있지 않나요? 그만큼 뱃속에서 아기가 잘 크고 있다고 생각하고 즐거운 변화로 받아들이세요.

알고 있나요? 태아의 팔과 신체 근육이 뇌의 명령에 따라 스스로 움직이고 있어요. 신기하지 않나요?

영양 정보 과일은 비타민, 섬유질, 탄수화물, 미네랄 식물내화학성분을 공급하며 야채는 비타민A,C의 중요한 원천이 됩니다. 임신 중 이들의 일일권장량은 과일주스로 반 컵, 중간 정도 크기의 과일 한 개 정도랍니다.

출산의 어제와 오늘 1652년, Philip Borough는 저서 〈The Method of Physic〉에서 분만 시 산모가 길게 호흡을 멈추고 있다가 온 힘을 다해서 옆구리로 숨을 토해 내면 통증이 줄어들 거라고 했습니다. 산모가 골반 부위에 힘을 가해 이완시키면 출산의 고통이 줄어든다고 생각한 것이죠.

어린 시절의 환상은 꼭 필요한 것이다. 풍선이 터질 것 같다고 해서 아이가 풍선을 만지지 못하도록 막아서는 안 된다. ♥ 마르셀렌느 콕스

66 DAY
년 월 일
아기를 만나기까지 214일

😊 오늘이나 내일쯤 귀의 모습이 완성돼요. 코는 뭉툭해지고, 눈은 점점 더 검어져요. 발가락은 마치 부채 모양처럼 생겼어요. 머리부터 엉덩이까지 약 22~24mm 정도랍니다.

👩 임신 호르몬으로 인한 색소 침착으로 기미 등의 잡티가 생기고 가슴 부분도 색이 짙어질 거예요. 하지만 너무 걱정 마세요. 출산 후엔 사라지니까요. 지금 양수 주머니 크기는 약 달걀 한 개 정도와 비슷합니다.

알아 두세요 골격 세포가 나타나는 것은 배아에서 진정한 태아로 거듭나고 있다는 증거랍니다. 태아의 신체는 점점 성인의 모습으로 발달하고 있습니다.

영양 정보 칼륨은 태아의 심장 박동을 유지하고 탈수 증세를 방지하며 신경 조직의 전달과 신진대사, 근육의 발달 등을 촉진시켜 줍니다. 임신 중 일일 권장량은 2000mg이며 바나나와 아보카도, 감자, 무화과 등에 많이 있답니다. 임신 중에는 칼륨 보조제보다 바나나를 먹는 것이 좋아요. 참, 바나나와 같은 열대과일은 냉장고에 두면 냉해로 인해 변질되기 더 쉬워요.

67 DAY
년 월 일
아기를 만나기까지 213일

😊 엄마, 한 달 전과 비교하면 키가 무려 4배나 자랐어요. 지금 이 속도로 계속 자란다면 한 달 안에 천장이 6m가 넘는 방에서도 고개를 숙이고 있어야 할 거예요.

👩 X선 촬영을 자제 하세요. 방사선이 태아에게 안 좋은 영향을 줄 수 있어요.

알고 있나요? 태아가 남자 아이라면 비뇨기와 생식기가 완전히 연결되어 있을 거예요. 그리고 앞으로 8주 동안에 방광과 고환 조직, 정낭 조직 등이 형성됩니다. 여자 아이라면 난자와 소변보는 기관이 완전히 분리되어 있답니다.

영양 정보 인은 골격 내에 칼슘과 결합하여 모든 신체 세포를 구성하는 영양소로 신체에서 두 번째로 많은 양을 차지하고 있습니다. 임신 중 일일 권장량은 700mg이며 만약 식단에 칼슘과 단백질이 적당하다면 인도 마찬가지로 함유되어 있을 겁니다. 그런데 인이 너무 많고 칼슘이 적으면 경련의 원인이 될 수도 있습니다.

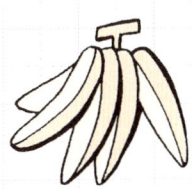

신이 모든 곳에 있을 수 없어 어머니를 만들었다. ♥ 유대 속담

68 DAY
년 월 일
아기를 만나기까지 212일

😊 눈꺼풀이랑 혀가 많이 발달했어요. 이제 내 발은 더 이상 물갈퀴가 아니라 발가락으로 나뉘어져 보인답니다. 팔다리도 내 맘대로 움직여요.

👩 앞으로도 태아의 성장은 급속도로 진행될 것입니다. 어떤 부분은 성장이 더 빨라질 수도 있어요. 충분히 휴식을 취하고 태아에 좋은 영양분들을 많이 섭취하세요.

알아 두세요 남자아이든 여자아이든 임신 8주~12주 사이에 생식기관 발달이 이루어집니다. 만약 태아가 남자라면 고환에서 남성 호르몬이 분비됩니다. 이 남성 호르몬 생산은 임신 호르몬인 HCG에 의해서 자극을 받게 되지요. 반면에 여성 생식기 발육은 여성 호르몬이나 난소에 의존하지 않습니다.

주의하세요 임신 호르몬은 신체 연결 조직을 부드럽게 이완시키기 때문에 엄마가 좀 심한 운동을 하면 무리가 올 수도 있어요. 수영처럼 관절에 무리가 오지 않는 운동을 하세요.

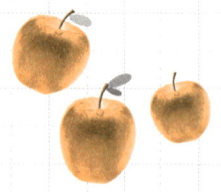

69 DAY
년 월 일
아기를 만나기까지 211일

😊 내가 만일 남자아이라면 앞으로 이틀 동안 생식기에서 고환을 담는 음낭이 부풀어 오를 거예요.

👩 이번 주부터 혈액량이 40~50% 증가할 것입니다. 하지만 혈장이 증가하는 것이라 적혈구 수치에는 큰 변화가 없습니다.

알고 있나요? 태아 각 기관과 조직의 발육은 동시에 이루어지면서 개별적인 유전 특성을 띠게 됩니다. 예를 들면, 양쪽의 두 귀가 동시에 자라나면서도 유전적 정보에 따라 저마다 귀 모양이 달라지는 것입니다.

영양 정보 육류와 닭, 오리, 생선, 콩, 계란, 견과류 등은 단백질, 철분, 비타민B, 아연이 많이 함유된 식품입니다.

세계의 출산문화 스웨덴에서는 임신부도 진통제를 쓰게 합니다. 결정은 임신부 본인이 하는 것이지요. 임신과 출산은 오로지 엄마의 의지에 의해서 이루어진다고 생각하기 때문입니다.

자식이 충고를 받아들이지 않는다고 실망하지 마라. 세월이 지나면 그들도 자식에게 똑같은 말을 하게 될 것이다. ♥ 오스카 와일드

70 DAY

년 월 일
아기를 만나기까지 210일

다리 발달이 끝나고 발가락이 완벽하게 분리됐어요. 머리는 둥글고 눈꺼풀은 눈을 반쯤 덮고 있지요. 피부가 될 외배엽 세포들이 준비를 하고 있고, 꼬리는 곧 없어질 거예요. 엄마, 나 이제 머리부터 엉덩이까지 29mm 정도 되요. 몸무게는 1~3g 정도이고요.

오늘 밤이 지나면 임신 2개월이 꽉 채워집니다. 이제 당신의 자궁은 감귤 한 알 정도 크기이지요. 앞으로 두 달만 더 지나면 당신의 딸, 혹은 아들일지 모르는 태아의 태동도 느끼게 될 거예요.

알고 있나요? 지금쯤이면 탯줄이 약 20mm 정도 될 것입니다.

자녀교육은 뱃속에서부터 – 오감 태교

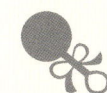

청각태교
태아의 오감 가운데 가장 먼저 발달하는 것은 청각입니다. 좋은 음악을 선별해 태아의 청각을 자극해주세요. 꼭 음악이 아니더라도 빗소리, 바람소리, 새 소리 등 자연의 소리도 좋습니다. 엄마가 즐겁고 편안한 소리라면 뱃속아기도 좋아합니다.

미각태교
임신 4개월부터는 입덧도 가벼워지고 입맛이 되살아납니다. 편식하지 말고 영양이 풍부한 음식을 많이 섭취하도록 하세요. 특히 이 시기엔 태아의 뼈와 치아가 만들어지기 때문에 칼슘과 비타민이 많이 필요합니다.

촉각태교
태동이 느껴질 때 천천히 배를 어루만지면서 뱃속의 아기에게 말을 걸어보세요. 가벼운 체조나 율동도 태아의 건강에 좋습니다. 또 십자수나 뜨개질 등 엄마가 손을 이용해 하는 작업들은 태아의 뇌 발달에도 도움이 됩니다.

후각 태교
엄마가 좋은 냄새를 맡고 기분이 좋으면 태아도 좋은 기분을 느낄 수 있습니다. 또 태아 역시 나쁜 냄새를 맡으면 얼굴을 찡그리게 됩니다. 특히 담배 연기는 되도록 피해주세요.

시각태교
임신 후기에는 태아가 외부로부터 받아들이는 시각이 많이 발달합니다. 직접 볼 순 없지만 엄마를 통해 느끼는 감정만으로도 시각 태교가 가능하답니다. 명화나 좋은 그림책으로 태아에게 다양한 색 느낌을 전해보세요. 그리고 이즈음이면 엄마의 복벽이 늘어나서 얇아지기 때문에 자극적이고 강도가 센 빛은 피하는 게 좋습니다. 가령 영화관처럼 빛과 명암이 교차하고 큰소리가 있는 장소는 태아를 놀라게 할 수도 있습니다.

즐거운 임신, 행복한 변화!
임신으로 변화된 몸무게와 허리둘레를 측정해 보세요.
엄마 몸이 변하는 만큼 아기가 쑥쑥 자라고 있다고 생각하세요.

몸무게 [ ] kg   허리둘레 [ ] inch

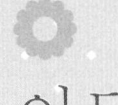

이 달에는

01 설탕 등 정제당을 삼가고, 콩 종류와 견과류를 많이 드세요.

02 저지방 식품과 수분을 많이 섭취하고 소변이 마려울 때 참지 마세요.

03 태아의 혈관 조직과 연골 형성을 위해 칼슘과 엽산, 철분, 마그네슘, 인, 망간 등이 함유된 식품을 많이 드세요.

04 임신 중에는 평소보다 많이 먹게 되므로 칼로리가 지나쳐 과체중이 되는 것을 주의하세요.

05 햇빛에 노출되면 기미가 생기고 피부가 전보다 많이 그을릴 수 있습니다. 자외선 차단제 사용은 필수입니다.

06 입덧이 난다고 계속 누워만 있으면 기력이 더 떨어지고 현기증이 생길 수도 있습니다. 적당히 자세를 바꿔 주세요.

07 혹시 질 분비물이 달라지거나 배뇨 작용이 고통스럽다면 의사에게 알리고 상의하세요.

08 요통과 관절 통증에 대비하세요.

09 의사의 상의 없이 함부로 약을 복용하지 마세요.

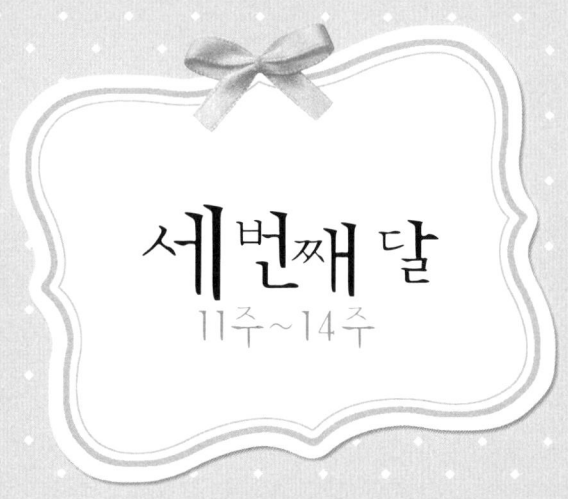

세 번째 달
11주~14주

WEEK 11

71 DAY
년 월 일
아기를 만나기까지 209일

앞으로 나흘 동안 피부의 가장자리에 손톱과 발톱, 그리고 머리카락과 털이 자라는 모낭이 나타날 거예요. 수정체에서부터 지금까지 매일 평균 1.5mm씩 자란 셈인데 이번 주부터는 더 빠르게 성장할 거예요.

태아의 성장으로 전보다 식욕이 늘어날 것입니다. 아직도 입덧이 심해서 음식을 먹지 못한다면 임신 15주까지 조금만 더 참으세요.

영양 정보 설탕, 소금, 나트륨 섭취를 절제하고 저지방과 포화지방산이 함유된 식품을 섭취하세요.

알고 있나요? 지금까지 태아는 두뇌 발달보다는 신체 발달이 훨씬 빠르게 이루어졌습니다. 이제부터 이 두 성장 발달 속도가 바뀌게 됩니다. 의학 전문용어로 임신 9주 이후 이 시기의 태아를 'fetus'라고 하는데 자손과 소산을 뜻하는 라틴어에서 유래했습니다. 9주 이전의 태아는 'embryo'라고 합니다.

72 DAY
년 월 일
아기를 만나기까지 208일

엄마, 병원에서 초음파로 혹시 날 보셨나요? 얼굴이 아주 넙적하죠? 눈 사이도 꽤 멀리 떨어져 있고요, 귀는 아래쪽에 위치하고 입은 꾹 다문 게 좀 우습죠? 헤헤, 그래도 이제 머리부터 엉덩이까지 5cm 정도로 자랐답니다. 엄마의 엄지손가락 크기 정도쯤으로 그야말로 엄지왕자, 엄지공주지요.

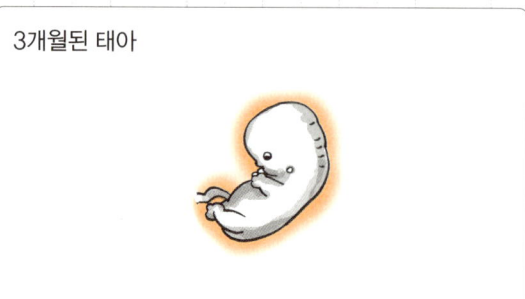

3개월된 태아

임신 중 혈액량이 증가하면서 다리와 가슴, 배 등에 혈관이 더 뚜렷해지는 정맥류 현상이 보일지도 모릅니다. 혈액순환이 잘 되기 위해 다리를 올려 휴식을 취하고 임신부용 고탄력 스타킹을 착용하세요.

영양 정보 정제당은 신체에 유해한 식품 중 하나입니다. 이것은 칼로리를 내는 것 외에는 몸에 별 득이 되지 않습니다. 평소 단 음식을 좋아하던 분이라면 특별히 신경을 써서 섭취를 줄이도록 노력하세요.

73 DAY
년 월 일
아기를 만나기까지 207일

😊 팔도 쭉쭉, 다리도 쭉쭉! 몸이 점점 곧게 펴지고 있어요. 몸도 점점 길어지고요.

👩 자궁은 지금 어른의 주먹만 한 크기에요. 이번 주 말까지 양수가 30ml로 늘어날 거예요. 양수는 3시간마다 계속 보충된답니다.

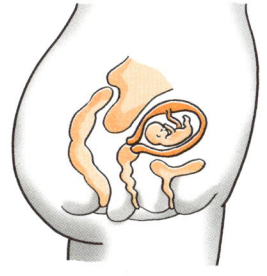
임신 3개월째

영양 정보 임신부에게는 하루 동안 70mg의 비타민C가 필요합니다. 비타민C는 태아의 근육 신경 조직을 형성하고, 철분의 흡수작용을 촉진하며 대표적인 항산화 영양소랍니다. 오렌지, 풋고추, 피망, 양배추, 브로콜리 등에 특히 많이 함유되어 있지요. 오렌지주스는 비타민C 뿐만 아니라, 엄마와 태아를 위해 혈압이 적정 수준을 유지하도록 도와주는 칼륨의 원천이랍니다. 탄산음료와 알코올음료는 피하는 게 좋습니다.

74 DAY
년 월 일
아기를 만나기까지 206일

😊 앞으로 4일 동안 내부 장기와 근육을 보호하기 위해 피부가 점점 불투명해지고 두꺼워질 거예요.

👩 태아를 위해 간접흡연 및 다른 오염 환경들을 피하세요. 담배 연기는 당신의 폐를 통해 혈액 속의 산소와 함께 태아에게로 전달될 위험이 높습니다.

영양 정보 칼륨, 염소, 염화물 같은 미네랄 등은 태아의 혈액조직과 성장 발달을 위해 중요한 영양소랍니다.

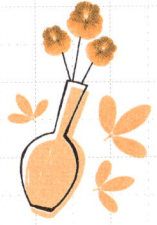

세상의 어머니들을 존경해라. 당신들 모두 어머니가 있지 않은가? ♥ 알랭 투생

75 DAY
년 월 일
아기를 만나기까지 205일

앞으로 사흘 동안에 *홍채가 발달하고 눈꺼풀이 서로 맞닿아 눈을 감을 수도 있게 돼요.

*홍채: 동공을 축소 또는 확대시켜 안구에 들어오는 빛의 양을 조절하는 역할을 하는 얇은 막.

임신으로 인해 얼굴과 가슴, 생식기 등에 색소 침착이 있을 거예요. 자연스러운 현상이니 너무 속상해 하지 마세요. 출산 후에는 사라진답니다. 또 임신 기간 동안 유두가 점점 검어지는 것은 아기가 엄마 젖을 쉽게 찾을 수 있도록 하려는 자연의 섭리라는 얘기도 있어요. 신기하지요?

세계의 출산문화 스웨덴에서는 고도로 숙련된 *조산사가 있는 병원에서 모든 분만이 이루어집니다. 또 모든 임신부에게 태아 검사가 무료로 제공되며 이를 소홀히 하면 법에 위반된답니다. 확실히 사회보장제도가 잘된 저출산 국가다운 면모를 엿볼 수 있지요.

*조산사: 임신부의 정상 분만을 돕고 신생아 보건지도를 맡는 의료인.

출산의 어제와 오늘 1906년 T.S. Southworth 박사는 신생아가 태어난 후 첫 달엔 하루 모유 수유 횟수를 10번 정도로 하는 게 좋다고 연구결과를 발표했어요. 그렇게 해야 모유의 질도 좋아지고 유두가 쓰라린 것도 줄어들기 때문이지요.

76 DAY
년 월 일
아기를 만나기까지 204일

두개골에 *골화중심이 만들어 졌어요. 긴 뼈에 있는 골화중심도 자라면서 계속 발달하고 있어요. 신체 비율도 점점 사람다워지고 있답니다.

태아가 성장함에 따라 체중이 증가하고 있습니다. 지금부터 임신 6개월까지는 일주일에 약 0.5kg 정도씩 더 늘어날 거예요.

*골화중심(ossification center): 뼈조직에서 골화가 시작되는 부위

영양 정보 태아의 연골과 골격 조직 형성을 위해서 칼슘을 보충하세요. 임신 중 칼슘의 일일 권장량은 1,000mg이랍니다. 우유나 요구르트 외에도 치즈, 정어리, 참치, 브로콜리 등에 칼슘이 함유되어 있어요.

세계의 출산문화 1800년대 북 러시아에서는 조산사가 산고에 시달리는 산모와 남편에게 이전 배우자나 동거했던 사람, 또 이전에 성관계를 맺은 사람들의 이름까지 모조리 불게 했답니다. 그런데도 통증이 계속되면 산모와 남편 중 누군가 거짓말을 한 것으로 여겼습니다.

77 DAY
년 월 일
아기를 만나기까지 203일

내가 만약 여자아이라면 질이 만들어지고, 남자아이라면 그에 맞는 생식기가 생겨나기 시작할거예요. 몸무게는 약 7.6g 정도랍니다.

임신 3개월 말이면 태아마다 개성 있는 행동 특성을 보입니다. 사람마다 생김새가 다르듯 태아 역시 근육 등 신체 구조가 다르기 때문이지요. 더 놀라운 사실은 이무렵 태아의 얼굴과 표정은 유전적인 영향으로 부모와 비슷해진답니다.

영양 정보 칼륨과 나트륨은 신체 내 유동 물질의 양을 통제하며 신경세포를 전달하고 이완된 근육을 수축시키는 작용을 합니다. 하루 1.1~3.3g 정도로 소금 섭취를 줄여주세요. 훈제햄이나 베이컨, 피클, 감자칩 등도 피하는 게 좋답니다. 이들에는 나트륨이 필요 이상으로 농축되어 있을 뿐 아니라 방부제가 들어있기 때문이지요. 특히 임신부의 경우 엄마 체내에 이미 여분의 나트륨이 있으므로 소금 섭취를 줄이는 게 좋아요.

즐거운 임신, 행복한 변화!
임신으로 변화된 몸무게와 허리둘레를 측정해 보세요. 엄마 몸이 변하는 만큼 아기가 쑥쑥 자라고 있다고 생각하세요.

몸무게 [ ] kg 허리둘레 [ ] inch

엄마도 건강해야 해요!
- 산전 검사 I

풍진 검사 – 풍진은 선천성 풍진증후군이라는 다발성 기형아를 유발합니다. 그러므로 반드시 임신 초기에 풍진 감염 여부를 검사하여 면역성 유무를 확인, 예방 접종을 받아야 합니다.

빈혈 검사 – 임신부의 30~40%가 빈혈을 경험합니다. 태아의 성장 발달에 필요한 혈액량이 증가하여 그만큼 철분 요구량도 늘어나기 때문입니다. 또 출산 시 출혈을 대비하기 위해서도 임신 중 철분제를 복용하는 것이 좋습니다.

간염 검사 – 임신부가 간염을 앓게 되면 출산 시 태아에게도 혈액과 분비물을 통해 감염될 수 있으므로 면역성이 없는 경우 B형 간염 예방 접종을 받아야 합니다.

매독 검사 – 임신부가 매독에 걸리면 태반을 통해 태아에게도 매독균이 전해져 유산 혹은 사산의 위험이 있습니다. 남편도 함께 감염여부를 확인하는 것이 좋으며 매독은 대부분 자각 증상을 느끼지 못하므로 임신사실을 알게 되면 반드시 검사를 받는 게 좋습니다.

소변 검사 – 임신 여부 확인과 함께 임신중독중과 당뇨병, 요도염, 신우신염, 신장병의 유무를 확인해 유산과 조산의 위험을 대비할 수 있습니다.

초음파 검사 – 검사를 통해 착상 여부와 태아의 성장 발달, 예정일, 기형 여부, 자궁 외 임신, 쌍둥이, 유산 등을 확인할 수 있습니다. 임신에서 출산까지 보통 초기, 중기, 후기로 나눠 약 3번 정도 실시합니다. 또 정밀 초음파 검사는 태아의 신경계, 흉부, 심혈관계, 복부,비뇨기계, 근골격계 기형 여부까지 조기에 발견할 수 있습니다.

아이들은 타고난 흉내쟁이다. 아무리 잘 가르치려 해도 부모를 따라할 뿐이다. ♥ 작자 미상

WEEK 12

78 DAY
년 월 일
아기를 만나기까지 202일

😊 앞으로 3주 동안 신장에서 만들어진 소변이 양수로 흘러들어갈 거예요. 내 소변은 아무런 세균도 없고 깨끗하답니다. 또 소변이 배출될 때마다 양수도 교체돼요.

🤱 지금쯤 체중이 임신 전보다 1~2kg 정도 늘었을 거예요. 만약 임신 전에 평균보다 저체중이었다면 이보다 더 많이 늘었을 수도 있어요.

알아 두세요 임신 중에는 평소보다 하루 약 300cal 정노 열량이 더 필요하답니다. 이 중에 난백실 섭취는 평소보다 약 20%, 칼슘 섭취는 50%, 엽산과 철분 섭취는 임신전보다 2배가 필요합니다. 이 영양소들은 대부분 태반, 자궁, 혈액, 가슴 등 출산을 앞두고 신체 조직을 튼튼히 하는데 쓰인답니다. 하지만 필요 이상의 칼로리를 섭취하면 과체중으로 이어져 출산 후 감량하기 힘들어지니 조심하세요. 그리고 또 임신 중 갑자기 과도하게 체중이 느는 것은 임신성 고혈압 증상일 수도 있으므로 의사와 상의하세요.

영양 정보 연구 결과에 따르면, 지방을 대부분 견과류 섭취로 얻는 산모들은 출산 후 체중 감량이 더 힘들 수 있다고 합니다. 아무리 무지방 아이스크림이라고 해도 한 컵 정도면 300~400cal라는 것을 명심하세요.

79 DAY
년 월 일
아기를 만나기까지 201일

😊 손끝에 손톱이 자라고 있어요. 난 요즘 피부 감각이 발달해서 조금이라도 건드리면 즉시 반응을 보이고 움직일 거예요.

🤱 임신 중 90%가 살 트임을 경험하게 됩니다. 튼 살을 예방하려면 평소 피부 탄력 유지를 위해 마사지와 크림을 정성껏 바르고 갑자기 체중이 불지 않도록 신경을 써야 한답니다.

알고 있나요? 임신 중 갑자기 체중이 증가하면 가슴, 엉덩이, 복부, 허벅지 등에 튼 살이 생길 수 있어요. 이와 반대로 천천히 체중이 증가하는 임신부들은 살 트임이 그리 심하지 않답니다. 체중 조절과 피부에 탄력과 보습을 유지하여 출산 후에도 아름다운 피부로 가꿔가세요.

영양 정보 일반적으로 이제까지 우리 신체 내 유황 결핍은 잘 알려져 있지 않지만, 그래도 유황은 단백질 구성을 안정시키는 영양소로 중요합니다. 피부와 머리카락, 손톱 등의 가장 단단한 부분들을 구성하는 단백질에 유황이 포함되어 있어요. 브로콜리, 양배추, 겨자채, 순무, 말린 자두(푸룬) 등에 유황이 들어 있어요.

이 세상 모든 동물 중에서 가장 다루기 어려운 것은 바로 사내아이이다. ♥플라톤

80 DAY
년   월   일
아기를 만나기까지 200일

😊 지금 나의 뇌는 크기는 작지만 태어날 때와 거의 비슷한 표면 구조를 갖추고 있어요. 앞으로 4주 사이에 후각 기관이 발달합니다. 며칠 있으면 갑상선이랑 췌장, 쓸개 발달도 마칠 거예요.

🙂 아직은 태동을 제대로 느낄 수 없을 거예요. 태아의 근육이 너무 여리고 작기 때문이지요. 자궁도 그리 크지 않아서 아직 골반 안에 있어요.

`영양 정보` 육류, 닭, 오리, 생선, 계란, 치즈, 우유 등의 동물성 식품들은 단백질과 비타민B을 공급합니다.

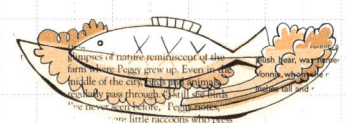

81 DAY
년   월   일
아기를 만나기까지 199일

😊 새로운 반사반응을 시작했어요. *뿌리반사라고 하는 건데요. 뺨 언저리를 살짝 건드리게 되면 내가 고개를 돌려 입을 벌려요. 이것은 나중에 엄마 젖을 잘 찾기 위한 연습이에요.

*뿌리 반사(rooting reflex) ; 젖 찾기 반사라고도 한다. 아기 얼굴에 무언가 닿으면 반사적으로 그쪽을 향하여 입을 벌리는 반응으로 생존을 위한 본능이다.

🙂 호르몬의 변화로 코와 귀 사이에 연결된 신경기관이 압력을 받아 두통이 올 수도 있어요. 혹시 질 분비물이 하얗게 변하고 양이 증가하지 않았나요? 정기 검진 때 자세한 증상을 의사에게 보고하세요.

`중요합니다` 의사와 상의 없이 함부로 약을 복용하지 않도록 주의하세요.

`세계의 출산문화` 중남미의 유카탄반도에서는 산모들이 해먹(그물로 만든 그네 침대) 에 누워 분만을 합니다. 해먹 옆에 조산사가 앉아 아기가 태어나면 받지요.

> 모든 어린이는 '지금 내가 제일 중요해.' 라는 표정을 짓는다. 청소년 문제의 대부분은 어른들이 이것을 알지 못하기 때문에 발생한다. ♥ 댄 퍼슈트

82 DAY
년 월 일
아기를 만나기까지 **198일**

😊 이제 갑상선이랑 췌장, 쓸개 발달이 끝났어요. 앞으로 사흘 동안 입천장이 점점 딱딱해질 거예요.

👩 현기증이 날 땐 잠시 누워서 머리를 낮추고 다리를 위로 올려놓으세요.

세계의 출산문화 뉴기니어의 한 부족은 아기가 스스로 정한 때에 태어난다고 생각합니다. 만약 출산이 늦어지면 아기가 때를 거부하는 거라고 여기죠. 그래서 남편이 서너 달 동안 집을 비우고 돌아왔을 때 자기 부인이 혼자 출산을 했어도 결코 정조를 의심하지 않는다고 해요. 그럴 경우 남편은 아기가 아빠 얼굴을 빨리 보고 싶어 일찍 태어난 것으로 여긴다고 합니다.

83 DAY
년 월 일
아기를 만나기까지 **197일**

😊 장벽의 근육 활동이 활발해지고 있어요. 이제 곧 음식물 옮기는 연습도 시작할 거랍니다.

👩 현기증과 두통이 다소 있을 수도 있지만 어느 정도 임신 생활에 익숙해지고 안정을 찾게 됐을 거예요. 그래도 처음보다 많이 좋아졌죠?

영양 정보 임신부의 철분 일일 권장량은 30mg입니다. 모유생산 준비로 엄마의 젖은 혈액과 적혈구 생산을 늘리기 위해 평소보다 더 많은 양의 철분이 필요하게 되는 거지요. 간, 소고기, 계란, 보리빵, 건포도, 말린 자두(푸룬), 녹황색 야채 등에 철분이 많이 함유되어 있어요.

출산의 어제와 오늘 고대 그리스의 의사 Hippocrates는 태아의 성별 감별 검사에 대한 연구를 했어요. 그 결과 만약 임신부의 오른쪽 가슴이 딱딱하고 오른쪽 눈빛이 더 빛나면 남자아이를 출산할 것이고, 왼쪽 가슴이 딱딱하고 왼쪽 눈이 더 빛난다면 여자아이를 갖게 될 거라고 했어요. 또 다른 감별법도 있어요. 남자 아이가 여자 아이보다 자궁에서 더 높이 위에 있다고 생각했어요. 그래서 윗배가 불러오면 남자 아이를 출산하고, 반대로 아랫배가 불러오면 여자아이를 낳는다고 생각했죠. 그럴 듯한 이 연구결과는 20세까지도 그 믿음을 지속해 왔답니다.

84 DAY

년 월 일

아기를 만나기까지 196일

입천장의 뼈가 딱딱해졌어요. 입천장은 코와 입을 나누어서 음식을 씹고 숨을 쉬게 해 주는 역할을 하지요. 장 수축 운동도 시작했어요. 나중에 태어나서 엄마가 맛있는 음식을 주면 소화를 잘 시키도록 연습 많이 해서 나갈게요. 지난 일주일 동안 몸무게는 13g정도로 무려 2배가 됐어요. 머리부터 엉덩이까지는 5~6cm 될 걸요.

임신 12주의 마지막 날입니다. 임신부들은 입덧을 흔한 현상이라고 생각하고 방치하는 경우가 많은데 증상이 심하다면 참지 말고 의사와 상의하세요.

영양 정보 정제당이 섞이지 않은 100% 천연 사과로만 만든 애플 주스는 철분과 칼륨, 마그네슘이 풍부하답니다.

엄마도 건강해야 해요!

– 산전 검사 II

혈압 검사 – 정기 검진 때마다 혈압을 측정하게 됩니다. 최고 140mmHg 이상, 최저 90mmHg 이하인 경우 임신중독증의 가능성이 있으므로 각별히 주의해야 합니다.

체중 검사 – 임신 중 체중 증가는 당연한 현상이지만 지나친 경우 임신중독증이나 난산의 원인이 될 수 있으므로 최고 11~15kg 이상은 늘지 않도록 주의해야 합니다. 대체적으로 임신 초기 3개월간은 약 1kg 정도, 그 다음부터는 일주일에 약 0.3~0.5kg 정도씩 증가합니다.

혈액 검사 – 혈액형과 RH인자, B형 간염, 매독, 빈혈 유무를 확인할 수 있습니다.
만약 RH-인자를 가진 임신부라면 태아에게 혈액형 부적합에 의한 용혈성 빈혈이 생길 수 있으므로 이를 반드시 확인하여 RH면역글로불린 주사를 맞아야 합니다. 또 헤모글로빈 수치를 확인하여 낮게 나올 경우 철분제를 복용해야 합니다.

내진 – 산모의 질 속에 의사가 직접 손을 넣어 자궁의 크기와 위치, 유연성, 질 분비물의 이상 유무를 확인하게 됩니다.

외진 – 의사가 산모의 배를 손으로 만져보아 자궁의 크기와 위치, 태아의 자세와 위치, 배의 긴장도, 태동 등을 확인합니다.

복부 둘레 – 임신 5개월경엔 복부 둘레를 측정해 자궁저의 높이와 임신 주수에 따른 양수의 양, 태아의 크기 등을 확인합니다.

즐거운 임신, 행복한 변화!
임신으로 변화된 몸무게와 허리둘레를 측정해 보세요.
엄마 몸이 변하는 만큼 아기가 쑥쑥 자라고 있다고 생각하세요.

몸무게 ☐ kg   허리둘레 ☐ inch

요즈음 아이들의 갖는 고민은 본 적도 없는 좋은 태도를 배워야 한다는 것이다. ♥ 프레드 아스테어

WEEK 13

85 DAY
년 월 일
아기를 만나기까지 195일

👶 앞으로 2주 동안 신장에서 소변이 만들어져서 양수로 흘러들어갈 거예요. 나중에 태어나면 엄마가 나한테 소변 가리는 법을 가르쳐 주세요.

👩 몸에 편한 옷을 입으세요. 그렇다고 꼭 임부복일 필요는 없답니다.

출산의 어제와 오늘 1705년부터 영국에서는 건강한 임신을 위해 여성들에게 코르셋을 입지 말도록 권장하고 있습니다.

세계의 출산문화 독일의 농촌 지역에서는 출생 직후 신생아를 맨 땅바닥에 눕혀 놓았습니다.
예로부터 게르만 민족들은 살아있는 모든 것은 땅에서 나온다고 생각했기 때문에 이러한 의식을 통해 아기가 땅으로부터 활기와 생기를 얻도록 한 것입니다

86 DAY
년 월 일
아기를 만나기까지 194일

👶 탯줄 부근에 몰려 있던 장기들이 하나씩 배 안쪽으로 이동해 자리 잡고 있어요.

👩 여전히 피곤함을 느낄 거예요. 몸이 원하는 대로 충분한 휴식을 취하세요.

세계의 출산문화 중국 청해(靑海)에서는 아기가 다섯 살이 될 때까지 모유 수유를 하기 위해 엄마가 어디든 같이 다니는 전통적인 습관이 있습니다.

영양 정보 풋고추와 양배추는 비타민 C가 우수한 식품입니다. 이외에 피망 시금치 등의 채소와 키위 오렌지 딸기 토마토처럼 신맛 나는 과일에 많이 들어 있습니다. 그러나 과잉섭취는 주의해야 합니다. 만약 장기간 동안 비타민을 과량 섭취하다 줄이거나 중단하면 적절한 섭취량도 '비타민 부족'으로 인식하는 금단현상이 발생하게 됩니다. 특히 임신부의 경우 과잉섭취 시 태아가 비타민 C 의존증이 생겨 출생 후 일정량을 공급해 주지 않으면 괴혈병이 나타날 수 있으므로 더 주의해야 합니다.

출산의 어제와 오늘 조선 시대 때 궁에서는 합일 날짜를 철저한 계획에 맞추어 정했습니다. 가까운 상궁과 관상감이 임금과 왕비의 컨디션 및 사주에 따라 이 날짜를 정해드리곤 했지요. 또 자연의 컨디션 또한 중요한 의미를 가졌습니다. 아무리 길일이라고 해도 비가 오고 바람이 불고 천둥이 치는 등 날씨가 궂은 날과 일식 월식이 행해지는 날, 또 임금과 왕비가 병을 앓고 난 직후는 합일 날에서 제외되었습니다.

세상에서 가장 안전한 피난처는 어머니 품속이다. ♥ 플로리앙

87 DAY
년 월 일
아기를 만나기까지 193일

😊 내가 자라는 것과 동시에 피와 영양을 공급해주는 태반도 자라고 있어요. 하지만 태반보다 내가 자라는 게 좀 더 빠르답니다. 지금 태반의 무게는 약 28g 정도인데 내가 태어날 때쯤엔 아마도 450~900g 정도로 커질 거예요.

👩 입덧으로 특정 음식섭취가 꺼려진다고 해서 편식하면 안 좋아요. 태아 성장에 필요한 비타민과 무기질이 함유된 식품은 꼭 챙겨 드세요.

출산의 어제와 오늘 네덜란드에서는 분만하는 동안 산모의 고통과 불안을 덜기 위해 호흡과 이완법을 실시하고 있습니다. 또 출산을 위해 산부인과를 찾기보다는 경험이 많은 조산사를 찾고 분만유도제 등의 약물을 투여하는 것은 강력히 반대합니다.

세계의 출산문화 문화권마다 나이 계산법에 차이가 있습니다. 우리나라에서는 아기가 엄마 뱃속에서 머문 열 달을 포함시켜 태어나자마자 나이를 1세로 계산합니다. 하지만 서양에서는 태어난 날을 기준으로 계산하기 때문에 갓 태어난 아기는 1세가 아니라 0세입니다.

88 DAY
년 월 일
아기를 만나기까지 192일

😊 앞으로 사흘이면 성대가 생겨요. 하지만 아직은 엄마처럼 목소리를 낼 순 없어요. 소리는 공기로 전해지는데 난 지금 양수 속에 있잖아요.

👩 소변이 자주 마려울 거예요. 그만큼 당신의 몸이 임신으로 인한 변화에 익숙해져 배설물을 효율적으로 빨리 처리하고 있다는 증거입니다.

알고 있나요? 신생아는 300개의 뼈 조직을 갖고 태어납니다. 자라서 어른이 되면 각각의 뼈들이 합해져 총 206개가 되지요.

알아 두세요 임신 중에는 소변을 오래 참지 말고 그때그때 봐야 합니다. 소변이 배출되지 않고 방광에 오래 머물러 있으면 박테리아가 생겨 방광염의 원인이 됩니다. 평소 수분을 많이 섭취해야 소변도 자주 보고 박테리아도 깨끗이 배출될 수 있어요.

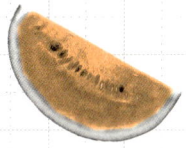

아이들은 특히 사랑받지 못할 행동을 했을 때에 더욱 사랑이 필요하다. ♥ 해롤드 S. 허버트

89 DAY
년 월 일
아기를 만나기까지 191일

😊 오늘까지 잇몸 안에 20개의 유치와 치근이 만들어졌어요. 앞으로 사흘 내에 내장이 여러 겹으로 접히고, 그 위가 영양분을 빨아들이는 *융모로 덮일 거예요.

*융모; 내장이나 태반, 접촉부에 촘촘하게 솟아있는 돌기. 소화 흡수를 원활하게 돕는 작용을 한다.

👩 임신 중 너무 뜨거운 물로 샤워하면 금방 피로해지고 현기증을 일으킬 수도 있어요. 평소 사우나를 좋아했다고 해도 38도 이상의 뜨거운 물은 피하세요.

영양 정보 비타민C는 수용성이라 체내에 저장되지 못하기 때문에 계속 음식으로 섭취해야 합니다. 요리 시간이 길면 그만큼 영양소가 파괴되므로 되도록 생과일과 생야채로 즐기는 게 좋아요.

세계의 출산문화 뉴기니어의 아라파치족은 모유가 잘 분비되도록 하기 위해 산모에게 코코넛을 먹입니다.

90 DAY
년 월 일
아기를 만나기까지 190일

😊 *후두에 성대가 만들어졌어요. 다리뼈들도 더 튼튼해지고 있어요.

*후두; 인두와 기관 사이의 기도 상단 부분으로 발성과 호흡 작용 따위의 기능을 가진다.

👩 임신하게 되면 평소보다 탄수화물 섭취가 늘게 됩니다. 그만큼 당분 섭취도 늘게 되니 주의해야 합니다.

영양 정보 콩은 가장 영양가가 높은 식품 중 하나입니다. 콩에 함유된 단백질에는 철분, 티아민(B_1), 리보플라빈(B_2)이 많이 들어 있어요. 한 컵의 콩은 임신 중 단백질 일일 권장량인 60g의 2/3에 해당하는 양이랍니다. 콩을 많이 드세요.

알고 있나요? 모유에는 신생아에게 필요한 혼합 단백질이 아주 풍부합니다.

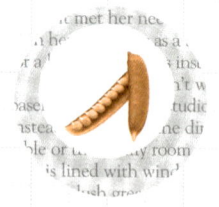

솔직해져서 아이와 같은 수준이 되어라. 어린이를 속일 수는 없다. ♥ 메리 맥클라켄

91 DAY
년 월 일
아기를 만나기까지 189일

😊 간에서 담즙이 분비되기 시작하고 췌장에서는 인슐린이 분비되고 있어요.

🤰 태아가 자라면서 자궁이 커지면 골반 뼈가 벌어지게 됩니다. 또 늘어나는 양수와 태아를 지지하려다 보면 무게 중심이 앞으로 쏠리는데 이 때문에 허리가 앞으로 휘어져 요통이 생깁니다. 체중이 증가할수록 통증도 커지니 비만을 주의하고 걷기 등 가벼운 운동을 해 주세요.

알고 있나요? 태아의 뼈는 아직 움직일 순 없지만 살아있는 조직이에요. 약 700mg의 칼슘이 태아의 뼈와 *플라즈마 사이를 돌고 있어요.

*플라즈마(plasma); 혈장을 뜻하며 혈장이란 혈액 속의 적혈구·백혈구·혈소판 등 유형 성분을 제외한 액체성분으로 담황색을 띠는 중성의 액체이다.

즐거운 임신, 행복한 변화!
임신으로 변화된 몸무게와 허리둘레를 측정해 보세요. 엄마 몸이 변하는 만큼 아기가 쑥쑥 자라고 있다고 생각하세요.

몸무게 ☐ kg 허리둘레 ☐ inch

우리 아기 건강한가요?
- 산전 검사 III

기형아 검사

1. **트리플 테스트** : 일반적으로 '기형아 검사'라고 부르는 혈청 검사로 태아 당단백질 (AFP), 융모성 성선 호르몬(HCG), 에스트리올 (UE3)이라는 호르몬 수치를 측정하여 기형여부를 진단합니다.

2. **융모막 융모 검사 (CVS)** : 자궁 경부를 통해 플라스틱 카테터를 삽입, 태반 조직의 일부를 떼어내어 진단합니다. 이 검사는 임신 초기부터 12주 이내에 가능하며 염색체이상, 대사성질환, DNA에 의한 유전 질환과 다운증후군, 에드워드증후군 같은 정신박약 진단이 가능합니다.

3. **양수 검사** : 임신 16주에서 20주 사이에 주사 바늘로 양수를 채취, 분석하여 염색체이상을 진단합니다. 다운증후군을 비롯해 수백 가지의 유전적인 이상을 확인할 수 있으며 양수 안의 당단백질을 측정하면 이분척추나 무뇌증과 같은 신경관 결손도 진단가능합니다.

4. **신생아 선천성 대사 검사** : 출생 후 4~6일이 지난 신생아의 혈액을 채취, 정신박약 등을 예방할 수 있습니다.

혈당 선별 검사 – 설탕 용액을 마시고 한 시간 뒤에 혈액 표본을 채취해서 혈당 수치를 확인하여 임신성 당뇨 여부를 진단합니다.

B군 연쇄상구균 검사 – 성인의 10~35%가 질이나 직장 부근이 B군 연쇄상구균에 감염되어 있습니다. 태아에게 감염되면 뇌막염, 유아 폐렴 혹은 사산의 원인이 될 수 있습니다. 임신 35주 무렵 검체를 면봉으로 채취하여 감염 여부를 진단합니다.

자식에게 충고하는 가장 좋은 방법은 무엇을 하고픈지 알아내서 그렇게 하라고 말하는 것이다. ♥ 해리 S.트루먼

WEEK 14

92 DAY
년 월 일
아기를 만나기까지 188일

😊 손이 점점 더 발달하고 있어요. 엄마 손처럼 엄지손가락이 다른 손가락들과 다른 방향으로 뻗어진답니다. 앞으로 사흘 정도면 내가 여자아이인지 남자아이인지 육안으로도 확인할 수 있을 거예요.

👩 임신 중 신체적 정신적 안정은 마음먹기 나름이에요. 무리하지 않고 충분한 영양을 섭취하면서 임신으로 오는 변화들을 즐겁게 생각하세요.

출산의 어제와 오늘 초기 농업 사회에서는 하늘이 땅에 비를 뿌릴 때 인생이 완성된다고 생각했어요. 여기서 하늘은 남성을 뜻하고, 땅은 여성을 뜻합니다. 즉, 성인 남녀가 결혼을 해서 아기를 가지고 가정을 이룰 때 비로소 인생이 완성된다는 의미였지요.

93 DAY
년 월 일
아기를 만나기까지 187일

😊 양수를 공기처럼 들이마셨다가 내쉬기를 반복하면서 숨 쉬는 연습을 하고 있어요. 양수가 폐의 공기주머니를 더 발달하도록 돕는 것 같아요.

👩 유두 주변의 유륜의 색이 점점 더 넓어지고 색이 짙어져 가고 있을 겁니다. 모유를 준비하기 위한 자연스러운 신체적 변화입니다.

영양 정보 임신 중 과식은 금물입니다. 소화불량이 되면 태아에게도 무리가 되고, 약도 먹을 수가 없거든요. 조금씩 자주 먹는 식습관을 들이도록 하세요.

세계의 출산문화 라틴 아메리카에서는 임신부가 절대 일식이나 월식을 보지 못하게 합니다. 만약 보게 되면 건강하지 못한 아기가 태어난다고 믿기 때문이지요. 또 쥐나 다람쥐 등의 설치류 동물을 보거나 먹는 것도 절대 금합니다. 이는 그 동물의 특성을 닮아 언청이를 낳는다는 전설이 전해져오기 때문입니다.

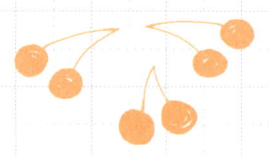

아이의 손을 잡아주면, 그 어머니의 마음을 사로잡을 수 있다. ♥ 독일 속담

94 DAY

년 월 일
아기를 만나기까지 186일

대장과 소장은 180도 시계반대방향으로 위치하면서 사이에 대장의 일부인 맹장으로 연결되어 있어요. 맹장은 결장으로 연결되고, 대장의 마지막 부분을 직장이라고 하는데 이것은 항문과 연결되어 있답니다.

임신 중에는 식도와 위의 연결을 막아주는 괄약근이 이완되어서 음식과 위산이 종종 식도로 되넘어가게 되요. 그래서 속 쓰림 증상이 나타나게 되는 것이랍니다.

중요합니다 식사를 거르지 마세요. 엄마는 배가 고프지 않아도 태아는 배가 고플 수도 있답니다. 또 끼니를 걸렀다고 한 번에 두 배의 양을 드시진 마세요. 조금씩 자주 먹는 것이 태아에게도 엄마에게도 모두 좋답니다.

알아 두세요 요통 외에 손목 등이 시리거나 아픈 터널 증후군이 올 수도 있어요. 주전자나 컵을 들어 올릴 때 갑자기 손목에 힘이 빠지거나, 옷의 단추나 지퍼를 잠그고 올릴 때 손목이 시큰하다면 주저 말고 의사와 상의하세요.

영양 정보 요오드는 갑상선 호르몬을 구성하는 영양소에요. 갑상선 호르몬은 체내에서 산소를 방출하는 에너지를 조절하지요. 임신 중에 요오드 일일 권장량은 175mcg 정도로 아주 소량이에요. 해산물, 혹은 요오드가 첨가된 소금을 통해 쉽게 섭취할 수 있답니다.

95 DAY

년 월 일
아기를 만나기까지 185일

앞으로 사흘 내에 간에서 보내는 신호에 따라 비장에서 오래된 적혈구를 제거하고 항체를 만드는 역할이 시작될 거예요.

임신 호르몬이 장 근육을 이완시키고 자궁이 자라면서 장을 압박하면 변비가 생길 수 있어요. 변비가 생겼다면 걷기나 수영 같은 관절에 무리가 없는 운동을 하고, 물, 우유, 주스, 수프 등으로 수분 섭취를 많이 하세요. 임신 중 수분의 일일 권장량은 2L~3L랍니다. 아침에 일어나자마자 따뜻한 수분을 섭취하는 것도 변비 예방에 도움이 되지요. 또 섬유질이 많이 함유된 야채와 과일, 콩 등의 식품도 많이 드세요.

영양 정보 섬유질은 식물 세포벽으로 구성된 체내에서 소화되지 않는 탄수화물로 밀, 겨, 감자, 배 껍질, 보리, 콩 등에 많이 들어 있습니다. 섬유질은 장 내의 콜레스테롤 흡수와 발암물질 접촉을 감소시키며 포도당 흡수를 도와줍니다.

아이에게 위엄을 느끼라. 당신이 더 낫다고 생각하지 말라. 실제로 그렇지 못하다. ♥ 로베르 앙리

96 DAY
년 월 일
아기를 만나기까지 184일

😊 볼이 근육으로 메워져 뺨에 통통하게 살이 올라왔어요. 식도와 후두도 생기고 잇몸 속엔 이가 자라고 있어요. 입천장은 이미 몇 주 전에 다 완성되었고 침선에서 침 분비를 시작했어요. 이만하면 태어나서 먹고 사는데 별로 문제없겠죠?

👩 임신으로 인해 확장된 혈관들이 가슴에 뚜렷하게 나타날 거예요.

세계의 출산문화 중세 시대 독일에서는 아기가 태어나면 계란을 선물로 주며 축하했습니다. 계란은 다산과 축복을 상징하는 것이었습니다.

유명인들의 태몽

정조 – 어머니 혜경궁 홍씨가 용이 침실에 들어와 여의주를 갖고 노는 꿈을 꾸었다고 한다.

김유신 – 아버지 서현은 두 개의 별이 자신에게로 내려오는 꿈을 꾸고 어머니 만명은 금으로 된 갑옷을 입은 동자가 구름을 타고 방안으로 들어오는 꿈을 꾸었다고 한다.

이율곡 – 어머니 신사임당이 자는데 방안으로 검은 용이 훨훨 날아드는 꿈을 꾸었다고 한다.

세종대왕 – 아버지 태조가 들판 가득 누런 벼이삭들이 고개를 숙이고 있는 꿈을 꾸었고 어머니의 꿈에서는 아주 커다란 황소 한 마리가 두 뿔 사이에 이글이글 타오르는 새빨간 태양을 이고 구름 타고 오는 꿈을 꾸었다고 한다.

97 DAY
년 월 일
아기를 만나기까지 183일

😊 팔은 제 길이와 크기를 갖췄지만 다리는 팔에 비해 많이 짧아 좀 부끄러워요. *비장은 이제 완전히 제 기능을 할 수 있답니다.

*비장: 횡경막과 왼쪽 신장 사이의 장기이다. 혈액 중의 세균을 죽이고 오래된 적혈구를 파괴한다.

👩 지금쯤이면 아마 산전검사를 두세 번 정도 받았겠죠? 임신으로 인한 증상과 궁금증들을 임신일지 등에 메모해 두었다가 다음 검진 때 의사에게 보고하세요.

중요합니다 설사 때문에 지사제를 복용해야 한다면 의사와 꼭 상의하세요.

알아 두세요 임신 중의 자궁 무게는 약 1.3kg 정도로 평소 28g보다 약 360배 이상 늘어난답니다.

영양 정보 아연은 태아의 골격을 형성하는 영양소로 DNA, 단백질, 면역 반응 체계, 인슐린 분비, 비타민A의 활용과 상처 치유를 위해 필요하고 뇌와 신경조직 발달을 보호합니다. 임신 중 아연의 일일 권장량은 15mg 정도로 육류와 우유, 조개, 청어, 닭, 오리, 견과류, 계란 노른자 등에 많이 함유되어 있답니다. 하루 두 끼 정도 이들 식품을 함께 먹으면 아연을 충분히 공급할 수 있어요.

98 DAY

년 월 일
아기를 만나기까지 182일

😊 인형이나 로봇처럼 기계적인 모습의 반사 행동들이 비교적 부드럽고 유연해졌어요. 머리부터 엉덩이까지는 약 8.5~9cm정도 될 거예요. 많이 자랐죠?

🙂 축하합니다! 오늘로써 임신 3개월이 끝났습니다. 지금까지 아주 잘 해왔어요. 임신이 진행될수록 부모의 역할에 대해 진지하게 생각해 보세요.

알고 있나요? 자궁의 크기로 정확한 분만예정일 측정과 태아 크기의 측정이 가능합니다.

영양 정보 마그네슘은 아주 소량이긴 하지만 사람의 뼈를 구성하는 중요한 영양소입니다. 임신 중 일일 권장량은 450mg이며 견과류, 콩류, 녹색 채소, 어패류, 초콜릿 등에 함유되어 있어요.

즐거운 임신, 행복한 변화!
임신으로 변화된 몸무게와 허리둘레를 측정해 보세요. 엄마 몸이 변하는 만큼 아기가 쑥쑥 자라고 있다고 생각하세요.

몸무게 [   ] kg   허리둘레 [   ] inch

태몽을 꾸었어요.

태몽은 깨어났을 때 기억이 아주 생생합니다. 그래서 몇 년이 지나도 잘 잊어버리지 않게 됩니다. 그리고 대개 상징적으로 불가능한 표상과 현상이 등장하게 됩니다. 용이 나오고 뱀을 품에 안게 되는 현상 등이죠. 또한 본래 태몽은 아기가 아들인지 딸인지 하는 성별 구별보다는 장래 모습, 즉 아이가 장차 어떤 모습으로 삶을 살아갈 지에 대한 해석으로 받아들이는 게 맞습니다.

태몽의 표상은 동·식물뿐만 아니라, 산·바다·해·달·별등 자연과 무생물에 이르기까지 아주 다양합니다. 이러한 것들을 주로 가져오거나 받거나 보는 행동으로 나타납니다. 일반적으로 형태가 온전하고 크고, 탐스러우며 싱싱한 표상일수록 좋습니다. 또 현상의 느낌이 기쁘고, 귀엽고, 대견스럽고, 신비스러울수록 좋습니다.

한편 태몽에 등장하는 숫자는 앞으로 갖게 될 자녀 수를 의미할 때도 있습니다. 만약 꿈에서 세 마리의 호랑이를 보았다면 세 자녀를 갖게 될 확률이 높음을 암시합니다.

아들을 상징하는 태몽
호랑이, 큰 구렁이, 사슴, 백마, 산, 해, 고래, 잉어, 과일 홀수 개, 보석 홀수 개, 빨간색, 해, 익은 고추, 새, 바다, 파도, 붉은 고추, 가을꽃 등

딸을 상징하는 태몽
밭, 들, 호수, 강, 실뱀, 조개, 과일 짝수 개, 보석 짝수 개, 풋고추, 봄꽃, 달, 푸른 색, 작은 뱀, 반지, 호박, 감등

큰 인물을 상징하는 태몽
산, 바다, 해, 별, 산신령, 용, 호랑이, 돼지 등

가족 안에서 아이들은 꽃다발 속의 꽃과 같다. 그 안에는 애초의 의도와 정반대 방향을 향하고 있는 꽃이 꼭 하나씩 있다. ♥ 마르셀렌느 콕스

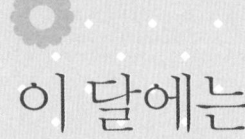

이 달에는

01 탄수화물 섭취를 충분히 하세요.

02 피곤할 때는 몸을 왼쪽으로 누워 자거나 쉬도록 하세요.

03 충분한 휴식을 취하고 운동은 가볍게 하세요.
과격한 신체 활동은 태반으로 가는 혈액의 흐름을 감소시킬 수 있습니다.

04 이 달부터 출산 후 한두 달까지 엄마의 몸은 철분을 많이 필요로 합니다.
철분 섭취가 잘 이루어지고 있는지 검진을 통해 확인하세요.

05 정맥류와 부종, 복부 통증, 요통 등을 감소시키려면 적당히 걸으세요.

06 사우나와 뜨거운 열탕 목욕은 피하세요.

07 간접흡연을 피하고 금주와 카페인 섭취를 줄이세요.

08 피부 탄력과 보호를 위해 체중 증가를 주의하세요.

09 누웠다가 일어설 때는 현기증이 일지 않도록 가급적 서서히 자세를 바꾸세요.

10 코피, 코 막힘, 귀 막힘, 열, 감기 등의 질병을 주의하고
만약 증세가 보이면 당장 병원에 가세요.

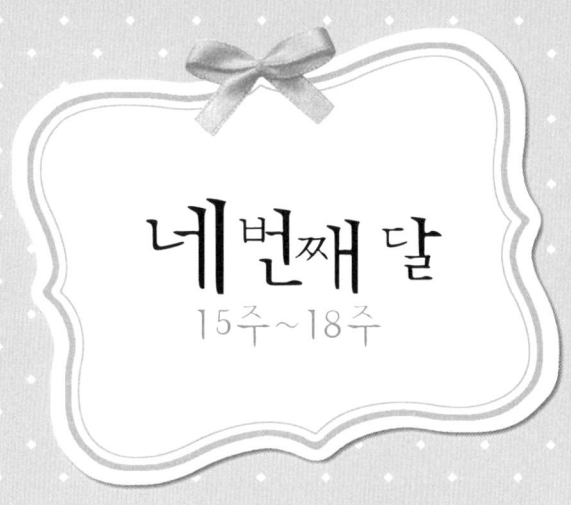

네 번째 달
15주~18주

WEEK 15

99 DAY
년 월 일
아기를 만나기까지 181일

😊 엄마, 보세요, 전에는 어깨위에 바로 머리가 있는 것 같았는데 이젠 제법 목이 나왔어요.

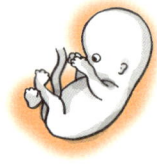

4개월된 태아

👩 다음 한 달 동안 태아 성장 발달이 가장 빠르게 진행될 겁니다. 그만큼 엄마는 모든 영양소가 골고루 갖춰진 균형 있는 식품들을 섭취하는 게 좋겠죠?

알고 있나요? 배꼽 모양은 태아의 건강과는 아무런 상관이 없습니다. 배꼽이 들어가거나 튀어나오는 등의 제각각인 모양은 탯줄의 강도에 따라 결정됩니다.

세계의 출산문화 캐나다 에스키모들은 임신 중에 엄마의 정신이 아기의 정신과 일치되어 아기에게 말을 걸 수도 있고 태교도 할 수 있다고 믿고 있어요.

100 DAY
년 월 일
아기를 만나기까지 180일

😊 앞으로 사흘 안에 머릿결이 결정될 거예요. 혹시 엄마나 아빠가 곱슬머리라면 나도 곱슬머리일 확률이 높아요. 요즘 내 취미는 세상에 나갈 때를 대비해서 삼키고 빠는 연습과 호흡을 하는 거랍니다.

👩 당신의 몸은 태아를 보호하기 위해 본능적으로 위험을 감지하고 그에 대응합니다. 이를테면 혈액량을 늘리고 적혈구 수치를 높여서 태아에게 더 많은 산소를 공급하고 있지요.

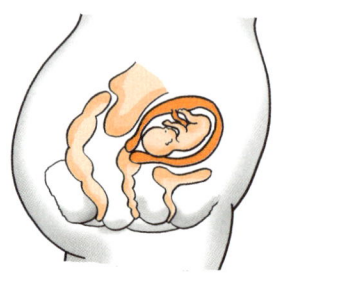

임신 4개월째

세계의 출산문화 마야인들은 출산 후 20일간 아기가 자는 동안 엄마가 팔베개를 해준다고 합니다. 그만큼 엄마가 아기에게서 한시도 떨어지지 않는다는 얘기지요.

101 DAY
년 월 일
아기를 만나기까지 179일

😊 머리도 살짝 돌리고, 입도 열었다 닫았다 할 수 있어요.

👩 임신으로 인해 엄마의 장기도 바빠지고 있어요. 평소보다 많은 양의 혈액을 공급하고 운반해야 하니까요. 태아 때문에 특히 자궁과 신장으로 가는 혈액량이 늘었답니다.

중요합니다 임신 중에는 가급적 자궁에 충격을 줄 수 있는 운동은 피하세요. 승마, 스키, 스케이트 등은 바닥에 넘어지거나 미끄러질 염려가 크니까 타지 마세요.

영양 정보 임신 중 콩은 매끼 꼬박 먹는 게 좋아요. 두부, 된장, 청국장 등 콩을 원료로 한 음식을 많이 드세요. 콩은 심장병 발병도 감소시키는 효과가 있어요.

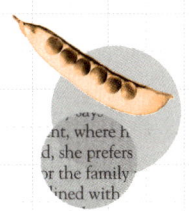

102 DAY
년 월 일
아기를 만나기까지 178일

😊 짠! 드디어 내 두피에 머릿결 모양이 어떤지 알게 되었어요.

👩 대부분의 임신부들은 임신 중기인 4개월째 접어들면 안정을 찾고 편안해집니다. 호르몬 영향도 어느새 익숙해져서 가슴이 간지러운 것도 덜 느낄 거예요.

영양 정보 호두, 땅콩, 아몬드 등의 견과류는 임신 중 단백질과 지방의 좋은 원천 식품입니다. 좋은 품질의 견과류를 고르려면 되도록 투명한 비닐에 진공 포장된 것을 고르세요. 빛과 공기에 노출된 견과류들은 신선도가 떨어진답니다.

세계의 출산문화 18세기 서구 여성들은 거의 영양실조에 걸려 있어 태아가 잘 자랄 수 없는 좁고 기형인 골반을 갖고 있기가 일쑤였습니다. 그래서 임신이 되면 무조건 칼로리를 많이 섭취했습니다. 이러한 여성들의 비만을 막기 위해 당시 의사들은 단백질, 탄수화물, 나트륨 등 칼로리 섭취를 제한했습니다.

아이들의 총명함과 열정, 호기심, 정직함, 그리고 비전에 대한 명확하고 단호한 의지는 가장 소중한 미덕이다. ♥ 올더스 헉슬리

103 DAY
년 월 일
아기를 만나기까지 177일

👶 주먹 쥐고 있는 내 손 보셨나요? 이제 손과 팔, 손목 등 근육을 자유롭게 움직일 수 있답니다. 이 모든 게 세상에 나갈 실전을 위한 연습이에요.

👩 임신 중 받게 되는 중력의 영향으로 발목과 다리에 부종이 올 수 있어요. 너무 오래 서 있거나 다리를 꼬고 앉지 마세요. 소금 섭취는 줄이고 수분을 많이 섭취하세요.

주의하세요 임신 중 발목, 다리, 얼굴, 손목 등에 부종이 있다면 빠짐없이 기록했다가 검진 시 의사에게 보고하세요.

세계의 출산문화 요르단에서는 임신을 하면 마치 닭이 알을 품어 병아리를 부화하는 마음으로 자궁 안의 태아를 돌보도록 한답니다.

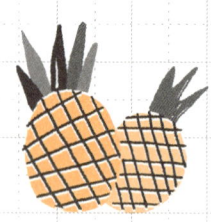

104 DAY
년 월 일
아기를 만나기까지 176일

👶 내 심장에선 하루에 약 25L의 혈액이 뿜어지고 있어요. 태어날 쯤엔 약 300L로 늘어날 거예요.

👩 뱃속에서 태아의 움직임이 활발하지만 아직 태동을 느낄 정도는 아니에요. 하지만 곧 무척 놀랍고 신비로운 아기의 움직임을 곧 느끼게 될 겁니다. 이번 달이 지나면 아마도 자궁이 골반을 벗어날 만큼 커질 거예요.

세계의 출산문화 아프리카의 한 부족은 임신하자마자 아빠 씨족의 영혼이 태아에게 들어가고, 아기가 태어나서 몇 달이 지나 정식으로 이름을 지어 부르는 명명식을 할 때에 엄마 씨족의 영혼이 들어가 두 영혼이 합해진다고 믿는답니다.

영양 정보 임신 중 귤, 오렌지, 레몬 등의 신 과일은 비타민C 공급에 아주 좋습니다. 이들 과일로 더욱 풍부한 주스를 만들려면 자르기 전에 고열을 가하거나, 데굴데굴 굴려주세요. 그냥 즙을 내는 것보다 훨씬 더 많은 즙을 얻을 수 있을 거예요.

105 DAY

년   월   일

아기를 만나기까지 175일

이제 발차기도 하고 발가락도 내 맘대로 움직일 수 있어요.

3, 4주 정도 더 지나면 아랫배와 허벅지, 가슴 등에서 살 트임이 시작될 거예요. 살 트임은 처음엔 붉은 색을 띠며 나타나는데 출산 후엔 살색에 점점 비슷해지지요. 한번 튼 살은 다시 돌아오지 않아요. 예방이 최선입니다.

`영양 정보` 메론, 수박, 딸기는 섬유질, 비타민C, 탄수화물, 베타카로틴이 풍부한 식품입니다. 많이 드세요.

`알고 있나요?` 지금 태아의 신체 중 가장 단단한 부분은 *치아 에나멜이에요.

*치아 에나멜 ; 잇몸 머리의 표면을 덮어 상아질을 보호하는 유백색의 단단하고 반투명한 물질로 법랑질 또는 사기질이라고도 한다.

 양수에서 우리 아기가 놀고 있어요.

양수는 임신부의 혈액 성분인 혈장의 일부와 태아의 체액으로 만들어지며 임신 중기에 들어서면 태아의 소변이 주요공급원이 됩니다.

임신이 진행될수록 서서히 증가해 임신 말기인 36주~38주에 접어들면 700~1000ml에 이르는 최고치에 달하다가 예정일이 가까워 오면서 다시 줄어듭니다.

건강한 양수를 만들려면 물을 많이 마시고 (2L~3L) 되도록 찬물이나 생수보다는 끓인 물을 식혀 미지근한 온도로 천천히 마시는 것이 좋습니다.

양수의 역할
1. 외부 충격을 흡수, 태아를 안전하게 보호하는 완충작용을 합니다.
2. 태어났을 때 스스로 호흡할 수 있게 태아의 폐 발육과 성장을 돕습니다.
3. 태아가 움직일 때 탯줄이 몸에 감기는 것을 막아줍니다.
4. 태아의 체액 중 떨어져 나온 세포가 양수에 섞여있어 태아의 건강 상태를 점검해줍니다.
5. 태내 감염으로부터 안전한 항균작용과 함께 태아의 체온을 일정하게 유지시켜 줍니다.
6. 분만 시 태아가 잘 나올 수 있도록 산도를 적셔주는 윤활유 역할을 합니다.

즐거운 임신, 행복한 변화!
임신으로 변화된 몸무게와 허리둘레를 측정해 보세요. 엄마 몸이 변하는 만큼 아기가 쑥쑥 자라고 있다고 생각하세요.

몸무게 [   ] kg   허리둘레 [   ] inch

행복한 어린 시절은 기억 속에만 있는 것이 아니다. 내 목에 항상 무지개처럼 걸려 있다. ♥ 호텐스 칼리셔

WEEK 16

106 DAY
년 월 일
아기를 만나기까지 174일

😊 앞으로 더 많은 뼈가 만들어지고 등 근육이 단단해질 거예요. 머리와 목도 더 곧게 펴진답니다. 요즘 난 눈을 천천히 움직이고 입을 뗐다 다무는 연습을 하고 있어요. 이번 주가 지나면 눈이 점점 더 앞으로 예쁘게 자리 잡을 거예요.

😊 임신 호르몬의 영향으로 혈액량이 증가하면 코의 점막이 부풀어요. 이 때문에 코가 막히거나 코피가 날 수도 있어요. 코피가 나면 코의 양 옆 뼈 밑에 들어간 부분을 누른 후 머리를 뒤로 살짝 젖혀 주세요. 가장 빠른 지혈법입니다.

세계의 출산문화 1600년대 영국에서는 임신부가 원하는 요구를 들어주지 않으면 유산이 된다고 생각했답니다. 그래서 당시 임신부들은 남편에게 온갖 응석과 욕망을 풀어놓았죠.

영양 정보 엄마와 태아의 건강을 위해 과일은 되도록 깨끗이 닦아 껍질을 벗겨 먹는 게 좋습니다. 농약 성분이 남아있을지도 모르거든요. 물론 유기농 과일을 먹는다면 더 좋겠지요.

107 DAY
년 월 일
아기를 만나기까지 173일

😊 머리와 목이 쭉쭉 더 곧게 펴지고 있어요.

😊 앞으로 3개월 간 체중이 많이 늘 거예요. 그만큼 태아도 빠른 성장을 보인답니다.

알아 두세요 만약 출산 후 피임약을 복용한다면 리보플라빈(비타민B₂)을 섭취하도록 하세요. 리보플라빈은 피임약을 복용하거나 운동할 때 소모되는 영양소랍니다. 우유는 리보플라빈이 함유된 가장 중요한 식품이에요.

주의하세요 임신 중 과도하게 체중이 증가하면 출산 후 정상 체중으로 돌아오기가 무지 어렵답니다. 체중 조절에 신경 쓰세요.

세계의 출산문화 1680년 조안나 세인트존이라는 작가가 쓴 책에 보면 임신부가 허리에 두꺼비를 차고 다니면 태아를 안전하게 보호할 수 있다는 미신 같은 내용이 나옵니다.

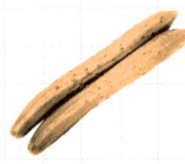

어린이에게서 배울 수 있는 것은 무수히 많다. 내가 얼마나 참을성이 많은가 하는 것도 그 중 하나이다. ♥ 프랭클린. P. 존스

108 DAY
년 월 일
아기를 만나기까지 172일

이번 달에는 몸이 머리보다 더 빨리 성장할 거예요. 그 동안 몸에 비해 머리가 많이 커서 고민이었는데, 좋은 소식이지요?

이즈음 가슴에서 투명한 액체가 나오는 걸 볼 수 있어요. 혹시 초유인가 생각할 수도 있겠지만 아직은 일러요. 그냥 호르몬 수치가 변해서 유선에 고여 있던 수분이 나오는 거랍니다.

영양 정보 임신 중 비타민A의 일일권장량은 5,000IU입니다. 이것은 보통 크기의 고구마 하나 정도면 충분하지요. 늙은 호박, 고구마 등의 황색 채소와 살구 등의 과일에 비타민A가 많이 함유되어 있습니다.

세계의 출산문화 미국 인디언들 전통에서는 분만 직후 산모와 신생아를 냇물에 던집니다. 주위에 냇가가 없을 경우엔 갓 태어난 신생아를 찬물에 담그지요. 바닷가에 사는 인디언들의 경우엔 찬 소금물로 목욕을 시킨답니다. 신생아의 냉수 목욕은 앞으로 거친 세파를 헤치고 나가라는 삶의 입문 의식인 셈이죠.

109 DAY
년 월 일
아기를 만나기까지 171일

앞으로 사흘 동안 발가락 끝에서 발톱이 만들어지기 시작해요.

만약 겨울철에 임신했다면 집안에 더운 공기 때문에 코 막힘 현상이 더 심할 거예요. 감기 증세처럼 귀가 꽉 막힌 느낌이 들 수도 있고요. 엄마가 열이 나면 태아에게도 열이 전달됩니다. 감기나 독감 등으로 열이 발병되지 않도록 주의하세요. 또 임의로 해열제를 복용하지 말고 반드시 의사와 상의하세요.

영양 정보 콩은 단백질과 철분이 골고루 함유된 임신부를 위한 훌륭한 식품입니다.

세계의 출산문화 옛날에 독일에서는 출산 직후 산모가 아기와 함께 첫 나들이를 할 때 악령을 속이기 위해 남편의 모자를 쓰거나 임신 전에 입던 외투로 몸을 둘러쌌습니다. 이는 아기의 영혼을 악령으로부터 지키기 위함이었습니다.

부모의 남은 인생보다 자식에게 더 강력한 정신적 지주는 없다. ♥ 칼 융

110 DAY
년 월 일
아기를 만나기까지 170일

😊 지금 난 엄마에게 의지해 혈액과 영양분을 공급받고 있어요. 엄마가 건강해야 나도 건강할 수 있어요. 건강 조심하세요, 엄마!

👩 태아가 자람에 따라 자궁을 받치고 있는 인대가 늘어나 배가 약간 당기고 아플 수도 있어요.

영양 정보 전에도 이야기했지만 임신 중에는 커피는 되도록 마시지 않는 게 좋아요. 그래도 참지 못하겠다면 연하게 1잔 정도만 드세요. 커피에 함유된 필요 이상의 타닌과 카페인이 태아에게 유해할 수 있답니다.

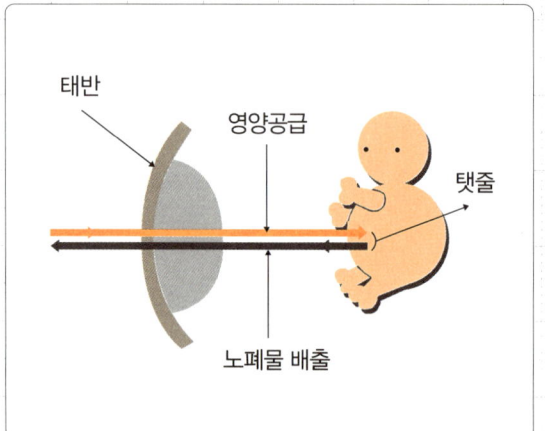

111 DAY
년 월 일
아기를 만나기까지 169일

😊 이제 난 더 이상 고개숙이지 않고 당당히 머리를 들고 있답니다. 귀도 완전히 자리 잡았고요. 그저께부터 생겨난 발톱도 제법 자리를 잡았어요.

👩 자궁이 골반으로부터 벗어나면 방광을 누르던 압력도 덜해질 거예요. 때문에 소변보는 횟수가 전보다는 줄어들 거예요. 하지만 분만이 가까워지면서 자궁이 커지면 다시 소변이 자주 마렵게 되지요. 참, 변비 예방을 위해 충분한 수분 섭취와 함께 섬유질이 많이 함유된 야채, 과일을 많이 드세요.

알아 두세요 현재 임신 2기에 들어섭니다. 입덧도 어느덧 사라지고, 엄마 몸도 임신에 익숙해져 기운도 전보다 좀 나을 거예요. 이 정도라면 가벼운 태교 여행을 계획해보는 것도 좋을 거예요. 임신 3기에 들어서면 엄마의 심리적 안정이나 기운이 또 바뀌게 되거든요.

세계의 출산문화 필리핀군도 중 루손 섬에서는 임신부가 친정엄마랑 다투면 난산을 하게 될 거라고 믿는답니다.

아이에게 해결할 문제를 주기보다 기억해야 할 답을 주는 경우가 너무 많다. ♥ 로저 루윈

112 DAY

년 월 일
아기를 만나기까지 168일

머리부터 엉덩이까지 이제 12cm랍니다. 몸무게는 약 100g 정도, 2주 만에 두 배로 자랐어요.

임신으로 인해 혈액량이 늘어나면서 혈관이 뚜렷해져 보일 거예요. 만약 정맥이 평소보다 부풀어있다면 정맥류일지도 몰라요. 임신부용 스타킹을 착용하고 가능한 앉을 때도 다리를 위로 올려놓으세요. 또 발목을 계속 움직이는 등 혈액 순환을 돕는 가벼운 운동과 체중 조절을 해주세요.

영양 정보 비타민A가 많이 함유된 양상추는 물에 담가놓고 오래두면 영양소가 파괴됩니다. 수용성 비타민이 함유되어 있기 때문이지요. 양상추는 먹기 전 흐르는 물에 빨리 씻는 게 좋답니다.

양수가 너무 적거나 많으면 어떡하죠?

양수과다증
정상적인 양수량(최고치700~1000ml)에 비해 양수가 2배 내지 많게는 10배 이상 불어나는 현상으로 임신부가 임신성 당뇨 증상이 있거나 태아가 쌍태아, 무뇌아, 장폐색이 원인이 되어 일어납니다. 심하면 태반 조기 박리, 자궁 수축 등으로 인한 조산의 위험이 따르므로 양수 천자를 통해 양수를 배출해내는 처치를 받아야 합니다. 자각 증상으로 복부 팽만감과 호흡곤란, 부종 등이 느껴지면 양수과다증을 의심해 볼 필요가 있습니다.

양수과소증
정상적인 양수량 (최고치700~1000ml)에 비해 현저히 떨어지거나 양수가 거의 없는 상태로 태아의 신장이 기형이라 소변을 보지 못하거나 염색체 이상이 있는 경우 일어나게 됩니다.
양수가 과소일 경우 태아 발육이 온전히 이루어지지 못해 기형을 유발하거나 심할 경우 태아가 탯줄을 목에 감아 사산될 수도 있습니다. 치료를 위해 양수를 주입하거나 진통 전 제왕절개 수술을 고려해야 합니다. 임신기간동안 복통과 부종, 호흡 곤란이 있으면 양수과소증을 의심해 볼 필요가 있습니다.

즐거운 임신, 행복한 변화!
임신으로 변화된 몸무게와 허리둘레를 측정해 보세요. 엄마 몸이 변하는 만큼 아기가 쑥쑥 자라고 있다고 생각하세요.

몸무게 [ ] kg   허리둘레 [ ] inch

우리는 아이의 마음이 작다고 말하지만 우리 마음보다는 클 것이다.
아이의 마음은 모든 것을 쉽게 용납할 수 있다. ♥ 크리스토퍼 몰리

WEEK 17

113 DAY
년 월 일
아기를 만나기까지 167일

😊 아직은 160g정도로 아주 가볍지만 이번 주가 지나면 체중이 6배나 증가할 정도로 빠른 성장을 할 거예요.

👩 많이 피곤하고 기운도 없고 할 거예요. 어디가 특별히 아픈 게 아니라 지극히 정상적인 임신 증상이랍니다. 가벼운 운동이 몸을 좀 개운하게 해 줄 거예요. 이를테면 10분 걷기라던가, 요가나 스트레칭 같은 거죠.

영양 정보 건과일은 모든 비타민과 미네랄이 가미된 자연 당이 풍부한 식품이에요. 사탕 대신 가지고 다니며 단맛이 당길 때 드세요.

출산의 어제와 오늘 미국 클라매스 지역 인디언들은 분만 시 산모의 자궁에서 태아가 나오지 않으면 방울뱀이 너를 물려고 오고 있다고 말합니다. 그러면 분만이 촉진된다고 믿는 것이지요.

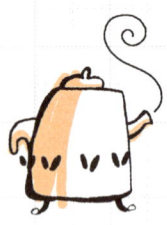

114 DAY
년 월 일
아기를 만나기까지 166일

😊 엄마, 지금 탯줄 속으로 혈액이 굉장한 힘으로 지나가고 있는 거 아세요? 탯줄은 마치 물이 가득 찬 호스처럼 압력을 받고 있어요. 제가 움직일 때는 탯줄이 서로 꼬이지 않게 저절로 잘 펴져요.

👩 현기증이 일 때는 앉아서 머리를 숙이거나 누워서 발을 위로 놀려놓으세요. 또 일어날 때는 증상이 가라앉도록 천천히 일어나세요.

알고 있나요? 태아의 배꼽은 태반으로 연결되어 있습니다. 그것을 통해 성장 발육을 위한 영양분을 흡수하지요. 보통 태반 중앙으로 뻗어있는데 개인차에 따라 위치가 조금씩 다르답니다.

세계의 출산문화 말레이시아에서는 임산부의 남편이 살생을 하면 큰 재앙이 따른다고 믿습니다. 그래서 아내가 임신하고 있는 동안에는 말레이지 남자들은 사냥을 하지 않습니다.

자식에게 속임수를 가르치지 말라. 당신이 첫 번째 희생자가 될 수 있다. ♥ 조쉬 빌링스

115 DAY
년 월 일
아기를 만나기까지 165일

😊 엄마 뱃속에서 내가 이렇게 잘 지내고 자라는 것은 다 태반과 탯줄 덕분이에요. 이것이 없었다면 난 아마 이렇게 엄마 뱃속에서 무럭무럭 자라날 수 없었을 거예요. 그렇다고 내가 마냥 놀고먹는 건 아니에요. 나도 혼자서 하루에 약 27L 정도의 혈액을 순환시키고 있어요.

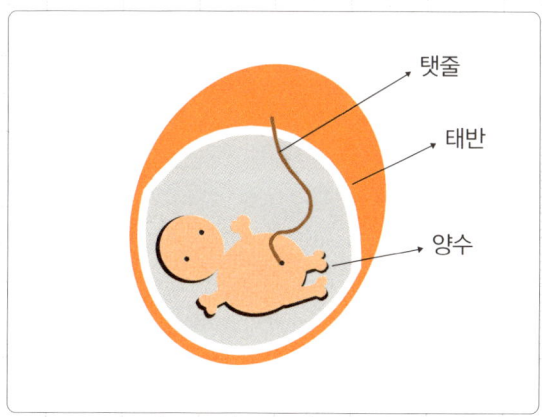

👩 이 시기엔 태아 성장이 빠르게 진행되기 때문에 엄마 배도 많이 고플 거예요. 왕성한 식욕은 그만큼 태아가 잘 자라고 있다는 증거랍니다. 자신과 뱃속 아기의 건강을 위해 충분한 영양을 섭취하세요.

116 DAY
년 월 일
아기를 만나기까지 164일

😊 난 지금 눈을 깜박이고 빨고 삼키는 등의 반사운동을 되풀이하고 있어요. 이런 반사작용들은 특별히 배우지 않아도 저절로 할 수 있어요.

👩 이번 달에 태반에서 중요한 호르몬이 분비될 거예요. 이 호르몬은 임신을 유지시켜 주고 모유를 생산하게 해줘요. 또 나중에 분만을 위해 자궁을 수축시켜 진통을 유발하게 하는 역할도 한답니다.

영양 정보 태아를 위해 되도록 기름에 튀긴 음식은 절제하세요. 꼭 먹어야 하겠다면 프라이팬에 남아있는 이전에 산화된 기름은 주방 타월로 깨끗이 닦아내신 후 요리하세요.

세계의 출산문화 남아메리카의 Jarara에서는 산모가 분만하는 모습을 일반인이 모두 볼 수 있도록 공개하는 전통이 있어요.

어린이를 존중하라. 너무 부모 역할을 하려하지 말고 두고 보아라. ♥ 랄프 왈도 에머슨

117 DAY
년 월 일
아기를 만나기까지 163일

😊 이번 달엔 내가 아주 많이 자라서 지금 신생아 크기의 약 절반 정도로 자라났어요.

👩 임신 16주에서 18주 사이에 태아의 염색체나 뇌의 기형 여부를 알아보기 위해 트리플 기형아 검사나 양수 검사를 하게 될 것입니다.

트리플 기형아 검사는 엄마의 혈액을 통해 태아의 다운증후군 여부와 뇌와 척추 이상을 진단하는 것으로 AFP(태아 당단백질)수치 확인을 통해 알 수 있습니다. 그리고 만약 AFP 수치에 이상이 있으면 다시 양수 검사를 하게 됩니다.

양수 검사는 복부와 자궁벽에 주사바늘을 넣어 양수를 채취해 이루어지는데, 양수속의 HCG(융모성 성선 호르몬)와 UE3(비결합에스트리올) 물질을 점검하여 태아의 신진대사와 염색체, 유전자 이상 등을 확인하게 됩니다.

118 DAY
년 월 일
아기를 만나기까지 162일

😊 이번 달까지는 나랑 태반의 크기가 거의 비슷하지만 얼마 안 있으면 내가 태반보다 더 크게 자랄 거예요. 지금 내가 숨을 쉬고 영양분을 섭취하는 건 바로 태반 덕분이랍니다.

👩 빠르면 이즈음 첫 태동을 느낄 수 있습니다. 하지만 그 느낌이 매우 작아서 마치 한 마리 나비가 날아다니는 것 같을 거예요. 한 달 정도는 더 지나야 태동을 확실히 느낄 수 있을 거예요.

알고 있나요? 전 세계 80%의 신생아들이 조산사의 도움으로 태어납니다. 조산사라는 말은 고대 영어로 '여성과 함께'(조산사 = midwife = with woman)라는 뜻이 있지요. 라틴어로는 '어머니가 오셨다', 유대인들은 '현명한 어머니'라는 뜻으로 불리었고, 프랑스와 독일에서 조산사라는 단어는 '현명한 여성'을 의미합니다.

영양 정보 비타민A는 태아의 세포막과 피부 건강을 지키고 뼈대 형성을 촉진시켜 줍니다. 토마토는 이러한 비타민A의 우수한 원천입니다.

인격은 아이들에게 남겨줄 수 있는 최대의 유산이다. ♥ 아놀드 그라소우

119 DAY

년 월 일
아기를 만나기까지 161일

특별히 새로 만들어진 기관이나 조직은 없지만 전체적으로 신체가 전보다 아주 많이 자란 한 주였어요.

뱃속에 아기가 많이 자라서 엄마 배도 눈에 띈 변화가 있을 거예요. 거울로 한 번 보세요. 확실히 전보다 배가 많이 불러오지 않았나요?

영양 정보 임신 중 감자는 가격이 싸면서도 영양분이 풍부한 식품입니다. 찐 감자는 80~90cal의 열량을 제공하고 3g의 단백질과 섬유질, 1.5mg 정도의 니아신이 함유되어 있답니다.

세계의 출산문화 유카탄반도에 있는 마야족들은 여자 아기가 태어나면 1시간 안에 귀를 뚫어 줍니다. 마야인들은 신생아가 태어난 후 하루 동안은 아무런 통증을 못 느낀다고 생각하기 때문이지요.

즐거운 임신, 행복한 변화!
임신으로 변화된 몸무게와 허리둘레를 측정해 보세요. 엄마 몸이 변하는 만큼 아기가 쑥쑥 자라고 있다고 생각하세요.

몸무게 ☐ kg   허리둘레 ☐ inch

우리 아기가 쌍둥이래요.

두 명 이상의 태아가 생기는 것을 다태아 임신이라고 합니다. 이는 보통 임신 6주~10주 사이에 알 수 있으며, 흔히들 쌍둥이 임신이라고 합니다.

쌍둥이는 일란성 쌍둥이와 이란성 쌍둥이로 나뉩니다. 일란성 쌍둥이는 하나의 난자와 하나의 정자가 만나 이루어진 수정란이 두 개로 나누어져 따로 따로 성장하는 것이고 이란성 쌍둥이는 동시에 두 개의 난자가 배란되어 각각 다른 정자를 만나 각각 수정란을 이루는 것입니다. 이렇게 수정 과정에서 일어나는 차이로 일란성 쌍둥이는 성별이 같고, 생김새나 성격도 비슷한 반면 이란성 쌍둥이는 생김새가 다르고 성별도 다르게 태어날 수 있습니다.

다태아 임신의 차이점
1. 쌍둥이의 경우 보통 임신보다 태아의 성장 속도가 빨라 출산예정일을 보통 38주로 잡습니다.
2. 보통 임신보다 순환하는 혈액량도 많고 분만 시 출혈도 더 많기 때문에 빈혈에 유의하고 철분과 엽산의 복용도 더 많이 해야 합니다.
3. 임신 중에는 심장에서 나가는 혈액의 양이 증가하는데 다태아 임신의 경우 그 만큼 심장의 기능이 더 늘어나 심장의 무리가 갈 수 있으므로 주의해야 합니다.
4. 보통 임신부들의 체중이 일주일에 0.4~0.5kg 정도 늘어나는데 비해 다태아 중 쌍둥이 임신부의 경우 일주일에 0.7~0.8kg 정도 늘어 보통 임신보다 4~5kg 정도가 더 증가합니다.
5. 태아가 한 명일 경우보다 자궁이 더 커지므로 횡격막 상승과 한 폐에 대한 압박이 심해져 숨이 더 가쁘게 차오르고 자궁의 위치 변화도 심해집니다.
6. 간혹 양수양이 비정상적으로 증가할 수 있으므로 정기 검진을 통해 증가하는 양수양과 줄어드는 소변량을 세심히 확인해봐야 합니다.

어린이가 없는 곳에 천국은 없다. ♥ A.C. 스윈번

WEEK 18

120 DAY
년 월 일
아기를 만나기까지 160일

😊 앞으로 사흘 동안 손가락과 발가락 끝에 살이 올라 예뻐질 거예요.

👩 흰색을 띠는 질 분비물이 많아졌을 거예요. 임신 중에 많이 분비되는 '백대하' 랍니다.

알고 있나요? 태반의 발육은 엄마의 난자가 아니라 아빠의 정자에 의해 생성된 염색체에 의해서 이루어집니다.

중요합니다 소변을 볼 때 통증이 있거나 질 분비물의 색이 평소와 다르게 진하거나 노랗게 변할 경우 의사와 상의하세요.

영양 정보 임신 중 엄마와 태아는 혈액 세포와 혈액량이 엄청나게 증가하기 때문에 철분을 많이 필요로 하게 됩니다. 비타민C와 구리는 체내에 이들 철분의 흡수를 도와주는 고마운 영양소랍니다.

121 DAY
년 월 일
아기를 만나기까지 159일

😊 오늘부터 장안에 배변물이 생기기 시작해요. 세포와 소화액, 삼켰던 양수 부산물들이 소화하는 연습을 통해 배변물이 된답니다.

👩 임신 중기와 말기에는 평소보다 열량을 공급하는 탄수화물의 요구량이 더 높아져서 식사를 한지 얼마 안 됐는데도 또 배가 고파지곤 해요. 이상하거나 창피하게 여기지 말고 조금씩 자주 드세요.

영양 정보 야채와 과일 통조림에는 생과일 생야채보다 탄수화물이 많이 포함되어 있습니다. 통조림 제조 과정에서 정제당을 많이 가미하기 때문입니다.

알고 있나요? 인공수정이나 시험관 아기를 시술할 경우 배란유도제를 사용해 난자를 얻기 때문에 자연수정보다 쌍둥이가 태어날 확률이 훨씬 높습니다.

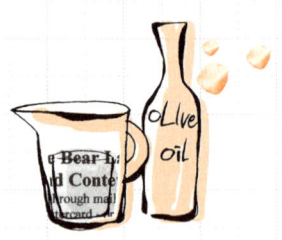

아기가 갖고 싶다면 새로 낳아라. 큰 애를 아기 취급하지 말라. ♥ 제서민 웨스트

122 DAY
년 월 일
아기를 만나기까지 158일

😊 오늘은 내 손가락과 발가락에 지문이 생기는 날이에요. 사람마다 지문이 다 다르다는 건 아시죠? 나도 세상에 나가면 손가락 지문을 찍은 신분증을 갖게 될까요?

👩 이젠 임신했다는 사실이 점점 실감나시죠? 아기를 가진 것이 기쁘기도 하겠지만 가끔은 불안하고 두려울 때도 있을 거예요. 부모가 된다는 것은 그만큼 쉽지 않답니다. 더불어 당신을 키워주신 부모님들의 마음도 다시 한 번 헤아려 보세요. 그리고 모든 걸 너무 혼자 고민하지 마세요. 둘러보면 주위에 당신의 고민을 함께 나눌 누군가가 분명 있을 거예요. 남편이나 가족이 그럴만한 여유가 없다면 요즘엔 인터넷에서도 임신부들의 카페 활동이 활발하답니다. 같은 신체적인 환경에서 비슷한 고민을 나누는 친구들의 이야기를 들어보세요.

영양 정보 몸이 처지고 기운이 나지 않을 때 일시적으로 기운을 나게 하려면 탄수화물 함유량이 높은 오렌지 주스, 포도 주스, 자몽 주스, 크랜베리 주스 등 과일 주스를 마시면 좋아요.

123 DAY
년 월 일
아기를 만나기까지 157일

😊 귀 모양이 예쁘게 자리 잡고 눈도 이젠 더 이상 옆이 아닌 앞쪽에 위치하고 있답니다. 외모가 점점 신생아들과 비슷해지고 있어요.

👩 태반은 태아와 당신의 건강을 지켜주는 훌륭한 역할을 합니다. 특히 태반 혈액 속에 들어있는 *글로블린이라는 물질은 염증을 예방하는 역할을 하는데 대부분이 태아에게 흡수됩니다. 하지만 임신 말기 3개월 동안에는 엄마의 몸으로도 흡수되지요.

*글로블린(globulins); 면역 항체 역할을 하는 혈액 내 자연 성분 요소. 태반 혈액 및 모유에도 면역글로블린이 많이 함유되어 있다.

세계의 출산문화 미국의 식민지 시대 때는 분만중인 산모를 남편의 무릎 위에 앉힌 후, 남편으로 하여금 산모의 배를 감싸거나 팔을 붙잡아 순산을 돕게 했답니다. 이런 과정에 대해 1882년 한 작가는 다음과 같이 말했습니다. "그러한 자세는 남편에게 물리적으로 심한 고통을 주지만, 아내가 겪는 산고에 비하면 아무 것도 아니다. 그것은 그가 아내에 저지른 일에 비하면 아주 극소한 대가이다."

나는 아이들만의 세계를 좋아하지 않는다. 아이들에게 세상에는 모든 세대가 필요하다는 사실을 가르쳐야 한다고 믿는다. ♥ 펄 S. 벅

124 DAY
년 월 일
아기를 만나기까지 156일

😊 귀가 이제 완전히 제 자리를 잡았어요. 혈액을 통해 내분비호르몬이 주요기관에 분비되고 있어요.

👩 임신 기간에는 태아에게 신속하게 혈액과 영양분을 공급하기 위해 엄마의 심장이 평소보다 50% 더 바삐 움직이게 됩니다. 그래도 건강에는 큰 무리가 가지 않아요. 임신의 이치는 참 오묘하지요?

알고 있나요? 우리나라에서는 하루 평균 약 1,300명 정도의 신생아가 태어나고 있습니다. 하지만 최근 들어서는 조금씩 감소 추세를 보이고 있어요.

중요합니다 좋은 것이든 나쁜 것이든 엄마의 몸에 노출되는 것은 태아에게도 노출됩니다. 흡연과 음주는 삼가세요. 간접흡연도 태아 건강에 해롭습니다.

영양 정보 임신 중 치즈는 저렴한 가격으로 육류와 동일한 단백질을 섭취할 수 있는 식품입니다. 우리가 흔히 먹는 슬라이스 체다 치즈 한 장에는 임신부 일일 칼슘 권장량의 20%와 단백질 10%, 8g의 지방이 함유되어 있으며 100cal 정도의 열량을 냅니다.

125 DAY
년 월 일
아기를 만나기까지 155일

😊 뼈들이 더욱 견고해지고 건강하게 자라고 있어요.

👩 엄마가 식사를 한 뒤 한두 시간이 지나야 태아가 태반을 통해 영양분을 공급받게 됩니다.

영양 정보 부종과 구토 증세가 있는 임신부들은 소금을 절제하는 것이 좋습니다. 요리할 때 소금 대신 마늘, 양파, 생강, 레몬, 후추, 칠리, 나륵풀, 고수잎 등으로 한번 대신해 보세요.

세계의 출산문화 북아메리카의 포니족은 진통이 시작되면 입에 물 한 모금도 마시지 못합니다. 이와 반대로 분만 도중 산모가 힘이 빠지면 음식을 먹이는 문화권도 있습니다. 아프리카의 호텐토츠족은 산모의 기운을 북돋기 위해 수프를 먹인답니다.

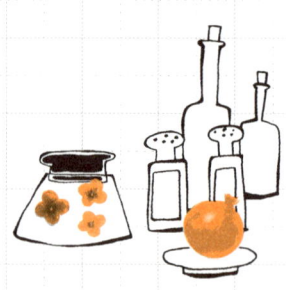

아이가 스스로 해결할 수 있다고 생각하는 문제에 대해 도우려고 하지 마라. ♥ 마리아 몬테소리

126 DAY 년 월 일
아기를 만나기까지 154일

신경 섬유들에 수초 형성이 시작됐어요. 이것은 *미엘린이라고 하는 지방질로 신경을 싸서 각 신경 세포의 정보 전달을 빠르고 정확하게 하도록 도와주는 거예요. 이제 머리부터 엉덩이까지 14cm정도로 컸답니다. 엄마 손보다 조금 작은 크기이지요.

*미엘린(myelinization);신경세포를 둘러싸는 백색 지방질 물질로 축삭의 겉을 여러 겹으로 싸고 있는 인지질 성분의 막을 미엘린수초라고 한다. 이것은 마치 전선의 플라스틱 피복 같은 역할로 뉴런을 통해 전달되는 전기신호가 누출되거나 흩어지지 않게 보호하는 것이다.

혹시 첫 태동을 느꼈나요? 아직 못 느꼈다면 1~2주만 더 기다려보세요. 참 전에도 얘기했지만 태아가 뱃속에서 발차기를 한다고 해도 쿵쿵거리는 큰 느낌은 아니에요. 아직은 그냥 배가 좀 고픈 것처럼 꼬르륵거리거나 퐁퐁 물방울이 터지는 느낌, 혹은 소화가 잘 안되고 거북한 정도의 느낌일 거예요.

즐거운 임신, 행복한 변화!
임신으로 변화된 몸무게와 허리둘레를 측정해 보세요. 엄마 몸이 변하는 만큼 아기가 쑥쑥 자라고 있다고 생각하세요.

몸무게 ☐ kg   허리둘레 ☐ inch

우리 아기가 쌍둥이래요.

다태아 임신은 임신으로 인한 합병증도 더 잘 생길 수 있고 분만 시에도 난산을 겪는 고위험 임신입니다. 조산 혹은 저체중일 가능성이 일반 태아보다 높으므로 세심한 주의와 건강관리가 필요합니다.

다태아 임신 시 주의사항

1. 자궁 내 태아의 숫자가 많을수록 유산될 확률이 높으므로 주의해야 합니다.
2. 태아의 수가 많을수록 기형이 발생될 비율도 2배 정도 증가합니다. 일반적 기형의 빈도 증가는 물론 다태아 임신 시에만 나타나는 샴쌍둥이와 같은 기형이 발생할 수도 있습니다. 쌍둥이의 경우 만약 어느 한쪽이나 양쪽 모두에 양수과다증이 있을 경우 염색체 이상으로 기형이 될 확률이 높습니다.
3. 다태아의 경우 자궁 내 발육제한과 조기분만으로 인해 저체중아를 출산할 확률이 높습니다. 태아의 수가 많으면 많을수록, 또 두개의 수정란에서보다 하나의 수정란이 나뉘어 다태아로 임신이 될 경우 발육에 문제가 있을 확률이 높아집니다. 다태아의 경우 일반적으로 임신 28~30주까지는 단태아의 성장 발육 패턴과 비슷한 양상을 보이다가 그 이후부터는 체중 증가율이 떨어져 분만 직후 한 명당 평균 2.2kg의 체중에 달합니다.
4. 임신성 고혈압이 생길 가능성이 보통 임신보다 높습니다. 그에 동반되는 합병증의 빈도도 증가합니다.
5. 미숙아 출산율과 신생아 유병률 및 사망률이 일반 임신보다 높습니다.

관찰력과 분별력이 생겨 호기심이 강해지는 때에 아이들을 거짓과 허튼 짓에서 멀리 떨어트리려는 것은 큰 잘못이다. ♥ 앤 설리반

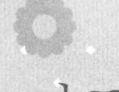

이 달에는

01 격렬하거나 흥분이 심한 작업은 피하고, 무거운 물건을 들어 올리는 것도 피하세요.

02 피곤해서 눕고 싶다면 가급적 왼쪽으로 누우세요.

03 태아 성장발달이 급속도로 이루어지는 시기입니다.
배가 고프면 바로 식사하세요.

04 태반 형성에 좋은 단백질, 엽산, 비타민 등이 함유된 식품을 많이 드세요.

05 넉넉한 품의 옷을 입고, 너무 덥게 몸을 보호하진 마세요.

06 잇몸 통증과 치과 관련 불편이 있다면 의사와 상의하세요.
치과 진료 시엔 임신부라는 사실을 꼭 밝혀주세요.

07 얼굴과 가슴에 기미 등의 색소 침착과 정맥류가 나타날 지도 몰라요.
자외선 차단제를 꼼꼼히 바르고 임신부 스타킹 착용 등으로 정맥류를 예방하세요.

08 요도 감염에 주의하세요.

09 빈혈을 예방하기 위해 철분과 비타민C 섭취를 많이 하세요.

10 임신성 당뇨를 예방하기 위해 정제당 섭취를 피하고 혈당 수치를 조절하세요.

11 수분과 섬유질을 많이 섭취해서 변비를 예방하세요.

12 태아가 외부 소리를 느끼고 태동이 시작되는 시기입니다.
좋은 소리와 음악을 듣고, 몸가짐에 주의하세요.

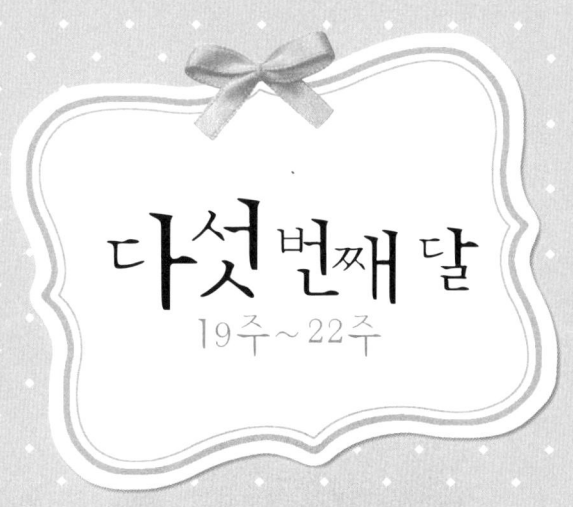

다섯 번째 달
19주~22주

WEEK 19

127 DAY 　년　월　일
아기를 만나기까지 153일

귀가 머리랑 확실히 구분되게 떨어져 있을 만큼 제자리를 잡았어요. 이달 말이 지나면 머리부터 엉덩이까지 5cm정도 더 자라고 몸무게는 700g 넘게 늘어날 거예요.

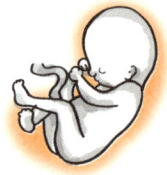

5개월된 태아

축하드립니다. 2주만 더 있으면 드디어 임신의 절반을 지나온 거예요.

알아 두세요 임신 중 엄마가 쉬고 싶다면 그건 뱃속의 태아가 쉬고 싶다는 사인을 보내는 거예요. 먹고 싶을 때 먹고 자고 싶을 땐 충분히 수면을 취하세요. 임신 중엔 엄마 자신을 만족시키는 게 뱃속의 태아를 만족시키는 것이나 다름없답니다.

세계의 출산문화 대부분의 문화권에서 의료진 외에 분만을 돕는 이는 여성에 국한됩니다. 그런데 히말라야의 레프차족은 성별에 구분 없이 남자라도 분만을 도운 경험이 있으면 분만 도우미가 될 수 있습니다.

128 DAY 　년　월　일
아기를 만나기까지 152일

앞으로 이틀 내에 내 몸에 솜털이 자라날 거예요. 이 솜털은 엄마 뱃속에 있는 동안 외부 자극으로부터 내 피부를 보호해 주는 역할을 하고 태어날 무렵에는 다시 사라져요.

앞으로 3개월 동안 눈에 띄게 체중이 계속 늘어날 것입니다. 그러나 매주 그 증가량이 비슷하진 않습니다. 어떤 주는 거의 900g에 가깝도록 체중이 늘다가 어떤 주엔 200~250g 정도만 증가할 때도 있습니다. 태아의 급속한 성장으로 금방 피곤해질 수 있으니 무리하지 말고 충분한 휴식을 취해 주세요.

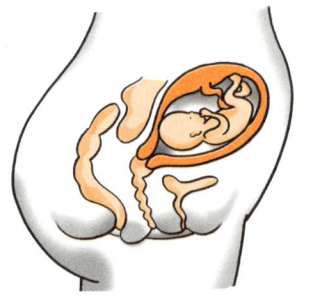

임신 5개월째

영양 정보 칼슘, 인, 비타민C,D,K, 마그네슘, 아연, 망간, 불소는 태아의 뼈와 이를 구성합니다. 녹색 야채와 순무, 우유는 이들 영양소를 공급하는 주요 원천입니다.

129 DAY
년 월 일
아기를 만나기까지 151일

😊 앞으로 4주 후면 머리부터 엉덩이까지 20cm가 넘을 거예요. 정말 빨리 자라죠?

🧑 임신 기간 동안에는 체중이 늘고 체온이 올라가는 것을 대비해 몸에 조이지 않고 편한 옷을 입는 것이 좋아요.

영양 정보 임신 중 옥수수는 비타민 공급의 좋은 원천입니다. 옥수수 알갱이의 당분은 따자마자 녹말로 변하기 때문에 구입 후 되도록 빨리 먹는 게 좋아요. 참 익기 전까진 껍질을 벗기지 마세요. 그리고 옥수수를 삶을 때 소금을 넣으면 딱딱해질 수도 있으니 주의하세요.

세계의 출산문화 서아프리카 부족들은 신생아는 영혼의 세계와 가까이 있어 악령의 유혹에 쉽게 넘어간다고 생각했어요. 그래서 갓 태어난 아기들에게 특별한 부적과 함께 주문을 외워줬답니다.

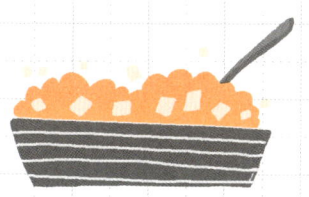

130 DAY
년 월 일
아기를 만나기까지 150일

😊 내가 만약 여자 아이라면 지금 내 난소에는 약 2백만 개의 난자가 함께 있어요. 혹시 아셨어요? 완전하지는 않지만 난자가 내가 태어나기 전에 이미 만들어져 나온다는 사실을요.

🧑 임신이 진행될수록 허리 밑에 통증이 시작될 것입니다. 태아가 자라서 자궁이 커지니까 좁았던 당신의 골반이 벌어짐에 따라 생기는 증상이지요. 통증을 완화하려면 다음의 방법들을 참고하세요.

알아 두세요 **요통 완화법 01** • 몸이 구부러질 때마다 의식적으로 곧게 펴세요. 그리고 자세를 반듯하게 한 후 등줄기를 따라 차례차례 올라가는 줄을 머리끝에서 잡아당긴다고 생각해 보세요. 그렇게 당신의 머리, 목, 허리와 골반을 일렬로 정리하는 요법을 하다 보면 요통을 예방하는 데 도움이 될 거예요.

세계의 출산문화 호피족들은 임신부에게 아침 일찍 일어나게 함은 물론 하루 종일 쉬지 않고 무슨 일이든 하게 했어요. 그렇게 해야 순산이 된다고 생각했기 때문이지요. 산포일족의 경우 수영과 걷기 등이 포함된 임신부의 하루 운동 일과표까지 만들었답니다.

자식들이 해주기 바라는 것과 똑같이 당신 부모에게 행하라. ♥ 소크라테스

131 DAY
년 월 일
아기를 만나기까지 149일

😊 앞으로 이틀 동안 *태지가 만들어져요. 이것은 죽은 세포와 피부에서 나오는 기름, 솜털 등으로 만들어지는데 마치 크림처럼 생겨서 내 피부와 감각기관들을 보호하는 역할을 하지요.

*태지: 태아의 몸 표면을 싸고 있는 회백색의 지방과 같은 물질로 양수가 침범하지 못하도록 하고 분만이 쉽도록 도와준다.

😊 이제 유륜뿐만이 아니라 가슴의 거의 절반 정도가 얼룩이 생긴 것처럼 색이 진해졌을 거예요. 출산 후 일정 기간 지나면 대부분 사라집니다.

알아 두세요 요통 완화법 02 • 체중이 늘면 늘수록 요통이 심해집니다. 요통을 줄이기 위해선 체중 조절도 신경 쓰세요.

세계의 출산문화 19세기 아프리카의 로안고족은 갓 태어난 신생아에게 탯줄이 붙어 있는 동안엔 남자들을 옆에 얼씬도 못하게 했답니다. 혹시라도 아기에게 나쁜 영향이 있을까봐 두려워했기 때문이래요.

132 DAY
년 월 일
아기를 만나기까지 148일

😊 내 몸에 솜털이 생겨났어요. 생각보다 길답니다. 이 녀석들 덕분에 엄마 뱃속에 있는 내가 외부로부터의 자극이나 충격을 덜 받게 되는 거지요.

😊 가슴뿐 아니라 얼굴에도 '임신 마스크'라고 하는 색소 침착이 보일 수 있답니다. 그런데 얼굴은 햇빛에 노출되기 쉬워서 색이 더 짙어져요. 그리고 기미로 발전해서 출산 후에도 흔적이 남을지 몰라요. 자외선 차단제 잊지 말고 꼭 발라주세요.

알아 두세요 요통 완화법 03 • 임신 중 앉을 때는 되도록 다리를 높여서 허리에 무리가 가지 않게 하세요.

세계의 출산문화 1882년에 출간된 〈앵글만, 원시인들의 출산〉이라는 책에는 다음과 같은 내용이 있습니다.
'플렛헤드족과 쿠테나이스족이 함께 사냥 여행을 떠났는데 부족의 한 산모가 산기를 느꼈습니다. 그녀는 다른 동료들을 먼저 내려가게 한 후 혼자서 눈 위에 입고 있던 가죽외투를 깔고 분만을 시작했습니다. 그리고 아기를 낳자마자 담요에 싸서 말에 오른 후 언제 뒤쳐졌냐는 듯 다시 일행을 따라잡았습니다.' 역시 어머니는 강하고 위대합니다.

133 DAY

년 월 일

아기를 만나기까지 147일

😊 내가 자라면 태반도 같이 자라요. 하지만 태반은 지름만 커지고 두꺼워지지는 않아요. 내가 태어날 때쯤이면 태반 지름이 약 150mm 쯤 될 거예요.

😊 태아도 딸꾹질을 합니다. 그럴 때 당신의 배는 2~4초에 한 번씩 살짝살짝 흔들리지요. 반 시간 정도면 멈추니까 너무 걱정하지 마세요.

영양 정보 견과류에는 불포화지방산이 들어있어 심장과 동맥을 건강하게 해 줍니다. 코코넛은 과일이지만 육류나 치즈처럼 포화지방산이 들어있으므로 섭취 시 주의해야 합니다.

즐거운 임신, 행복한 변화!
임신으로 변화된 몸무게와 허리둘레를 측정해 보세요. 엄마 몸이 변하는 만큼 아기가 쑥쑥 자라고 있다고 생각하세요.

몸무게 [ ] kg   허리둘레 [ ] inch

임신 중인데 아프면 어떡하죠?

변비 임신 전에는 평소 변비에 대한 염려가 없던 분이라도 임신 중에 변비로 고통을 호소하는 경우가 많습니다. 이는 운동량이 감소함과 동시에 태아로 인해 커진 자궁이 내장을 누르고, *황체호르몬의 증가로 대장 내벽의 근육이 이완되어 변을 밀어내는 힘이 약해지기 때문입니다. 변비는 최대한 사전에 예방하는 것이 제일 좋지만 증상이 심할 경우 의사와 상담해 적절한 치료를 받을 수도 있습니다. 그러나 변비약은 태아에게 미칠 영향을 고려해 복용하지 않는 것이 좋습니다.

변비를 예방하려면

1. 매 끼니를 규칙적으로 하며 장의 활동을 자극할 수 있는 섬유질이 풍부한 음식을 먹도록 합니다. 사과, 포도, 고구마, 양배추, 푸룬(말린 자두의 일종) 등은 섬유질을 많이 포함하고 있어 배변을 용이하게 합니다.
2. 가능한 물이 많이 마시고 수분 섭취량을 늘립니다. 아침에 눈을 뜨자마자 찬물을 마시는 것은 장을 자극하는 효과가 있어 좋습니다.
3. 배를 항상 따뜻하게 유지하고 배꼽 주변을 시계 방향으로 천천히 문질러주는 마사지를 하루 10회 ~20회 정도 반복합니다. 배변 후 좌욕을 해주는 것도 좋습니다.
4. 적당한 운동과 충분한 수면을 취해 신진대사를 활발하게 합니다.
5. 변의 신호가 오면 참지 않고 즉시 배변을 하는 습관을 기르는 게 좋습니다.

*황체호르몬(progesteron); 난소안에 있는 황체에서 분비되는 여성호르몬. 분만할 때까지 임신을 유지시켜주는 역할을 한다.

당신의 울화가 아니라 아이들의 역정을 기억하라. ♥ 쥬디스 쿠리안스키

WEEK 20

134 DAY
년 월 일
아기를 만나기까지 146일

😊 오늘 목과 가슴, 가랑이 등에 *갈색 지방이 생기기 시작했어요. 갈색지방체는 열을 발산해서 체온을 유지시켜 주는 역할을 해요. 이것은 아기 때만 있는 거라서 특별한 거예요.

*갈색지방(brown fat); 갈색을 띠고 있어서 일반적인 저장 지방인 백색지방조직과 구별된다. 대사활성, 특히 지방분해와 지방산 산화능력, 체온 조절 기능 역할을 한다. 사람의 태아기와 갓 태어난 포유류 동물에서 볼 수 있다.

👩 배꼽과 치골 사이를 잘 보면 희끗한 선 하나가 있을 거예요. 이 선을 *백색선조라고 하는데 임신을 하게 되면 이 선이 뚜렷해지고 색도 짙어져요.

*백색 선조 (linea alba); 배꼽과 치골 사이에 있는 흰 선

> **알아 두세요** **요통 완화법 04** • 굽이 5cm 이상 높은 신발은 피하세요. 허리에도 무리가 가고 넘어질 우려도 있습니다. 또 너무 낮은 신발만 고집하면 오히려 발에 무리가 갈 수 있습니다. 1~3cm 정도의 적당한 굽 높이의 신발을 선택하세요.

> **영양 정보** 임신 중 견과류는 아주 훌륭한 영양 식품입니다. 그러나 소금을 가해서 2차 조리를 했거나 색소를 넣은 식품은 피하세요.

135 DAY
년 월 일
아기를 만나기까지 145일

😊 이제 눈썹이 생겨요. 또 이번 주부터는 잘 보면 머리카락도 자라기 시작할 거예요.

👩 임신 중 피부 착색은 체내 *멜라닌 수치 여부와 관련 있어요. 만약 당신의 머리와 눈동자가 짙은 검은색이라면 착색 또한 더 짙게 일어나지요.

*멜라닌(melanin); 흑갈색 색소로 체온을 유지해주며 이것의 수치에 따라 피부색이 결정된다. 일정량 이상의 자외선을 차단하는 기능이 있어 자외선으로부터 피부를 보호하기도 한다.

> **알아 두세요** **요통 완화법 05** • 임신 중 물건을 들어 올릴 때는 허리가 아닌 다리를 들도록 하세요. 무릎을 구부린 채 허리를 곧게 펴서 물건을 집은 뒤 다리를 펴면서 들어 올리는 겁니다. 그렇게 하면 허리에 무리가 가거나 다치는 일이 없을 겁니다.

아버지가 자식에게 할 수 있는 가장 중요한 일은 엄마를 사랑하는 것이다. ♥ 테오도르 헤스버그

136 DAY
년 월 일
아기를 만나기까지 144일

😊 나도 수면 리듬이 있어서 엄마 뱃속에서 자고 깨고를 반복해요. 엄마도 혹시 잠버릇이 있으세요? 난 턱을 가슴에 묻고 자곤 하는데, 어떤 친구는 머리를 뒤로 젖히고 자는 게 편하대요.

👩 **요통 완화법 06** • 임신 중 팔에 가방이나 물건 등을 걸쳐 들지 마세요. 팔에 걸치면 무게가 더욱 가중됩니다. 되도록 다른 사람에게 도움을 받거나 바퀴가 달린 카트 등을 이용하도록 하세요.

세계의 출산문화 19세기 미크로네시아에서는 예정일 한 달 전부터 순산을 돕기 위해 산모의 자궁경부에 식물을 말아 넣어 넓히는 작업을 했습니다. 이렇게 하면 자궁경부가 확장되어 분만이 쉬워지는데, 그 넓히는 과정 자체가 산모에겐 또 다른 고통이 되기도 했습니다.

알고 있나요? 뱃속의 아기는 20~30분 간격으로 자고 깨는 것을 반복합니다. 태아의 수면 리듬은 이러한 얕은 수면 상태를 오랫동안 지속하는 것으로 하루의 거의 절반 이상 자고 있다고 볼 수 있습니다.

137 DAY
년 월 일
아기를 만나기까지 143일

😊 앞으로 사흘 동안 두피에 고운 머리카락이 많이 생겨날 거예요. 이 머리카락은 태어날 때까지 똑같이 자라요. 하지만 태어나서 2주 정도 지나면 빠지고 더 두껍고 단단한 머리카락이 새로 나고 자란답니다.

👩 **요통 완화법 07** • 허리 통증을 줄이기 위해 근육을 강화시킬 수 있는 운동을 시작해보세요. 가벼운 산책과 스트레칭, 수영을 하면 통증 완화에 도움이 될 거예요.

영양 정보 임신 중 단백질 섭취는 매우 중요하지만 과잉 섭취는 건강에 문제를 일으킬 수 있으므로 주의하세요.

세계의 출산문화 1540년대 유럽에서는 분만을 돕기 위해 등 받침만 있고 좌판이 없는 분만의자가 개발되어 이용되어 왔습니다. 현재에도 간간히 사용되고 있습니다.

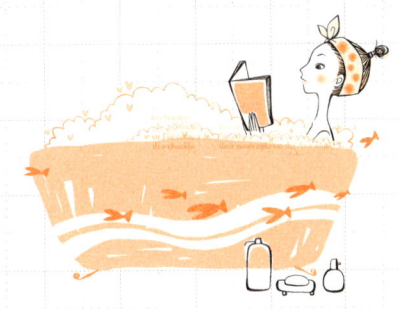

자식을 지키고 싶으면 떠나게 하라. ♥ 말콤 포브스

138 DAY
년 월 일
아기를 만나기까지 142일

😊 지난번에 얘기했던 피부 보호용 태지가 눈에 띄게 많이 만들어지고 있어요.

👩 **요통 완화법 08** • 허리 통증을 줄이려면 앉을 때에 다리를 위로 올려놓거나 발판 위에 두세요.

알고 있나요? 임신 12주에서 22주 정도 까지는 아직 태아의 장기가 음식을 소화시킬 만큼 자라지 않아 태반이 신진대사를 담당하게 됩니다. 그래서 이 시기의 태반은 오히려 태아의 체중보다 무게가 더 많이 나간답니다.

영양 정보 임신 중 하루 섭취 열량 중 지방이 30%를 넘지 않도록 주의하세요.

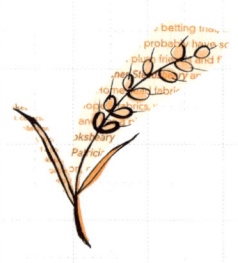

139 DAY
년 월 일
아기를 만나기까지 141일

😊 내 머리카락이 꽤 생겨났어요. 앞으로 한 달 후면 아마 1인치(2.5cm) 정도로 자랄 거예요.

👩 **요통 완화법 09** • 허리 통증을 줄이려면 오랫동안 서 있는 자세는 피하세요. 혹시 서 있어야 한다면 한쪽 다리는 계단이나 발판에 올려놓으세요.

영양 정보 임신 중 좋은 고지방 식품으로는 아보카도와 올리브가 있습니다. 베이컨의 경우도 단백질보다는 지방이 더 많은 식품이에요. 하지만 동물성 지방보다는 식물성 지방이 태아에게 더 좋답니다.

알고 있나요? 아보카도 과실 1/8조각에는 베이컨 한 조각, 혹은 작은 버터 한 조각에 해당하는 지방이 함유되어 있답니다.

세계의 출산문화 1800년 호주 세람섬에는 분만 중인 산모의 손을 머리 위로 올려 나무 기둥 등에 묶었습니다. 이렇게 하면 산모는 공중에 붕 떠 있는 자세로 출산을 하게 되지요. 세람섬 원주민들은 이 자세가 분만을 촉진시키고 산모의 빠른 회복을 돕는다고 생각했답니다.

막내가 집을 정리할 줄 알게 되면 손자가 집을 망가뜨리기 시작한다. ♥ 크리스토퍼 몰리

140 DAY

년   월   일

아기를 만나기까지 140일

내가 만약 여자라면 오늘쯤 자궁이 완전하게 만들어졌을 거예요. 머리부터 엉덩이까지 16cm에 몸무게 300g. 엄마, 나 이만큼 자랐어요.

전보다 태아의 움직임이 더 활발하게 느껴지나요? 그만큼 태아의 뼈가 단단하게 잘 자라고 있다는 증거랍니다. 보통 통통한 엄마들보다 날씬한 엄마들이 태동을 더 잘 느낀다고 합니다.

알고 있나요? 보통 태동이 시작되는 시기로부터 약 145일 전후로 아기가 태어납니다. 예정일을 보면서 우리 아기의 태동이 언제 시작됐는지 확인해 보세요.

세계의 출산문화 마야인들은 분만 중에 산모의 긴장을 풀어주고 힘을 북돋아주기 위해 노래를 불러줬다고 합니다. 이밖에도 분만에 참여하는 사람들은 산모를 격려하고 안심시키기 위해 말을 많이 걸곤 했답니다.

즐거운 임신, 행복한 변화!
임신으로 변화된 몸무게와 허리둘레를 측정해 보세요. 엄마 몸이 변하는 만큼 아기가 쑥쑥 자라고 있다고 생각하세요.

몸무게 [   ] kg   허리둘레 [   ] inch

임신 중인데 아프면 어떡하죠?

정맥류 임신 중 평소보다 증가한 혈액량은 다리 부분의 혈관벽을 늘어나게 합니다. 이렇게 되면 혈관이 잘 닫히지 않고 피가 몰리게 되어 정맥류가 나타나게 되는 것입니다.

정맥류를 예방하려면
1. 혈액 순환을 원활하게 하기 위해 틈틈이 다리 마사지를 해주세요.
2. 오랫동안 서 있거나 다리를 꼬고 앉지 마세요.
3. 임신부용 고탄력 스타킹을 신어주세요.
4. 갑자기 체중이 느는 것에 주의하세요.

임신성 당뇨병 정확한 원인은 아직 잘 모르지만 임신 중에 생기는 당뇨는 태반 호르몬이 인슐린 작용을 방해하기 때문이라고 알려져 있습니다. 가족 중 당뇨 병력이 있거나 35세 이상의 고령 임신인 경우, 또 갑자기 체중이 증가한다면 임신성 당뇨를 의심해봐야 합니다.

임신성 당뇨의 치료
가벼운 증세는 식이요법으로 가능하지만, 심한 경우라면 의사의 처방에 따라 인슐린을 투여해야 합니다. 임신성 당뇨는 조산과 유산의 원인이 될 수 있고 태아에게 저혈당증, 저칼슘증, 호흡곤란증 등을 일으킬 수 있으므로 지속적인 혈당 검사를 통해 당뇨 수치를 꼭 확인하고 치료해야 합니다.

어머니의 몸이야말로 언제까지나 사람들이 동경하는 최초의 집이다. ♥ 프로이트

WEEK 21

141 DAY   년 월 일
아기를 만나기까지 139일

😊 앞으로 사흘 후면 다리가 태어날 때와 비슷한 비율이 되어 있을 거예요.

요통 완화법 10 • 임신 중에는 허리를 잘 받쳐주는 딱딱한 매트리스 위에서 자도록 하세요. 어쩌면 침대보다 따뜻한 바닥이 더 편할 수도 있습니다. 바닥 위에 요는 얇을수록 좋고, 베개는 목의 굴곡과 일치하는 단단한 것이 좋습니다. 그래도 만약 허리가 아프다면 의사와 상의하세요.

세계의 출산문화 인도네시아 보르네오섬의 다야크족에서는 만약 산모가 난산을 겪게 되면 주술사가 방문하곤 했습니다. 함께 온 주술사의 조수가 산모의 집 밖에서 달빛의 돌을 배에 메고 서서 마치 돌이 아기인 것처럼 움직이는 동안 주술사는 산모를 안심시키며 마사지를 했습니다.

주의하세요 너무 뜨겁거나 너무 찬 음식은 태아에게 아토피 피부염을 유발할 수 있으므로 음식 섭취시 주의하세요.

142 DAY   년 월 일
아기를 만나기까지 138일

😊 내가 엄마 뱃속에서 몸을 마음대로 구부리고, 돌고 발차기를 할 수 있는 것은 다 양수 때문이랍니다. 또 양수가 있어서 춥지도 않고, 몸을 깨끗이 유지할 수 있어요. 뿐만 아니라 난 양수를 마시고 뱉고, 소화시키고 배설하기까지 해요. 이게 다 세상에 나가서 사는 법을 연습하는 거예요.

3시간마다 태아를 둘러싼 양수가 교체되고 있어요. 양수 교체를 활발히 하려면 무엇보다 충분한 수분 섭취가 중요하답니다.

알아 두세요 임신 중 태아의 움직임이 활발하려면 수분 섭취가 필수적이에요. 양수의 99%는 물이랍니다. 매일 12컵 이상의 물을 마시세요. 물만 먹기가 힘들다면 오렌지주스 등으로 수분을 대체해도 좋아요.

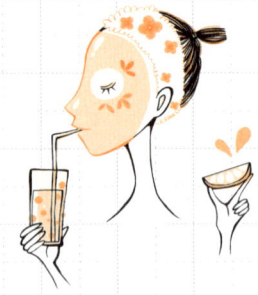

좋은 교육이란 후회를 가르치는 것이다. ♥스탕달

143 DAY
년 월 일
아기를 만나기까지 137일

😊 다리 비율이 태어날 때랑 거의 비슷해졌어요. 하지만 엄마가 보기엔 내 다리가 왠지 팔보다 짧다고 느낄지도 몰라요. 걱정 마세요. 내가 태어나서 열심히 기어 다닐 때쯤이면 다리가 쭉쭉 길어져 있을 테니까요.

😊 임신 중 수면 자세는 아주 중요합니다. 태아를 보호하려는 본능과 불러온 배 때문에 똑바로 눕거나 엎드려 자는 것보다 옆으로 자는 게 더 편할 거예요.

영양 정보 천연 땅콩버터는 단백질이 풍부한 식품입니다. 하지만 시중 마트에서 파는 땅콩버터에는 소금, 설탕과 함께 지방이 55%나 함유되어 임신 중에는 좋지 않답니다.

알고 있나요? 임신 중 엎드려 자는 것은 엄마와 태아에게 모두 좋지 않습니다. 그리고 똑바로 누워 자는 것 또한 허리를 불편하게 하며 심장 혈액순환을 좋지 못하게 합니다. 임신 중에는 왼쪽으로 누워 한쪽 다리를 다른 쪽 다리위에 걸치거나 다리 사이에 베개를 끼고 자도록 하세요. 그것이 태아에게도 혈액 공급이 잘 되고 엄마의 다리와 발도 붓지 않게 해준답니다.

144 DAY
년 월 일
아기를 만나기까지 136일

😊 일주일 안에 온몸이 솜털로 덮일 거예요. 얼굴과 목, 머리엔 더 많이 나고요.

😊 임신으로 인해 신진대사가 활발해지고, 호르몬 분비로 머리카락이랑 손톱도 평소보다 더 잘 자랄 거예요. 혹시 손톱을 길러보고 싶었다면 지금이 적기랍니다. 하지만 매니큐어를 바르는 것은 태아를 위해 자제하세요.

알아 두세요 임신 중 미용실에 갈 경우 가기 전에 퍼머약 등이 태아에게 해를 주지 않는지 반드시 확인하고 가세요. 그리고 매니큐어와 아세톤은 태아에게 좋지 않답니다.

임신 중에는 다음의 식품 섭취를 피해 주세요.

율무 : 이뇨작용과 잉여수분을 말리는 성질이 있어 태아에게 공급되는 수분과 지방질까지 제거한다.

녹두 : 찬 성질이 소화 기능을 약하시키고, 소염 성질이 태아에게 해로울 수 있다.

알로에 : 위가 약한 임신부가 많이 먹으면 복통과 출혈, 혹은 유산을 일으킬 수 있다.

팥 : 이뇨 작용으로 기력저하를 일으키고 태아 기형을 유발할 수 있다.

복어 : 독성이 있어 위 기능이 약할 경우 식중독을 일으킬 수 있다.

145 DAY
년 월 일
아기를 만나기까지 135일

😊 엄마, 내 심장 뛰는 소리 들어 보셨나요? 혹시 아직 못 들어보셨다면 의사선생님께 부탁하세요. 청진기로도 들을 수 있으니까요. 지금 내 심장은 아주 힘차게 뛰고 있어요.

🙂 임신 호르몬의 증가로 잇몸이 민감해집니다. 경우에 따라서 붓고 피도 날 수 있어요. 심하면 치과 진료를 받으세요. 진료 시 임신부라는 사실을 꼭 얘기하세요.

알고 있나요? 이즈음 태아는 엄마 뱃속에서 자는 동안에도 눈을 빠르게 움직입니다. 마치 꿈을 꾸는 것처럼요. 하지만 연구결과에 의하면 아직 태아의 뇌 패턴은 꿈을 꾸기에는 미숙한 단계라고 합니다. 그래도 태아의 급속한 안구 운동은 두뇌 발달에 좋은 영향을 준다고 해요. 눈 움직임이 빠른 아기가 두뇌 회전도 좋다는 연구 결과도 있어요.

세계의 출산문화 우리나라와 미국에서는 분만 시에 산모가 어깨를 버팀목으로 비스듬히 제치고 누워 출산을 합니다. 그런데 다른 대부분의 나라에서는 산모들이 수직 자세를 취하고 출산을 하는 경우가 많아요. 이를테면 무릎을 꿇고 앉아서, 혹은 서거나 웅크리거나, 밧줄이나 기둥에 의지한 채 아기를 낳는답니다. 이런 수직 자세가 오히려 중력의 작용을 받아 분만을 더 빠르게 촉진시키는 장점이 있다고 해요.

146 DAY
년 월 일
아기를 만나기까지 134일

😊 뼈와 근육이 나날이 튼튼해져서 팔다리가 많이 세졌어요. 뱃속에서 발차기가 더 기운차게 느껴지지 않으세요? 난 요즘 규칙적으로 자고 일어나고 있어요.

🙂 갑자기 건망증이 생겨서 고민될 수도 있어요. 하지만 걱정 마세요. 노화 현상이 아니라 임신호르몬 때문에 일시적으로 그런 거랍니다.

알고 있나요? **요통 완화법 11** • 잠들기 전에 따뜻한 물로 샤워한 뒤 허리를 따뜻하게 하고 주무세요.

알아 두세요 탯줄을 통해 모체에서 아기에게 혈액을 공급해 주는 시간은 왕복 약 30초 정도로 아주 빠르답니다. 속도는 시간당 6km 정도에요.

자식을 이해하는 아버지는 슬기롭다. ♥ 호머

147 DAY
년 월 일
아기를 만나기까지 133일

😊 난 지금 외형적으로는 작은 신생아나 다름 없어요. 감은 두 눈과 콧구멍, 잘 다물어진 입이 평화로워 보이지 않나요? 가끔은 엄지손가락을 입에 물고 빠는 연습도 한답니다.

🤰 임신 기간의 절반이 지난 지금, 당신의 몸은 출산 준비를 시작할 겁니다. 물론 태아 역시 스스로 뱃속에서 세상에 나올 준비를 하고 있지요.

알고 있나요? 심박동 차이로 쌍둥이인지 아닌지 구별할 수가 있어요. 심장박동수가 1분에 10회 이상 차이가 나면 당신 뱃속에는 쌍둥이가 자라고 있는 거랍니다.

영양 정보 지용성 비타민인 비타민 A, D, E, K는 신체 지방조직에 녹아있어서 임신 중에라도 고갈되려면 시간이 오래 걸린답니다.

즐거운 임신, 행복한 변화!
임신으로 변화된 몸무게와 허리둘레를 측정해 보세요. 엄마 몸이 변하는 만큼 아기가 쑥쑥 자라고 있다고 생각하세요.

몸무게 [   ] kg   허리둘레 [   ] inch

임신 중인데 아프면 어떡하죠?

임신성 부종 임신 중엔 몸에 수분이 정체되고 혈액순환이 잘 되지 않아 붓거나 다리에 쥐가 나는 증상이 종종 일어나곤 합니다. 가벼운 부종은 크게 걱정할 필요가 없지만 너무 심하게 부으면 임신중독증을 의심해 볼 필요가 있습니다.

부종을 예방하려면
1. 원활한 혈액순환을 위해 몸에 꼭 끼는 옷이나 스타킹, 너무 꼭 맞는 신발은 피하세요
2. 노폐물이 몸에 쌓이면 부종의 원인이 됩니다. 물, 또는 수분섭취를 많이 하세요.
3. 다리를 꼬거나 무릎을 꿇고 앉지 마세요.
4. 몸을 항상 따뜻하게 유지하세요.

현기증 임신 중에는 혈액량은 급증하는데 혈액순환이 잘 되지 않으면 일시적으로 뇌에 혈액 공급이 늦어서 현기증이 일 수 있습니다. 또 철분 부족으로 빈혈이 생길 수도 있습니다.

현기증을 예방하려면
1. 갑자기 몸의 자세를 바꾸지 말고 되도록 천천히 일어서고 앉으세요.
2. 실내 환기를 자주 하고 가벼운 산책을 하세요.
3. 현기증을 느끼면 머리를 숙여 뇌에 피가 공급하세요.
4. 철분이 풍부한 음식을 섭취하세요.

치아 관리 임신 중에 잇몸이 붓고 피가 나는 치은염은 일시적인 현상으로 출산 후에는 사라집니다. 임신 때는 평소보다 음식 섭취가 늘게 되므로 특별히 양치질을 정성껏 잘 하고 잇몸을 단단하게 해 주는 비타민C를 섭취하세요.

개성과 창의성의 원천은 우리가 마음속에 간직하고 있는 어릴 적의 유치함이다. ♥ 에릭 호퍼

WEEK 22

148 DAY 년 월 일
아기를 만나기까지 132일

😊 이번 주에는 뇌가 급속한 성장을 보일 거예요. 빠른 뇌 성장은 지금부터 내가 다섯 살이 될 때까지 계속 됩니다. 그래서 조기 교육이 중요하다고 말하는지도 몰라요.

👩 이 시기에 태아는 청각이 예민해져 외부에서 나는 소리에 잠이 깨곤 합니다. 큰 음악 소리나 차 소리, 세탁기 소리에도 눈이 번쩍 번쩍 떠진답니다.

알아 두세요 임신 중 정맥이 거미 모양으로 붉게 퍼져 얼굴, 목, 가슴, 팔, 다리 등에 나타날 수가 있어요. 하지만 출산 후에는 사라질 테니 너무 염려하지 마세요.

주의하세요 이즈음엔 의사가 엄마가 하는 일의 양을 평소보다 줄이라고 할 거예요. 또 사다리나 계단을 오르는 것도 피하고, 허리를 구부리거나 무거운 물건을 들어 올리는 것도 삼가라고 할 것입니다. 태아의 건강을 위해 육체적, 정신적 스트레스와 긴장을 피하는 게 좋아요.

149 DAY 년 월 일
아기를 만나기까지 131일

😊 눈썹과 머리카락이 꽤 생겼어요. 투명하고 희끄무레한 것이 꼭 할머니 눈썹 같답니다. 시간이 지나면 더 짙고 검어질 거예요.

👩 임신 중 철분이 부족하면 적혈구 생산이 줄어들고 그렇게 되면 산소가 부족해 빈혈이 생길 수 있어요. 심하면 숨이 가쁘고 쓰러질 수도 있답니다. 철분이 함유된 식품을 많이 드세요.

영양 정보 철분이 많이 함유된 대표적인 식품은 동물의 간을 비롯해 호두, 땅콩, 잣, 밤 등의 견과류와 다시마 등의 해조류, 시금치 등의 녹황색 채소입니다. 이들 섭취 시에는 철분의 흡수를 돕는 단백질과 비타민C가 함유된 식품도 같이 먹는 것이 좋습니다.

세계의 출산문화 아기가 태어난 직후, 탯줄을 자르는 것은 아주 중요한 의식이에요. 필리핀의 한 지역에서는 갓 태어난 아기의 이마에 닿을 만큼 길이를 재서 탯줄을 자른답니다. 이것은 아기가 긴 탯줄만큼 지혜로운 사람이 되라는 축원의 의미에요.

150 DAY
년 월 일 아기를 만나기까지 130일

😊 지금은 내가 마른 것처럼 보일 거예요. 하지만 너무 안쓰러워하지 마세요. 다음 주부터는 지방을 축적하기 시작할 거니까요.

👩 현기증은 빈혈의 신호일 수도 있지만 혈당이 낮아서 생길 수도 있어요. 적정 혈당량을 유지하려면 조금씩 자주 드셔야 한다는 것을 명심하세요. 또 지나치게 덥거나 추운 것을 피해 적정 체온을 유지하세요.

알고 있나요? 임신부에게 빈혈이 온다 해도 태아까지 위험하지는 않습니다. 엄마의 철분이 태아에게 보충돼서 빈혈이 온 것이니까요. 철분 부족으로 인한 빈혈 진단은 혈액 검사를 통해 이루어집니다.

세계의 출산문화 인도의 펀자브 지방과 티에라델푸에고에서는 빠른 분만을 위해 산모의 허리와 복부를 마사지해 주는 전통이 있어요. 또 어떤 나라에서는 분만을 빠르게 하기 위해 산모의 몸을 죄이기도 하고 복대나 띠로 몸을 휘감아 복부에 압력을 가해 아기를 엄마 몸 밖으로 밀어내기도 해요.

151 DAY
년 월 일 아기를 만나기까지 129일

😊 앞으로 사흘 동안 내 온몸은 솜털로 뒤덮여 있을 거예요. 꼭 아기 털복숭이 같겠죠?

👩 칼슘이 부족하거나 인을 과다 섭취하면 다리에 쥐가 날 수 있어요. 인의 섭취를 줄이려면 동물성 단백질 섭취를 줄여야 해요.

영양 정보 임신 중 포화지방산 섭취를 줄이고 싶다면 홍화씨 기름으로 요리해 보세요. 홍화씨 기름에는 리놀렌산이 많이 함유되어 있어 동맥경화 예방에도 좋습니다.

세계의 출산문화 중남미 유카탄반도에서는 난산 시에 산모에게 날달걀을 먹이는 풍습이 있습니다. 날달걀의 비린내로 산모가 비위가 상해 몸을 떨며 오바이트를 하면 자궁이 수축되어 분만이 쉽게 이루어진다고 생각했답니다.

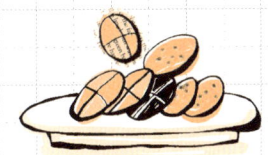

한 명의 아버지가 백 명의 스승보다 낫다. ♥ 조지 허버트

152 DAY
년 월 일
아기를 만나기까지 128일

👶 내가 만일 남자아이라면 지금쯤 고환이 골반에서 음낭으로 내려가기 시작했을 거예요. 참, 난소와 고환이 같은 조직에서 만들어진다는 것을 아세요? 하지만 고환은 성장할수록 밑으로 내려오지만 난소는 골반 쪽에서 내려오지 않고 그 자리에 계속 있답니다.

👩 정맥류는 다리뿐 아니라 항문에도 생길 수 있어요. 보통 '치질'이라고 하죠. 가려움증과 통증이 수반되며 심하면 출혈이 날 수도 있어요.

중요합니다 임신 중 변비로 인해 항문이 찢어지고 출혈이 났다면 반드시 의사에게 보고하세요. 혹시 치질이 생겼을 수도 있으니까요. 의사에게 알리는 것을 부끄럽게 생각하지 마세요. 모두 태아의 건강과 안전한 분만을 위한 일이랍니다.

고령 임신이라면 다시 한 번 확인하세요!

1. 규칙적인 산전 검사 (고혈압, 풍진, 간염 등)와 임신성 당뇨, 기형아 검사 등을 받도록 합니다. 엄마 아빠의 나이가 모두 35세 이상일 경우 되도록 임신 전에 전문의를 찾아가 유전학적 상담을 받는 것이 좋습니다.

2. 임신 트러블과 난산을 대비해 가급적 종합병원이나 산부인과 전문병원에서 출산을 계획하는 것이 좋습니다.

3. 분만을 쉽게 유도하는 호흡법(라마즈 호흡법 등)과 적절한 운동(요가, 산책, 수영 등)으로 평상시 배와 골반의 힘을 기르도록 합니다.

153 DAY
년 월 일
아기를 만나기까지 127일

👶 엄마가 보기엔 지금 내 눈이 게슴츠레해 보일 거예요, 눈꺼풀이 붙어 있어서 그러는 건데 그래도 난 지금 분명 눈을 깜박이고 있답니다. 팔다리 골격들도 한층 단단해지고 있어요.

👩 의사로부터 심박동이 빨라졌다는 소리를 들을 수도 있을 거예요. 그만큼 태아를 위해 당신의 몸이 애쓰고 있다는 증거랍니다.

영양 정보 단백질은 태아와 태반, 자궁의 그리고 모유 생산과 혈액량 증가를 위해 반드시 필요한 영양소랍니다. 그리고 미역국, 곰국, 잉어탕, 돼지족, 버섯, 시금치, 당근 등은 피를 맑게 하고 혈액순환을 원활하게 해 주는 영양소들이 많이 함유되어 있어 모유 생산을 촉진시켜 줍니다. 그러나 식혜, 수정과는 젖을 말리고, 카페인이 들어간 커피나 차는 이뇨성분이 있으므로 금해야 합니다.

세계의 출산문화 인도네시아의 수마트라 섬에서는 태어나는 아기가 좋은 목소리를 가지라고 피리로 탯줄을 자르기도 한답니다.

청춘은 퇴색되고 사랑은 시들며 우정은 낙엽처럼 떨어진다.
그러나 어머니의 은근한 믿음은 이 모든 것을 견디며 살아간다. ♥ 올리버 홈즈

154 DAY

년　월　일
아기를 만나기까지 126일

손도 커지고 제법 힘이 세져서 주먹을 쥐었다 펼 수 있답니다. 내가 여자아이라면 자궁이 완전히 만들어졌을 거예요.

지난 2주간 태아가 빨리 자라서 머리부터 엉덩이까지는 19cm 정도, 몸무게는 약 450g을 조금 넘어요. 이 정도면 웬만한 바비인형 크기랍니다.

알아 두세요 감기와 각종 감염, 인플루엔자를 유발하는 박테리아와 바이러스는 우리의 코와 입 세포와 적혈구 세포에 흡착되어 체내에 머문답니다. 그래서 흔히 타인의 재채기와 기침을 통해 감기 등의 질병이 전염되는 것이지요. 그런데 '크랜베리주스'는 이러한 박테리아와 세균이 우리 체내에 오래 머물지 못하도록 도와준답니다.

알고 있나요? 태어난 지 얼마 안 된 아기의 코에서 콧물이 흘러내려 감기인줄 알고 깜짝 놀라셨나요? 분만 중 양수가 아기의 코로 흘러들어 가는 경우도 있으니 너무 염려마세요.

즐거운 임신, 행복한 변화!
임신으로 변화된 몸무게와 허리둘레를 측정해 보세요. 엄마 몸이 변하는 만큼 아기가 쑥쑥 자라고 있다고 생각하세요.

몸무게 [　　] kg　　허리둘레 [　　] inch

엄마 나이가 많아 걱정이에요.

세계보건기구(WHO)의 기준에 근거하면 의학적으로 35세 이후부터 '고령초산'으로 정의합니다. 대부분의 여성의 경우 이 시기부터 몸의 노화가 급격히 이루어지기 때문입니다.

고령임신의 문제점
1. 임신부의 나이가 많을수록 유산율이 높아집니다.
2. 혈관이 노화되어 고혈압, 당뇨, 비만 등으로 임신중독증이 나타날 수 있습니다.
3. 자궁경부, 질, 회음부등의 연산도가 단단해져 자연분만이 힘들 수도 있습니다.
4. 난자의 상태가 노화되고 자궁의 건강 상태가 좋지 않으면 태아에게 전달하는 영양도 좋지 않고 면역력도 떨어지기 때문에 다운증후군 등의 기형아 발생률이 20세 임신부보다 7~8배가량 높습니다.

고령임신의 좋은 점
1. 경제적, 정신적으로 아기를 맞을 준비가 잘 되어 있고, 또 주변에서 보고 들은 경험으로 육아지식도 풍부하여 충분한 애정과 여유를 갖고 육아에 임할 수 있습니다.
2. 육아가 삶의 속박이 아닌 활력소가 될 수 있습니다. 하고 싶었던 일을 어느 정도 하고 나서 자신이 원할 때에 엄마가 된 여성은 부모로서 아이를 기르며 맛보게 되는 경험들을 기쁘게 만끽할 수 있습니다.
3. 워킹맘의 경우 사회 경험과 연륜에서 쌓인 슬기와 지혜로 사회생활과 임신, 출산, 육아를 병행하기가 쉽습니다.

훌륭한 부모란 아이에게 넘치는 사랑을 주시는 분이다. 그 경험은 먼 훗날 노년이 되어도 사라지지 않는다. ♥ 베토벤

이 달에는

01 임신으로 인해 피부가 트고 늘어나면 가려움증이 유발될 수 있습니다.
복부 등에 튼 살 방지 예방 크림과 로션을 바르세요.

02 과체중이 되지 않도록 지방과 설탕 섭취를 주의하세요.

03 임신 중 근육이 편안하게 이완되려면,
약간의 소화불량이나 가슴앓이 등은 조금 참으셔야 합니다.

04 요통과 다리에 쥐가 나는 것을 예방하려면 혈액순환이 잘 되어야 합니다.
혈액순환이 잘 되게 해 주려면 자세를 자주 바꾸고 손발을 주물러줘서
저리지 않게 하세요.

05 요도 감염을 주의하고 치질이 생기지 않도록 주의하세요.

06 부종을 막기 위해 앉거나 누울 때 다리를 위로 들어 올리도록 하세요.

07 태아의 두뇌 발달과 골격 성장을 위해 엄마가 하루 섭취하는 수분의 양이
적절한 지 확인하고 칼슘, 인, 망간, 마그네슘, 비타민 등이 잘 섭취되고
있는 지도 확인해 보세요.

08 자외선에 노출되는 것을 피하고 야외에서는 모자와 양산 등을 사용하세요.

09 자동차 이용 시 안전벨트를 확실히 착용하세요.

10 엄마의 몸은 태아의 성장에 따라 일주일에 약 450g 정도씩 체중이 증가하고,
가슴 또한 모유 준비를 위해 커집니다.

여섯 번째 달
23주~26주

WEEK 23

155 DAY
년 월 일
아기를 만나기까지 125일

*중이에 해당하는 뼈들이 단단해지기 시작했어요. 소리를 잘 전달하기 위해서지요. 하지만 난 아직 무슨 소리인지 분간할 수는 없어요.

*중이; 외이와 내이의 중간쯤으로 고막이 있는 가운뎃귀

임신 중기에 질 안을 손으로 만져보면 튀어나온 자궁경부가 느껴질 거예요. 임신 후기가 되면 만져지지 않는데 자궁 속에서 태아가 위치를 바꾸기 때문이에요. 자궁 경부가 안 만져진다고 애써 만지려 하진 마세요.

세계의 출산문화 일본의 아이누족은 임신 중에 운동을 하면 그만큼 분만이 수월하고 시간이 짧게 걸린다고 생각합니다.

출산의 어제와 오늘 옛날 우리나라에서는 아들을 낳으면 탯줄을 낫으로 자르고 딸을 낳으면 가위로 잘랐다고 합니다. 자른 탯줄은 깨끗한 곳에 묻거나 왕겨 불에 태웠는데 이 태운 재는 강에 띄워 보냈습니다. 그리고 태우지 않고 남은 태는 짚으로 싸서 돌멩이를 묶어 물 속 깊이 버렸다고 합니다.

156 DAY
년 월 일
아기를 만나기까지 124일

앞으로 한 달 동안 내가 많이 커져서 엄마 배가 많이 무거워질 거예요. 임신 28주가 지나면 내 체중은 오늘보다 두 배가 된답니다.

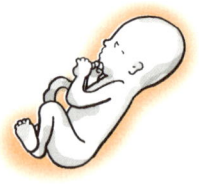

6개월된 태아

태아의 성장이 많이 이루어지는 때라 평소보다 더 많은 단백질을 필요로 합니다. 정맥류는 대부분 출산 후 많이 없어지지만 개인에 따라 임신 때마다 다시 나타날 수 있어요.

알아 두세요 태아가 소리를 들을 수 있는 시기예요. 태아의 청각을 자극하기 위해 재미있는 동화를 읽어주고, 기분 좋은 음악을 들려주세요.

157 DAY   년 월 일
아기를 만나기까지 123일

🙂 엄마, 뱃속에서 뭔가 움직이는 것이 느껴지나요? 바로 내 팔다리가 움직이는 것이랍니다. 이제야 내가 엄마 뱃속에서 살아있다는 것을 증명할 수 있게 되었어요.

👩 태동을 처음으로 느낀 날을 잊지 말고 기억해두세요. 그동안은 초음파로만 볼 수 있었는데 뱃속에서 직접 아기가 움직이는 것을 함께 느낄 수 있다니 얼마나 신기합니까?

영양 정보 신선한 딸기는 임신부를 위한 비타민C의 원천입니다. 딸기가 나오는 계절에 임신한 산모라면 많이 드세요. 참 딸기는 먹기 직전에 바로 씻어야지 미리 씻어놓으면 안돼요. 물에 젖은 딸기는 쉽게 산화되어 부패가 빨리 진행된답니다.

세계의 출산문화 각 문화권에서는 아기의 영혼이나 생명이 생성되는 시기에 대해 다른 관점을 갖고 있답니다. 과학적으로 임신이 어떻게 이루어지는지 잘 몰랐던 고대에는 누군가가 아기를 자궁에 직접 넣는다고 생각했지요. 그 이전에 아기들의 영혼은 연못이나 바위, 나무 등 자연에서 살았다고 생각했고요. 이런 관점에서 보면 모든 사람들은 땅에서 태어난 셈입니다.

가톨릭에서는 정자와 난자가 만나 수정을 이룰 때 아기의 영혼이 들어온다고 생각했어요. 영국의 관습법에서는 엄마가 임신 후 첫 태동을 느낄 때가 아기의 영혼이 들어오는 때라고 했지요. 이밖에도 생명의 시작이 언제부터인가 하는 논쟁은 오늘날까지도 계속되고 있답니다.

158 DAY   년 월 일
아기를 만나기까지 122일

🙂 내 호흡기관은 아직 기능이 완전하지가 않아요. 내 스스로 산소를 들이마시고 이산화탄소를 내보내려면 더 많이 연습하고 자라야 해요.

👩 태아가 자라서 자궁이 커지면 아랫배가 아플 수 있어요. 자궁을 받쳐주는 근육과 인대가 동시에 늘어나기 때문이죠. 특히 자리에서 일어나는 등 자세를 바꿔야 할 때 더 통증이 심할 거예요.

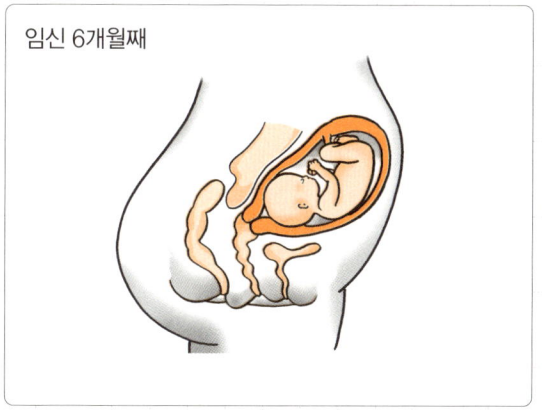

임신 6개월째

영양 정보 임신 중 고구마는 비타민A의 좋은 공급원입니다. 작은 고구마 한 개에는 일일권장량과 맞먹는 비타민A가 들어있습니다.

자식에게 남길 유일한 유산은 두 가지, 하나는 뿌리이고 하나는 날개이다. ♥ 호딩 카터

159 DAY
년 월 일
아기를 만나기까지 121일

😊 앞으로 두 달 후엔 서서히 하얀 지방들이 축적되기 시작할 거예요. 그리고 태어나면은 목과 가슴, 가랑이에 있는 갈색지방들이 금방 없어진답니다.

👩 배가 많이 불러올수록 부부생활이 걱정되나요? 너무 무리하지 않는다면 괜찮습니다. 되도록 엄마가 편한 자세를 취하세요. 어떤 여성들은 임신했을 때 더 오르가슴을 느낀다고도 해요.

영양 정보 달고 시원한 것을 먹고 싶다면 아이스크림 대신 주스를 얼린 샤베트나 소프트 아이스크림 등을 드세요. 보통 아이스크림은 많은 양의 불필요한 포화지방을 함유하고 있답니다.

알아 두세요 임신 중 하혈이나 탈수증, 또는 뱃속의 태아가 쌍둥이가 아니라면 적당한 부부관계는 무리 없어요.

160 DAY
년 월 일
아기를 만나기까지 120일

😊 내 몸매 어때요? 아직 머리가 크긴 하지만 팔, 다리, 몸은 거의 신생아나 다름없는 비율이에요.

👩 임신이 진행됨에 따라 피부가 늘어나 살트임이 발생하면 가려움증이 생길 수 있어요.

세계의 출산문화 1880년대 유럽에서는 교회의 종이 울리면 분만이 빨리 되게 도와준다고 믿었습니다. 이외에도 산모 근처에 자물쇠와 매듭을 두는 것도 순산 효과를 준다고 생각했지요. 한편 로마 작가 플로니우스는 산모 옆에서 다리를 포개어 앉거나 깍지를 끼는 행동은 부정을 타서 분만을 어렵게 한다고 했지요.

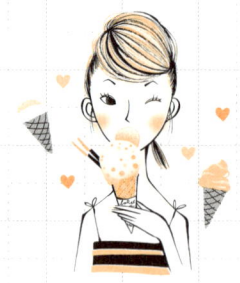

모든 사람은 자기가 비교적 잘 살아왔다고 생각하지만 자식은 그에 동의하지 않을 것이다. 우리에겐 그것을 받아들일 용기가 필요하다. ♥ 존 록펠러 3세

161 DAY

년 월 일
아기를 만나기까지 119일

🙂 내 몸을 보호하면서 뒤덮고 있는 솜털들은 아주 가늘고 푹신하고 부드러워요.

🙂 임신 중기가 지나면 분만을 대비해 질 조직이 더 두꺼워지고, 분비물도 많아집니다. 뿐만 아니라 질 조직 내 혈액량도 증가합니다.

알아 두세요 남편이나 가족, 친구들과 함께 예비 분만 교실에 등록하세요. 분만 시나 출산 후에 도움을 주게 될 사람들과 함께 출산 과정을 배우면 더 좋습니다. 다니고 있는 산부인과에 분만 강좌가 있는 지 한 번 알아보세요.

출산의 어제와 오늘 미국 식민지 시대 때부터 내려오는 미신 중에는 임신부가 분만의 고통을 줄이려면 침대 옆에 도끼의 날을 위로 세워두고 자라는 얘기가 있어요. 도끼날이 산고를 잘라 없애준다는 뜻이지요. 또 창문을 마구 열어 제치거나 마구간에서 말을 달아나게 하는 방법도 산고의 고통을 줄여준다고 했지요.

아기가 태어나면 무엇이 필요할까요? - 출산 준비물 I

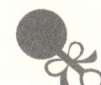

곧 태어날 우리 아기를 위해 무엇을 준비해 두어야 할까요?

	물품	구비여부		물품	구비여부
의류	배냇저고리	○	목욕용품	욕조	
	내의			목욕 타월	
	우주복			아기전용 비누, 샴푸	
	신생아 모자			가제수건	
	신생아 양말			로션, 오일, 파우더	
	손,발싸개			체온계	
	턱받이			아기전용 손톱가위	
	기저귀			면봉	
	기저귀 커버, 밴드			아기전용 세탁세제	
침구류	이불, 요 세트		그 외	물티슈	
	베개			모빌	
	속싸개			아기띠	
	겉싸개			포대기	
	방수요 커버			아기 침대	
수유용품	젖병			코흡입기	
	젖꼭지			딸랑이	
	젖병세정제, 세척솔			복대(산모용)	
	유축기			기저귀가방	
	수유쿠션			보행기	
	보온병			유모차	

즐거운 임신, 행복한 변화!
임신으로 변화된 몸무게와 허리둘레를 측정해 보세요. 엄마 몸이 변하는 만큼 아기가 쑥쑥 자라고 있다고 생각하세요.

몸무게 [　　　] kg　허리둘레 [　　　] inch

아이들 수가 자동차 창문 수보다 많으면 안 된다. ♥ 어마 봄벡

WEEK 24

162 DAY
년 월 일
아기를 만나기까지 118일

🙂 내 몸이 자꾸 자라면서 공간을 많이 차지하니까 자궁 안이 비좁아졌어요.

👩 태동에 점점 민감해질 때입니다. 하지만 지금은 엄마만 느낄 수 있어요. 앞으로 몇 주 더 지나야 아빠가 엄마 배에 손을 얹으면 함께 태동을 느낄 수 있지요.

알아 두세요 산후조리 시 좋은 조산사는 산후 우울증의 비율도 낮춰주고 수유에도 도움이 될 수 있어요. 전문적인 조산사의 도움도 한번 생각해 보는 게 좋아요.

출산의 어제와 오늘 탄자니아 차가족들의 격언 중에는 '임신한 여성에게 관심을 가져라! 세상에서 이보다 중요한 것은 아무 것도 없다!' 라는 것도 있답니다.

세계의 출산문화 민족성이 강한 유태인들에게 임신은 가족의 기쁨을 넘어 사회적, 민족적 기쁨으로 받아들여집니다. 유태인의 정신적 스승 랍비는 임신부에게 아주 특별한 관심을 기울입니다. 마치 그들의 딸처럼 다정하게 대해주고, 용기를 주고, 또 임신에 대한 불안을 해소시켜 줍니다. 뿐만 아니라 남편 못지않게 곧 태어날 아기의 건강과 장래에 대해서도 적극 관심을 갖는답니다.

163 DAY
년 월 일
아기를 만나기까지 117일

🙂 피부에 주름이 생겼어요. 하지만 지방이 더 축적되고 근육도 많아져서 피부는 오히려 점점 더 매끄러워지고 있어요.

👩 유방에서 이미 모유 수유 준비가 시작되고 있어요. 모유량은 개인차가 있지만 대개 산후 처음엔 235ml 정도 나오다가 일주일 지나면 470ml 정도 분비되고 2주가 지나면 940ml로 아기의 성장에 맞게끔 늘어납니다.

세계의 출산문화 에콰도르의 지바로족은 임신부에게 단 음식과 소금 섭취를 금지했습니다. 소금과 당분 섭취가 태아를 지나치게 크게 자라게 한다고 생각했기 때문이지요.

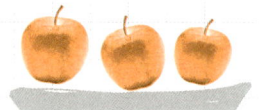

모자 관계는 역설적이며 비극적이다.
엄마는 지독한 사랑을 쏟지만 그 사랑은 아이가 엄마를 떠나 독립된 인간으로 잘 살아가도록 만든다. ♥에리히 프롬

164 DAY
년 월 일
아기를 만나기까지 116일

😊 내 피부는 매우 투명해서 살밑으로 뼈와 장기, 혈관이 다 비칠 정도랍니다.

👩 다리가 붓고 쥐가 난다면, 칼슘의 섭취를 늘리고 임신부용 스타킹을 착용해 보세요. 혹시 종아리 근육에 통증이 느껴지면 펜싱 경기 동작처럼 아프지 않은 다리를 앞으로 세우고 뒷다리를 바닥에 대서 지그시 눌러보세요. 참, 뛰지는 마세요. 뛰면 근육이 상할 수도 있어요.

출산의 어제와 오늘 1540년대 출간된 토마스 레이놀드의 〈인류의 탄생〉이라는 책에는 분만을 쉽게 하는 방법에 대해 다음과 같이 이야기하고 있습니다.
'분만 시 임신부에게 장갑을 끼워 바른 자세로 앉힌 후 등을 뒤쪽으로 기대게 하고 조산사가 이를 도와주도록 하라.'

세계의 출산문화 남존여비 사상이 철저하게 박힌 스리랑카지만 임신부에게는 예외입니다.
임신을 하게 되면 아주 여왕 대접을 받지요. 아무리 구하기 힘든 것이라도 임신부가 원하는 것이라면 남편들은 어떻게 해서든 대령합니다. 자칫 잘못해서 임신부의 기분을 망치면 태아에게도 해가 될까봐 조심하는 거지요.

165 DAY
년 월 일
아기를 만나기까지 115일

😊 난 아주 잘 자라고 있어요. 이번 주엔 몸무게가 168g이나 늘었답니다.

👩 임신호르몬의 영향으로 허리와 등이 아플 수 있어요.

영양 정보 감자는 비타민C가 풍부한 식품 중 하나입니다. 영양소를 그대로 보존하려면 껍질 째 조리하거나, 조리한 후 껍질을 벗겨 드세요.

알아 두세요 임신 중기에는 임신 호르몬의 영향과 척추를 지지하는 인대가 이완되고 태아 무게로 인해 등에 통증이 올 수 있습니다. 이것을 예방하기 위해서는 첫째, 바른 자세를 유지해야 합니다. 특히 앉을 때 몸을 구부리지 않고 가능한 한 등을 곧게 펴고 의자 뒤에 몸을 일직선이 되도록 기대도록 하세요. 또, 잘 때도 되도록 딱딱한 매트와 베개를 이용하는 것이 척추에 무리가 가지 않고 좋습니다. 물건을 들어 올릴 때도 역시 주의해야 하는데 등을 똑바로 세우고 무릎은 수직으로 굽힌 채 발의 근육을 사용하도록 하세요.

요람에서 불러준 엄마의 노랫소리는 죽을 때까지 잊지못한다. ♥ 헨리 와드 버처

166 DAY
년 월 일
아기를 만나기까지 114일

😊 내가 살이 더 통통하게 찌지 않는 이유는 지방은 거의 만들어지지 않고 뼈와 근육이 성장하기 때문이에요. 가슴 뼈들도 몰라보게 정교해졌답니다.

👩 이번 달에는 매주 평균 437g 정도 체중이 증가할 것입니다. 그만큼 태아가 잘 자라고 있다고 생각하세요.

육아 정보 시중에서 파는 물수건이 비싸다면 직접 만들어 써보세요. 작은 냅킨을 오목한 그릇에 넣고 베이비오일로 적셔줍니다. 뚜껑을 닫아 보관한 후 기저귀를 갈거나 아기 엉덩이를 닦아줄 때 사용해 보세요.

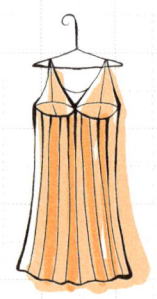

167 DAY
년 월 일
아기를 만나기까지 113일

😊 내가 지금 듣는 소리는 무엇일까요? 엄마 심장 뛰는 소리, 엄마의 목소리, 그리고 엄마의 위와 장이 부글거리는 소리가 다 들려요. 하지만 그게 무슨 소리인지 아직은 도통 분간이 안돼요.

👩 태아의 심박동 소리가 점점 커지고 있어요. 태아의 심박동을 들을 수 있는 도구가 있다면 배 가까이 가져가 보세요.

알고 있나요? 태아의 혓바닥과 뺨의 안쪽에 맛을 느끼게 하는 미각 세포인 *미뢰가 무수히 많이 생길 것입니다. 미뢰는 태어난 후 줄어들지만 다시 증가하지는 않습니다.

*미뢰; 혀와 연구개에 주로 분포, 미각세포를 가지고 있어 맛을 느낄 수 있다.

육아 정보 만약 분만 중에 남편이나 다른 자녀들이 함께 하지 못했다면, 당신과 태어난 아기의 건강 여부를 걱정하고 있을 겁니다. 주변 사람을 통해 걱정하지 않도록 당신의 상태를 알려주세요. 엄마와 아기가 무사한지 알아야 어린 자녀들도 비로소 안심할 수 있답니다. 그리고 혹시 집에 돌아갔을 때 큰 아이들이 아기처럼 행동한다고 해도 너무 놀라지 마세요. 흔히들 동생을 봤을 때 생기는 일시적인 현상으로, 그들에게도 아직 더 많은 사랑과 관심이 필요하다는 표시이기도 합니다.

자식이 부모보다 낫지 않으면 이 세상은 결코 발전할 수가 없다. ♥ 밥 에드워즈

168 DAY

년 월 일

아기를 만나기까지 112일

엄마, 나랑 만날 날이 기대되시죠? 나도 엄마 뱃속에서 손꼽아 기다리고 있답니다. 머리부터 엉덩이까지 21cm, 몸무게 600g, 이만큼 자랐어요.

오늘로써 임신 24주가 끝났습니다. 이제 임신은 당신의 일상이 되었죠. 아직도 소화불량이 계속된다면 소화가 잘 되는 간식으로 두 시간마다 영양섭취를 하세요.

주의하세요 입덧 때문에 구토가 하루 종일 지속된다면 엄마 몸이 많이 지치고 힘들 거예요. 그럴 땐 참지 말고 의사와 상의하세요.

아기가 태어나면 무엇이 필요할까요? - 출산 준비물 II

- **속옷** : 출산 후 산모용 패드를 착용하는 것을 고려해 사이즈가 넉넉한 것을 준비하세요.
- **내의** : 출산 후 찬바람을 막기 위해 입는 게 좋습니다. 입원날짜를 고려하고 땀날 때를 대비해 여러 벌 준비하세요.
- **겉옷** : 진찰을 받거나 수유를 위해 병실 밖을 다닐 때를 대비해 카디건 등을 준비하세요.
- **복대** : 출산 후 힘없이 늘어난 복부와 허리에 힘을 받쳐주기 위해 준비하세요.
- **양말** : 출산 후 산모의 발을 따뜻하게 보호해 주어야 혈액순환이 잘 되고, 산후풍도 막을 수 있습니다.
- **수건** : 병원에도 있지만 만약의 경우를 대비하여 여벌을 준비하는 것이 좋습니다.
- **유축기** : 병원에도 있지만 다른 산모가 사용 중일 경우도 있고, 퇴원 후에도 집에서 필요하므로 하나 준비하는 것이 좋습니다.
- **물티슈** : 출산 후엔 마음대로 씻을 수 없기 때문에 준비해두면 필요할 때 요긴하게 쓸 수 있습니다.
- **배냇저고리, 겉싸개 및 속싸개** : 퇴원 후, 아기를 집에 데려오기 위해 준비하세요.
- **보온병** : 출산 후엔 산모의 건강과 수유를 위해서 따뜻한 물을 마셔주는 게 좋습니다.
- **산모수첩, 필기구** : 그동안 산모의 건강과 태아 검진 기록을 담은 산모수첩을 잊지 마세요,.

즐거운 임신, 행복한 변화!

임신으로 변화된 몸무게와 허리둘레를 측정해 보세요. 엄마 몸이 변하는 만큼 아기가 쑥쑥 자라고 있다고 생각하세요.

몸무게 [ ] kg   허리둘레 [ ] inch

세상에 존재하는 진실한 말 가운데 대부분은 어린이가 한 말이다. ♥ 올리버 웬델 홈즈

WEEK 25

169 DAY
년 월 일
아기를 만나기까지 111일

😊 피부 밑에서 모세혈관이 생기기 시작했어요. 그동안 투명하고 하얗기만 하던 내 피부도 이제부턴 혈색이 돌 거예요.

👩 임신 중 손발이 저리는 증상이 올 수도 있어요. 아직까지 왜 그러는지 원인은 잘 알려지지 않았지만 자세를 바꾸어주면 좀 나아질 수 있습니다.

주의하세요 상한 음식을 먹으면 유해한 박테리아와 바이러스에 의해 엄마와 태아가 아파요. 상한 음식은 적은 양이어도 태아에게 치명적인 건강 손상을 줄 수 있습니다. 혹시 음식 맛이 조금이라도 이상하다면 즉시 뱉고 식사를 중단하세요. 그리고 발병 조짐이 보이면 얼른 병원으로 가세요.

육아 정보 아기 기저귀를 갈 때 옆에 따뜻한 물이 담긴 보온병을 놓아두면 따로 식히지 않고 바로 우유를 타서 먹일 수 있답니다.

세계의 출산문화 사하라 사막 지방의 타우로족들은 분만 전에 사막을 오르내리며 걷다가 분만 조짐이 보이면 집으로 돌아와 바로 출산을 하는 전통이 있어요.

170 DAY
년 월 일
아기를 만나기까지 110일

😊 엄마, 난 요즘 계속 반사작용을 연습하고 있어요. 그 중에서 손가락을 빠는 것이 주요 일과 중 하나예요.

👩 임신 중 소화불량, 속 쓰림, 가스 등 일시적인 위장 장애는 호르몬의 영향으로 근육이 이완되기 때문이랍니다. 되도록 소화가 잘 되는 음식을 섭취하세요.

주의하세요 식중독을 예방하기 위해서는 요리 재료를 준비할 때부터 날 것과 가열한 것, 즉시 먹을 것 등을 분리해 관리해야 합니다. 그리고 생고기와 생 닭, 생 오리, 어패류 등은 되도록 용기에 담아 저장하세요. 그래야만 그것들의 수분이 다른 음식에 떨어져 부패를 일으키지 않을 거예요.

육아 정보 아기를 목욕시킨 후 베이비파우더를 발라줄 때 일단 엄마 손등에 묻혀서 양을 조절한 후 발라주세요. 또 되도록 파우더를 아기 얼굴에서 멀리 떨어지게 해서 혹시라도 아기 폐에 들어가지 않게 조심해 주세요.

171 DAY   년 월 일   아기를 만나기까지 109일

😊 엄마, 주먹 쥔 내 손 보이시나요? 지금 내 손아귀의 힘은 앞으로 태어날 직후보다도 훨씬 강하답니다.

👩 임신 중에는 발과 발목이 종종 붓습니다. 흔히 있는 일이니 너무 걱정하지 마세요.

주의하세요 생고기, 어패류, 생계란 등 임신 중엔 익히지 않은 날 음식은 피하세요. 밀크쉐이크나 생계란이 들어가는 샐러드드레싱도 가급적이면 드시지 않는 게 좋습니다.

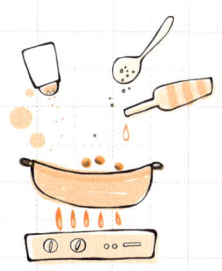

172 DAY   년 월 일   아기를 만나기까지 108일

😊 손가락, 발가락을 보호하는 손톱과 발톱이 점점 길게 자라고 있어요.

👩 비타민C가 많이 든 주스와 물을 많이 마시고, 카페인이 든 음료는 되도록 피하세요. 소변을 볼 때는 방광을 완전히 비우고, 방광염을 예방하기 위해 샤워 뒤 뒷물로 청결을 유지하세요.

출산의 어제와 오늘 과거 인디언들은 개울 주변 등 외진 곳에서 분만을 하곤 했습니다. 수우족 여성들은 발목까지 다리를 꼬고 주저앉아 분만을 했어요. 이 때 머리는 숙이고 팔은 가슴 위로 둔 채 자궁의 수축이 느껴지면 몸을 점점 앞으로 굽혔답니다. 흥미로운 것은 고대 이집트 그림에도 이와 동일한 자세로 분만을 하는 여성의 모습이 남아 있어요.

육아 정보 탯줄이 말라서 떨어져 배꼽의 모양을 갖추기까지는 출생 후 1~2주가 소요됩니다. 탯줄이 완전히 떨어져 나갈 때까지는 아직 아기 몸 전체를 목욕시키는 것은 피해주세요. 하루 정도는 필요한 부분만 가제 수건에 물을 축여 닦아주는 것만으로도 족합니다. 사실 아기는 더러워질 일이 별로 없거든요. 그러나 한편으로 목욕은 아기의 긴장을 이완시켜줘서 숙면을 취하게 하기도 한답니다.

사람이 아무리 바꾸려 해도 바꿀 수 없는 한 가지가 있다. 그것은 바로 자신의 부모이다. ♥ 유대 격언

173 DAY
년 월 일
아기를 만나기까지 107일

앞으로 사흘 동안 폐에 혈관들이 생길 거예요. 내가 태어나면 이 폐혈관들을 통해 산소를 마시고 몸에 피를 공급하게 될 거에요.

임신 중에는 혈액량이 늘어 혈관이 팽창하므로 치질이 생길 수가 있어요. 심할 경우 통증과 가려움증을 유발하고 피가 날 수도 있습니다. 사전에 예방하려면 수분을 많이 섭취하고 신선한 과일과 야채를 많이 드세요. 또한 되도록 한자리에 오래 앉아있는 것을 피하고 가벼운 산책 등으로 운동을 하세요.

주의하세요 태아의 건강을 위해 위생을 철저히 해 주세요. 공공장소에 다녀오거나 생고기, 어패류, 생계란 등을 만진 후엔 손을 깨끗이 씻어주세요. 애완동물하고 놀거나 꽃을 가꾸고 돌본 후에도 마찬가지랍니다.

육아 정보 아기가 배고파 우는데 냉장고에 찬 우유밖에 없더라도 너무 걱정하지 마세요. 아기는 찬 우유도 따뜻한 우유와 마찬가지로 잘 소화시킨답니다.

174 DAY
년 월 일
아기를 만나기까지 106일

지금까지 닫혀 있던 콧구멍이 '뻥' 하고 뚫렸어요. 얼마나 시원한지 몰라요.

태아를 둘러싸고 있는 양수는 매 3시간마다 하루 25.6L씩 교체됩니다. 새로 교체되는 양수의 공급원은 태아의 폐와 신장, 그리고 *양막강에서 생성되는 수분이랍니다.

*양막강; 태아를 둘러싼 얇은 막(양막)과 배(胚, embryo)체 사이에 있는 것으로 안에 태아를 보호하는 양수로 채워져 있다.

주의하세요 임신 중엔 저온살균 우유나 치즈, 주스 등은 가급적 먹지 마세요.

세계의 출산문화 중남미 유카탄반도의 마야인들은 분만과 진통 등 임신부의 산고를 피할 수 없는 운명으로 받아들입니다. 또, 출산 경험이 있는 여성들이 분만 중인 산모에게 자신의 분만 경험을 이야기하며 곧 산고의 고통이 지나갈 것이라고 위로와 격려를 해주기도 합니다.

175 DAY
년 월 일
아기를 만나기까지 105일

😊 유치 뒤에 영구치 싹이 올라오기 시작해서 잇몸이 간질간질해요. 내 척추는 33개의 고리와 150개의 관절, 1,000개의 인대로 이루어져 있어요. 이것이 모두 내 몸을 지탱하고 있는 거지요. 모두 이번 달 안에 만들어져요.

🙂 임신부의 20%~ 50%에 가까운 인구가 치질의 고통을 겪습니다. 항문 출혈이 있다 해도 태아에게 직접적으로 미치는 영향은 없으니까 너무 걱정 마세요.

주의하세요 임신 중엔 확실히 익힌 음식만 드세요. 먹고 남은 음식은 아무리 냉장 보관을 한다 해도 3~4일 후면 상태가 온전치 못하게 됩니다. 그 이상의 기간을 넘긴 음식은 겉으로 보기에 괜찮다고 해도 되도록 먹지 마세요.

세계의 출산문화 예나 지금이나 부족 여성들에게 가정은 제1의 출산 장소입니다. 제2의 출산 장소는 월경을 하는 여성들이 공동으로 사용하는 오두막이에요.

즐거운 임신, 행복한 변화!
임신으로 변화된 몸무게와 허리둘레를 측정해 보세요. 엄마 몸이 변하는 만큼 아기가 쑥쑥 자라고 있다고 생각하세요.

몸무게 [   ] kg   허리둘레 [   ] inch

아기가 빨리 나오면 어떡하죠?

예정일보다 빠른 임신 20주에서 37주 사이에 출산을 조산이라고 합니다. 임신 22주 이전에 태어나는 태아의 경우엔 생존 확률이 거의 희박하지만 28주 정도의 태아는 약 80%의 생존율을 보이고, 33주 이상은 사후 처치만 잘 해주면 면역력이 약한 것을 제외하고는 생존에 별 지장이 없는 것으로 알려져 있습니다.

조산의 증상은 대체적으로 출산 징후와 비슷합니다. 이전에 조산 경험이 있거나 예정일보다 너무 빠르게 진통이 시작되고 양수가 터졌을 경우 빨리 병원에 가서 조치를 취해야 합니다.

조산의 징후들
1. 예정일이 아닌데도 정상 분만처럼 지속적인 진통이 있다.
2. 아랫배와 골반에 뭉쳐짐과 묵직함이 느껴진다.
3. 양수가 터져 흘러나온다.
4. 질 분비물과 함께 출혈이 있다.
5. 태동이 줄어든다.

조산을 예방하려면
1. 스트레스와 과로를 피하고 충분한 휴식과 안정을 취한다.
2. 몸을 따뜻하게 유지하고 특히 복부 및 하반신은 절대 차게 하지 않는다.
3. 임신중독증을 조심한다.
4. 무리한 부부관계를 피한다.
5. 배를 심하게 부딪치거나 압박하지 않는다.
6. 심한 변비와 설사는 자궁수축을 가져올 수 있으므로 주의한다.

부모가 온 효자가 되어야 자식이 반 효자 된다. ♥ 속담

WEEK 26

176 DAY
년 월 일
아기를 만나기까지 104일

😊 난 지금 열린 콧구멍을 통해 숨을 쉬고 있어요. 태어나면 엄마처럼 이렇게 코를 통해서 폐로 공기를 들이마실 거랍니다.

👩 충분한 휴식을 취하려면 하루 일과를 잘 조정해야 해요. 임신 전과는 다르게 피로가 많이 느껴질 거예요.

주의하세요 임신 중 야채나 과일을 먹을 땐 흐르는 물에 깨끗이 씻고 껍질을 벗겨 드세요.

알고 있나요? 임신 17주에서 28주까지 양수는 일주일에 약 50ml씩 증가합니다. 이것은 17주까지 증가한 양수의 양에 거의 2배에 해당하지요.

세계의 출산문화 북아메리카 원주민들은 임신부에게 남은 음식을 먹지 못하도록 했습니다. 그렇게 하면 아기가 늦게 나온다고 믿었기 때문이죠. 또 임신부가 바구니를 만들거나 실을 짜면 아기가 탯줄을 감고 나온다고 여겨져 이러한 행위 또한 금했습니다.

177 DAY
년 월 일
아기를 만나기까지 103일

😊 앞으로 이틀 동안 *폐포가 만들어질 거예요. 이 속에서 폐로 들이마신 공기와 혈액의 기체교환이 일어난답니다.

* 폐포; 폐 기관지 맨 끝에 포도송이처럼 붙어있는 주머니. 허파꽈리라고도 한다.

👩 지나친 지방 섭취를 제한하세요. 임신 중 과체중은 임신성 고혈압 등 질병을 유발할 수 있습니다.

주의하세요 주방에서 사용하는 도마는 각종 세균이 번식하기 쉽습니다. 도마 면이 마모되어 있다면 새 것으로 바꾸세요.

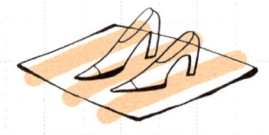

아이를 가르칠 때 아이가 이해를 하지 못해 짜증이 나면 왼손으로 글씨를 써 보라. 아이들은 왼손잡이와 같다. ♥ J.F. 보이스

178 DAY
년 월 일
아기를 만나기까지 102일

😊 폐가 서로 달라붙지 않고 호흡이 잘 되기 위해 *표면활성제라는 물질이 분비되고 있어요.

*표면활성제(surfactant); 폐를 지속적으로 팽창하게 하는 물질로, 생산과 분비가 부족하게 되면 호흡 부전이 올 수 있다.

🙂 햇빛에 노출되는 것을 주의하세요. 자외선을 받으면 임신 중 색소 침착이 더 심해질 수 있습니다. 외출 시 자외선 차단제를 꼭 바르고, 모자와 긴 소매를 착용하세요.

`알아 두세요` 제왕절개 수술한 산모들에겐 흔들의자가 좋아요. 하루 한 시간 정도 앉아서 흔들어 주면 통증을 감소시켜 주지요. 칭얼거리는 아기들도 흔들의자에 앉혀 달래주면 좋습니다.

`출산의 어제와 오늘` 18세기 미국의 시골 마을에서는 조산사에게 분만을 도운 대가로 돈 대신 집에서 키우는 닭이나 담배, 또는 조산사의 일거리를 도와주는 것으로 갚았다고 합니다. 대가를 지불하기 어려울 때는 아기가 여자일 경우 조산사와 같은 이름으로 짓기도 했답니다.

179 DAY
년 월 일
아기를 만나기까지 101일

😊 나흘이 지나면 뇌파 활동이 시작될 거예요. 뇌파는 빛을 감지하고 소리를 듣고 느끼는 것을 나타내요. 하지만 의사 선생님도 내 뇌파를 아직 해석할 순 없답니다.

🙂 임신 중에는 너무 열심히 운동하지 마세요. 천천히, 쉬어가며 하세요.

`알아 두세요` 새로 태어난 아기 돌볼 생각을 하느라 맘에 여유가 없겠지만 남편과의 관계 또한 소원해지지 마세요. 하루 중 일정 시간을 정해 놓고 같이 산책을 하거나 차를 마시며 하루 동안 있었던 일들을 이야기해 보는 것도 좋겠지요. 이제 곧 아기가 태어나 새로운 가족을 맞는 것도 중요하지만 당신이 평생을 함께 할 배우자랑 함께 하는 시간 또한 매우 소중하답니다.

잎을 긁어 모을 때 나무의 웅장함을 잊게 되듯이, 부모들은 아이들 뒷바라지에 너무 바빠 부모됨의 영광스러움을 곧잘 잊는다. ♥ 마르셀렌느 콕스

180 DAY
년 월 일
아기를 만나기까지 100일

😊 이틀 정도 지나면 눈썹과 속눈썹, 손톱이 자라난 것이 뚜렷하게 나타날 거예요.

👩 태아의 손발톱이 자라는 만큼 엄마의 손톱 발톱도 빨리 자라납니다. 임신으로 인해 전보다 혈액순환과 신진대사가 빨리 되고 많이 되기 때문이죠.

육아 정보 아기를 억지로 재우거나 깨우려 하지 마세요. 아기의 일상생활도 어른처럼 존중해 주어야 한답니다. 친척이나 친구들이 찾아와 아기를 보려 해도 잠들었다면 조금 기다려 달라고 부탁하세요. 아기에게 관심을 보여주는 것은 좋은 일이지만 저절로 깰 때까지 기다리는 게 아기의 정신적 육체적 건강을 위해 좋답니다.

세계의 출산문화 콜롬비아의 비교적 부유한 원주민 고아히로족은 첫 아이를 난 뒤 한 달 간을 누워서 지냅니다. 한편 티에라델푸에고의 야간족 산모들은 아기를 낳은 그 날 당일로 부족 사람들과 함께 조개 캐는 작업에 합류합니다. 이처럼 나라마다 산후 조리기간이 다르답니다.

알아 두세요 냉동실에 꽁꽁 얼은 생고기, 어패류들을 요리하기 위해 녹일 때는 전자레인지를 이용하거나 30분 정도 시간 간격을 두고 바꾼 냉수에 담아두는 것이 좋습니다. 그리고 해동된 음식물은 즉시 조리하세요.

181 DAY
년 월 일
아기를 만나기까지 99일

😊 엄마가 보시기엔 내가 좀 많이 말랐죠? 아직은 지방이 별로 없어 살이 안 쪄요. 몸무게가 약 820g 정도랍니다.

👩 누워서도 자세를 자주 바꿔주는 것이 혈액순환에 좋습니다. 특히 왼쪽으로 누워 있는 것이 태아를 위해서도 좋고, 엄마도 편할 거예요.

알아 두세요 쇼핑 시 부패하기 쉬운 식재료는 가장 나중에 구입하도록 하세요.

육아 정보 갓 태어난 아기에게 당장 모성애가 생기지 않는다고 해도 너무 걱정하지 마세요. 사실 엄마가 아기를 만나는 초기 감정은 다소 두렵고 불안을 느낄 수 있으니까요. 내 아이로서 엄마의 정이 싹트기까지는 몇 주에서 길게는 몇 달 정도의 시간이 소요되기도 한답니다. 부모와 자식이 서로 알아가는 과정 속에서 자연스럽게 정이 싹트는 것이니까 너무 조급하게 생각하지 마세요.

알고 있나요? 이번 달부터 태아의 피부에는 *여포가 생기기 시작합니다. 태아는 약 50만개의 여포를 가지고 태어납니다.

* 여포; 호르몬 등의 내분비물질이 담기는 주머니. 난포라고도 한다.

182 DAY

년 월 일
아기를 만나기까지 98일

오늘로써 임신 6개월을 무사히 마쳤어요. 이제 3개월하고 조금만 더 지나면 엄마아빠를 볼 수 있어요! 앞으로 3개월 동안은 엄마에게 전적으로 의존하지 않고도 스스로 살아갈 수 있는 연습을 할 거예요.

임신 20주 이후에는 고혈압이 나타날 우려가 높습니다. 수시로 혈압을 체크하세요. 부종과 함께 혈압이 높게 상승하면 *임신중독증을 의심해봐야 합니다.

*임신중독증: 임신과 합병된 고혈압성 질환으로 태반 및 태아로의 혈류공급에 장애가 발생하여 태아 성장이 정상적으로 이루어지지 못하며 심한 경우 태아사망의 원인이 되기도 한다.

육아 정보 분유를 탈 때는 덩어리가 지지 않도록 젖병에 분유를 먼저 넣은 다음에 물을 부어야 합니다. 그리고 뚜껑을 닫은 후 재빨리 세게 흔들어 주세요.

즐거운 임신, 행복한 변화!
임신으로 변화된 몸무게와 허리둘레를 측정해 보세요. 엄마 몸이 변하는 만큼 아기가 쑥쑥 자라고 있다고 생각하세요.

몸무게 [   ] kg   허리둘레 [   ] inch

아기가 나오려 하는 걸 어떻게 알 수 있을까요?

1. **이슬이 비친다.** – 아주 소량의 분홍색 혹은 갈색의 출혈이 있으며 경우에 따라 생리 양만큼 많을 수도 있고, 이슬이 전혀 없는 경우도 있습니다.

2. **지속적인 진통이 시작된다.** – 산모마다 개인차가 있지만 대략 진통의 간격이 8~10분이면 병원에 가야 합니다.

3. **파수가 시작된다. (양수가 터진다)** – 파수 후 24시간이 지나면 태아가 세균 감염에 걸릴 위험이 크고 산모의 건강에도 영향을 끼칠 수 있으므로 생리대를 착용한 후 즉시 병원에 가야 합니다.

이 밖에도 출산이 가까워지면 다음과 같은 출산징후들이 나타나기 시작합니다.

1. 태아도 출산 준비를 합니다. 즉, 골반 밑으로 이동하게 되지요. 태아가 골반 안에 자리 잡으면 태동이 줄어듭니다.

2. 태아가 밑으로 이동하면 방광이 눌려 소변이 자주 마렵습니다.

3. 태아가 골반으로 이동하면 상대적으로 위가 편해져 소화가 잘 됩니다. 그리고 더 이상 체중이 늘지 않습니다.

4. 분만 시 태아가 산도를 잘 빠져나오게 하기 위해 질 분비물이 많아집니다. 자궁 입구를 부드럽게 해주는 것이지요.

5. 태아가 골반으로 내려오면 치골에 통증이 느껴집니다. 치골이 벌어져 아래가 묵직하고 빠지는 느낌이 들게 됩니다. 허리와 사타구니 부위에도 통증이 올 수 있습니다.

어린이가 가득한 집에서 악마는 무력하다. ♥ 쿠르디스탄 속담

이 달에는

01 짜증이 일거나 화가 날 때, 또 숨이 차오를 땐
잠시 몸을 왼쪽으로 기대어 휴식을 취하세요.

02 태동을 모니터하려면 태아의 발차기를 헤아려 보세요.

03 임신으로 인해 피부 트러블이 일었다면 깨끗이 씻은 후
로션과 파우더를 바르고 잘 말려주세요.

04 몸이 약한 여성의 경우 임신 중 간혹 졸도를 일으킬 수도 있습니다.
미리 예방책을 준비하세요.

05 갑자기 시력이 약해지고 눈이 침침해지거나 현기증을 일으키고
체중 감량이 일면 반드시 의사와 상의하세요.

06 여행을 계획한다면 사전에 의사와 상의하세요.

07 질에 가려움증이 생기면 의사에게 보고하세요.
요구르트는 세균 감염을 예방해주는 식품중 하나입니다.

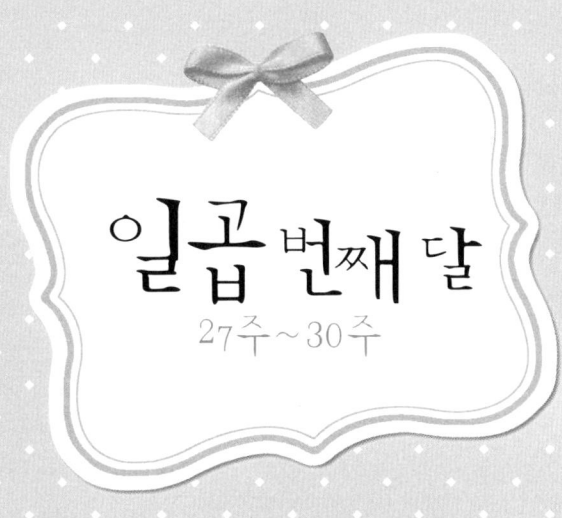

일곱 번째 달
27주~30주

WEEK 27

183 DAY
년 월 일
아기를 만나기까지 97일

오늘은 폐로 숨쉬는 연습을 하는 첫날이에요. 양수를 공기처럼 들이마셨다가 내놓는 것이지요. 이번 주말쯤이면 약 13mm 정도 더 자랄 거예요. 지금은 머리부터 엉덩이까지 24cm정도랍니다.

태아가 스스로 호흡하는 연습을 시작하면 엄마는 아기에 대해 좀더 안심하셔도 됩니다. 태아가 자라면서 양수주머니인 양막낭도 함께 자랍니다. 양막낭은 마치 고무풍선처럼 탯줄 주위에 방수막을 형성하고 있어요.

육아 정보 아기가 잘 때 추운지 더운지 온도의 감을 종잡지 못하겠다면 아기의 뒷덜미를 만져보세요. 아기의 목이 따뜻하면서 습기 없이 마르면 딱 좋은 온도랍니다. 만약에 목에 땀이 어려 있다면 온도가 너무 더운 것이지요. 목이 차면 이불을 더 덮어주도록 하세요. 아기의 체온을 잴 때 아기의 손이나 발을 측정하진 마세요. 보통 아기의 손발은 온도에 상관없이 차가운 것이 대부분이니까요.

알고 있나요? 오늘이 임신 후기 시작의 첫 날이라는 거 혹시 알고 계신가요? 예정일까지 앞으로 3개월 남았답니다.

184 DAY
년 월 일
아기를 만나기까지 96일

내가 남자아이라면 앞으로 3개월 안으로 고환이 밑으로 완전히 내려올 거예요.

임신성 당뇨병에 걸리면 태아의 체중이 정상보다 많이 늘어날 것입니다. 당뇨병은 혈중 당수치가 높아지는 질병으로 췌장이 당분을 분해해서 열량으로 바꾸는 인슐린을 제대로 분비하지 못해 생기게 됩니다. 경우에 따라 임신 전부터 당뇨를 가지고 있는 여성들도 있지만, 임신성 당뇨라면 출산 후엔 없어집니다.

알고 있나요? 모유 수유를 하고 나서 다음 모유를 생산하기까지는 약 2시간이 걸립니다. 이 시간대는 산모들 대부분이 일정합니다. 그리고 아기가 한번 먹은 모유를 소화하기까지 역시 2시간 정도가 걸립니다. 나중에 한번 확인해보세요. 젖을 먹이고 재운 아기가 깨어나는 시간이 대략 얼마나 걸리는지요.

육아 정보 신생아는 자신이 배가 부르는 지도 모르고 계속 우유를 먹습니다. 그러니 우유를 먹일 때 너무 재촉하지 마세요. 갓 태어난 아기들은 아기 주먹만큼의 양으로 여러 번 자주 우유를 주는 것이 좋습니다.

세계의 출산문화 필리핀의 민다나오 부티논주에서는 태반을 아기의 형제라고 생각하고 분만 후 땅에 묻어줬습니다. 그래야 아기랑 형제였던 영혼이 하늘로 돌아간다고 믿었던 것이지요.

아침이 그날을 예고하듯 어린 시절은 어른을 예고한다. ♥ 존 밀턴

185 DAY
년   월   일
아기를 만나기까지 95일

😊 폐가 빠르게 성장하고 있어요. 호흡 연습도 잘 하고 있고요.

🤰 임신 전 일반 여성의 경우 하루 열량이 2,100kcal 필요하지만 임신 후기엔 이보다 더 많이 2,400kcal를 섭취해야 합니다.
이번 주는 임신 후기가 시작되는 주입니다. 처음 임신 사실을 알았을 때부터 지금까지 뱃속의 태아와 공감하고 경험했던 기억들을 하나하나 다시 떠올려보는 시간을 가져보세요.

육아 정보 아기에게 우유를 먹인 뒤에는 꼭 트림을 시키세요. 아기를 세워 안은 뒤 어깨에 올린 후 아기의 등을 손바닥으로 쓸어내리거나 토닥거려 줍니다. 혹은 아기를 무릎에 앉힌 뒤 아기 등을 손바닥으로 문질러 줘도 됩니다. 아기의 위는 호리병 모양으로 트림이 나오기 쉽게 생겼답니다. 참 트림을 시킬 때 혹시 아기가 먹은 것을 게울 수도 있으니 가제 수건이나 휴지를 준비하세요.

세계의 출산문화 많은 문화권에서 분만 시 산모가 무릎을 꿇고 상체를 나무나 의자 팔꿈치 등에 의지합니다. 이 자세는 성경에도 나오고, 중세시대 독일인들과 북미 원주민들이 즐겨 이용한 자세이기도 해요.

186 DAY
년   월   일
아기를 만나기까지 94일

😊 뇌가 빠르게 성장하고 있어요.

🤰 질이 간지럽다면 효모균에 감염되었거나 임신성 당뇨일 수도 있습니다. 피부 건조를 막는 순한 비누로 질을 깨끗이 닦고 청결을 유지해 주세요.

영양 정보 요구르트는 단백질의 좋은 원천일 뿐만 아니라 우유보다 칼슘을 더 많이 함유하고 있습니다. 또 세균 감염의 위험도 줄여줍니다. 그러나 간혹 체내에 유당 내성이 없는 여성의 경우 요구르트에 대한 내성이 생길 수도 있으므로 주의하세요.

육아 정보 모유 수유를 결정했다면, 베개나 쿠션을 준비해서 엄마, 아기 모두에게 어떤 자세가 편한 지 실험해 보세요. 무릎 위에 쿠션을 놓고 아기를 눕히거나 엄마 팔에 쿠션을 기댄 후 아기를 비스듬히 안고 누일수도 있습니다. 또 엄마 등 뒤에 베개나 쿠션을 받치고 기댄 뒤 아기를 안는 자세도 있을 수 있겠지요. 어떤 자세든 엄마와 아기 모두 편한 것으로 하는 게 좋습니다.

세계의 출산문화 인도네시아 알로르섬에서는 산모들이 출산한 지 열흘이 지나면 밭일을 하러 갑니다. 그리고 엄마가 집을 비우면 아기는 친척들이 돌보게 됩니다. 밤이 되어 밭일을 마친 엄마가 돌아오면 다시 아기에게 모유 수유를 하게 되지요.

자식을 불행하게 하는 가장 확실한 방법은 언제나 무엇이든지 손에 넣을 수 있게 해 주는 일이다. ♥ 루소

187 DAY
년 월 일
아기를 만나기까지 93일

😊 시각과 청각 정보를 담당하는 뇌파활동이 활발하게 일어나고 있어요. 지금 나의 뇌파는 출산 직전의 상태와 비슷합니다.

👩 임신 중에도 자동차 운전이 가능합니다. 운전 시 안전벨트는 배 아래쪽으로 차도록 합니다. 그러나 배가 불러와 안전벨트 착용이 갑갑하게 느껴질 땐 운전을 그만해야 합니다.

알아 두세요 아기가 태어나고 가족구성원이 늘어나면 부부는 둘만의 시간을 갖기가 점점 어려워집니다. 이를 대비해서 지금부터 조금이라도 둘만의 시간을 따로 계획해 보세요. 가까운 이웃이나 다른 가족에게 아기를 잠시 맡기는 것도 생각해보고 데이트나 부부관계 횟수도 계획해보세요.

육아 정보 어떤 엄마들은 아기에게 모유 수유를 할 때 한 번은 왼팔로 한 번은 오른 팔로 안아줍니다. 그렇게 함으로써 아기가 왼쪽과 오른 쪽을 번갈아 보는 연습을 하게 되는 것이지요. 수유할 때 한번 참고해 보세요.

188 DAY
년 월 일
아기를 만나기까지 92일

😊 이번 달에는 또 하나의 중요한 뇌 발달이 이루어질 거예요. 이마 바로 뒤에 있는 전뇌가 성장해 다른 뇌 구조들을 덮고 반구의 형태로 머리가 둥그렇게 자라게 되지요.

👩 임신후기가 진행될수록 태아의 체력도 강해집니다. 이에 따라 뱃속에서 발차기하는 힘도 훨씬 강해지지요. 하루에 발차기하는 횟수를 세어보세요. 두 시간에 열 번 정도는 차야 건강하다는 증거랍니다. 보통 저녁 7시에서 10시 사이 태동이 가장 활발합니다.

중요합니다 혹시 뱃속의 태아 발차기 횟수가 하루 10회보다 적다면 의사와 상의하세요.

육아 정보 모유만 먹인 아기들은 태어난 지 4개월이 지나면 보조 철분이 필요하게 됩니다. 또 햇빛을 전혀 쬐지 않으면 비타민D도 부족하게 되지요.

어떠한 교육도 역경(逆境)만한 것이 없다. ♥ 디스레리

189 DAY

년 월 일
아기를 만나기까지 91일

엄마, 일주일 만에 머리부터 엉덩이까지 1.3cm정도가 더 자랐어요.

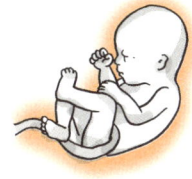
7개월된 태아

태아가 커질수록 숨이 더 가빠집니다. 이제는 태아가 스스로 호흡하지만 자궁이 커져 횡경막을 압박하기 때문이지요. 숨이 가쁜 것을 가라앉히기 위해 스트레스와 일을 줄이도록 하세요.

육아 정보 아기가 마실 우유의 온도를 알아보려면 엄마의 손목이나 팔뚝에 한 두 방울 떨어뜨려 보세요. 너무 뜨겁지 않고 적당히 따뜻한 게 좋은 온도입니다.

즐거운 임신, 행복한 변화!
임신으로 변화된 몸무게와 허리둘레를 측정해 보세요. 엄마 몸이 변하는 만큼 아기가 쑥쑥 자라고 있다고 생각하세요.

몸무게 [ ] kg   허리둘레 [ ] inch

우리 아기 어떻게 낳을까요? – 자연 분만

분만 1기 자궁문이 열리는 시기
5분마다 30~40초간 자궁문이 서서히 열리기 시작해 3cm 정도가 될 때까지 진통이 계속됩니다. 양수가 터지고 피 묻은 점액질이 나오기 시작합니다. 자궁문이 10cm 정도로 완전히 열리기까지는 초산부는 약 8 –12시간, 경산부는 5시간정도 걸립니다. 이때 장에 대변이 모여 있으면 태아가 내려오는데 방해가 되고 감염 우려도 높으며 진통을 더하기 때문에 관장을 실시하게 됩니다.

분만 2기 자궁 문이 완전히 열리고 아기가 나오는 시기
자궁 입구가 완전히 열려 자궁에서 뭔가 밀어내고 싶은 느낌이 들면 분만이 시작되는 조짐입니다. 이 시기부터 힘을 주기 시작합니다. 아기의 머리가 보이기 시작하면 의사는 아기가 나오기 쉽게 산도를 넓혀주기 위해서 부분 마취 후 회음 절개를 실시합니다. 아기의 머리가 나오고 의사가 힘을 빼라고 하면 후-'하고 촛불을 불어 끌 때처럼 단축 호흡을 하세요. 이때 너무 무리하게 힘을 주면 넓혀진 산도 수축이 힘들어집니다. 아기가 완전히 빠져나오면 아기의 기도와 폐 속의 양수를 제거한 후 탯줄을 자르고 절개 부위를 소독합니다. 첫 호흡이 트이고 이물질을 제거하고 나면 드디어 생애 최초로 엄마와 아기의 첫 대면이 이루어지지요. 이 시기까지 초산부는 대략 1~2시간, 경산부는 30~50분 정도 걸립니다.

분만 3기 태반이 빠져나오는 시기
아기가 빠져나온 뒤 자궁 수축이 일어나면서 태반도 빠져나오게 됩니다. 태반이 모두 나오면 절개했던 회음부를 봉합하면 분만의 모든 과정이 끝납니다.

WEEK 28

190 DAY　　년　월　일
아기를 만나기까지 90일

😊 근육이 튼튼해져서 이젠 제법 힘주어 물건을 잡을 수 있어요.

👩 뱃속에서 태아의 움직임이 활발해짐에 따라 예민한 임신부의 경우 한밤중에 종종 잠을 깨는 일이 있을지도 몰라요.

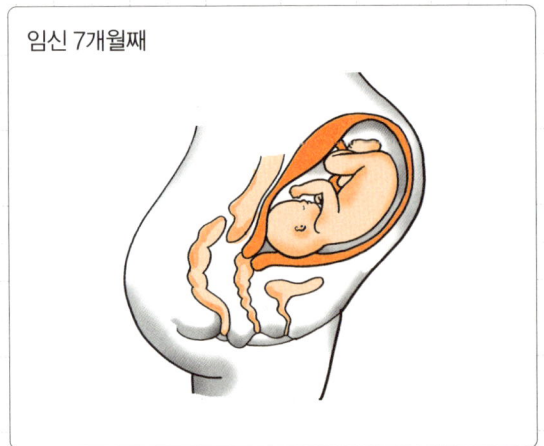

임신 7개월째

알고 있나요? 일반 우유는 비타민C가 충분치 못하지만 모유는 비타민C가 풍부하답니다.

수유 정보 모유 수유를 할 계획이라면, 앞에 단추가 달린 상의를 준비해 두는 것이 좋습니다.

191 DAY　　년　월　일
아기를 만나기까지 89일

😊 난 지금 내 몸의 2~3% 정도를 지방으로 축적하고 있어요.

👩 태아가 자라 자궁이 커지면 인대가 늘어나면서 골반에 통증이 수반됩니다. 골반에서부터 사타구니와 허벅지 안쪽 등에 통증이 느껴지는데 걷거나 움직이면 더 심하게 느껴질 수 있습니다.

육아 정보 아기가 다 먹고 난 젖병은 보통 반시간 정도 물에 담근 후에 세정제와 솔로 닦아냅니다. 또 세균 번식을 막기 위해 규칙적으로 삶아주는 것이 좋습니다.

세계의 출산문화 볼리비아의 시리오노족은 산모가 해먹(그물 침대)에 누워 분만하는 것을 주변에서 지켜보며 아기가 나올 때까지 아무도 도와주지 않습니다. 분만은 오로지 엄마 혼자의 몫이라 생각하는 거지요. 아기가 태어나면 그제야 지켜보던 이 중 하나가 해먹 밑으로 가서 아기를 받아준답니다.

자식을 기르는 부모야말로 미래를 돌보는 사람이라는 것을 가슴 속 깊이 새겨야 한다.
자식들이 조금씩 나아짐으로써 인류와 이 세계의 미래가 조금씩 진보하기 때문이다. ♥ 칸트

192 DAY
년 월 일
아기를 만나기까지 88일

👶 엄마, 붙어있던 눈꺼풀이 이제 조금씩 떨어지고 있어요. 머지않아 눈을 번쩍 하고 뜰 수 있을 거예요.

🤰 체중이 늘고 살이 찜에 따라 살과 살 사이에 땀이 차서 피부가 간지러울 수 있습니다. 특히 골반과 가슴 부근이 더할 것입니다. 자주 씻고 파우더를 발라주는 예방이 최선입니다.

세계의 출산문화 아프리카 호텐토트 부족들은 분만 시 산모가 거의 움직이지 않습니다. 조그마한 헛간에서 많은 이웃 여성들이 꽉 찬 채로 산모가 누울 공간만 마련되어 분만이 이루어지기 때문이지요.

알아 두세요 자연 분만 시 진통을 줄이려면 평소에 라마즈나 소프놀러지 등 호흡법을 익혀두면 진통을 감소시키는 데 도움이 될 수 있습니다. 또 양발을 어깨너비로 벌리고 쪼그리고 앉아 재래식 변기를 사용할 때처럼 엉덩이를 아래로 내린 자세를 취하면 중력이 효과적으로 작용할 수 있도록 골반이 최대로 벌어져 분만이 수월해 집니다.

193 DAY
년 월 일
아기를 만나기까지 87일

👶 내일이 지나면 내 눈이 완전히 완성되고 눈썹도 또렷해져요.

🤰 부종으로 인해 손과 발이 많이 부을 수 있습니다. 다리의 부종을 예방하려면 서 있는 자세는 되도록 피하세요. 염분이 많은 음식을 자제하고 앉을 때에도 다리를 높게 올려 휴식을 취하세요.

육아 정보 아기에게 우유를 먹이고 난 뒤 빈 젖병은 바로 씻으세요. 그렇지 않으면 병 속에 멍울이 생길 것입니다. 젖병에서 쉰 냄새가 난다면 베이킹 소다 한 스푼을 넣은 뒤 따뜻한 물을 부어 흔들어 준 뒤 하룻밤 놓아두세요.

세계의 출산문화 북아메리카 포니족과 서부 미크로네시아 산모들은 분만 시에 웅크려 앉아 친정어머니와 조산사의 도움을 받는답니다.

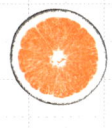

아버지가 되기는 쉽다. 그러나 아버지답기는 어렵다. ♥ 속담

194 DAY
년 월 일
아기를 만나기까지 86일

😊 이제 빨고 삼키는 건 자신 있어요. 그동안 연습을 많이 했거든요.

👩 임신 중 몸 컨디션과 날씨, 온도차 등에 의해 기절을 경험하는 임신부도 종종 있습니다. 너무 더운 날씨에 밖에 돌아다니거나 사람이 많이 몰린 곳에 가는 것을 피하세요. 또 자세를 바꿀 때는 현기증이 일지 않게 되도록 천천히 하고, 흥분과 피로가 몰리는 일도 자제하세요.

육아 정보 젖병에서 우유가 나오는 양을 조절하세요. 우유가 너무 천천히 나오면 병목을 느슨하게 풀고 너무 빨리 나오면 병목을 잠그세요. 젖꼭지를 늘리려면 원래 구멍에 이쑤시개를 꽂은 뒤 3분 정도 끓여주세요. 이때 구멍이 너무 커지지 않도록 주의하세요.

세계의 출산문화 대부분의 나라에서 분만을 도와주는 사람들은 출산 경험이 있는 나이 많은 여성들이거나 가족, 친척 등 여성들입니다. 일반적으로 남자들은 분만 중인 산모를 볼 수 없었습니다. 그러나 요즘엔 가족 분만실이 늘어 남편들도 분만에 참여할 수 있는 기회가 많아졌답니다. 새로운 생명이 탄생하는 기적 같은 순간을 남편과 함께 해 보는 것은 소중한 추억인 동시에 부부가 무언가 해냈다는 자부심을 갖게 되는 기회입니다.

195 DAY
년 월 일
아기를 만나기까지 85일

😊 쌍꺼풀과 그 위에 가지런한 속눈썹들 보이시죠?

👩 지금 정도면 만약 조산을 하더라도 아기 스스로 숨을 쉴 수 있습니다.

알고 있나요? 아기 심장 판막은 태어나는 순간 닫혀 있기 때문에 산화된 피와 신선한 피를 갈라놓는 역할을 합니다.

육아 정보 한밤중에 모유 수유를 해야 할 때는 엄마를 위한 간식도 준비하세요. 아기만 배고픈 것이 아니랍니다. 엄마가 잘 먹어야 아기를 위한 모유도 잘 생산할 수 있어요.

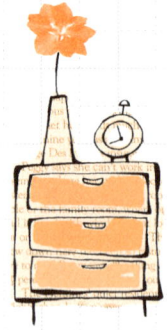

여자는 약하지만 어머니는 강하다. ♥ 셰익스피어

196 DAY
년　월　일
아기를 만나기까지 84일

엄마와 내가 같이 한 지 28주가 지났어요. 머리부터 엉덩이까지 25cm, 몸무게는 약 1,000g 정도에요.

임신 중에는 자궁이 방광을 압박해서 통증과 염증을 유발해 요도염에 걸리기 쉽습니다. 또 골반 근육이 늘어나기 때문에 크게 웃거나 기침을 하든지, 물건을 들어 올릴 경우 소변이 새어 나올 수도 있습니다. 화장실을 자주 가서 방광을 최대한 비우세요.

육아 정보　젖병 소독 방법으로는 열탕 소독과 스팀 소독이 있습니다. 열탕 소독은 말 그대로 끓는 물에 젖병을 2~3분 정도 넣고 끓이는 것입니다. 이때 젖꼭지는 약 20~30초간 잠깐 넣었다가 빼주어야 합니다. 스팀 소독은 전자레인지나 시중에 나오는 젖병소독기를 이용하는 것입니다. 요즘에는 젖병전용 소독제도 따로 나오니까 비교해보고 편한 것으로 이용하세요.

우리 아기 어떻게 낳을까요?

자연 분만 시 호흡 및 힘주는 법
1. 진통이 시작되면 천천히 복식 호흡을 시작합니다.
2. 진통의 강도가 심해지면 복식 호흡과 함께 단축 호흡을 병행합니다.
3. 자궁문이 열리고 의사가 '힘주세요.' 하면 크게 숨을 쉰 뒤 힘을 주기 시작합니다. 아랫배에 힘을 넣어 배변할 때처럼 항문에 힘을 주는데 이때 힘을 제대로 주지 못하면 분만이 오래 지연되고 아기 머리도 오랫동안 산도에 압박되어 좋지 않습니다. (자궁문이 열리기 전에는 미리 힘을 줄 필요가 없습니다.)
4. 아기의 머리가 나오기 시작하면 짧게 숨을 들이마셨다가 다시 길게 내쉽니다. 그리고 의사의 지시에 따라 다시 힘을 줍니다. 아기가 완전히 빠져 나오면 숨을 고른 뒤 마지막으로 태반이 빠져 나오도록 다시 한 번 살짝 힘을 줍니다.

분만과정

① 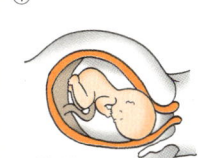　②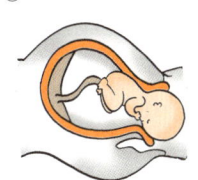

③ 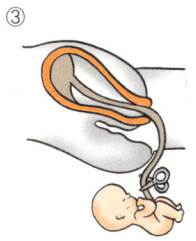　④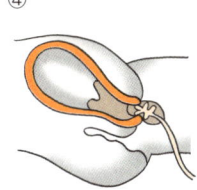

즐거운 임신, 행복한 변화!
임신으로 변화된 몸무게와 허리둘레를 측정해 보세요. 엄마 몸이 변하는 만큼 아기가 쑥쑥 자라고 있다고 생각하세요.

몸무게 [　　] kg　허리둘레 [　　] inch

우리가 보고 싶은 것은 지식을 탐구하는 아이들이지 아이들을 탐구하는 지식이 아니다. ♥ 버나드 쇼

WEEK 29

197 DAY
년 월 일
아기를 만나기까지 83일

😊 내 눈은 빛 변화에 꽤 민감해서 밝고 어두운 정도를 느낄 수 있어요. 하지만 뭐가 뭔지 분간할 수는 없어요.

👩 임신을 하게 되면 여자들은 호르몬의 영향으로 감정 처리 능력이 저하되게 됩니다. 이러한 시기가 또 있는데 바로 사춘기와 폐경기입니다. 따라서 이 시기엔 이유 없는 짜증과 우울한 기분이 나타날 수 있어요. 주위의 세심한 관심과 스스로 긍정적으로 생각하는 여유가 필요한 시기입니다.

육아 정보 모유 수유를 계획한다면 해야 할 일 가운데 하나가 바로 긴장을 푸는 것입니다. 엄마가 긴장을 풀어야 젖이 잘 나온답니다. 모유 수유 장소는 가급적 타인에게 방해받지 않고 조용한 곳으로 정하세요.

세계의 출산문화 미국 남부의 유카탄반도에서는 분만 시 처음엔 조산사와 남편, 친정어머니가 함께 하다가 분만 시간이 길어지고 어려워지면 자매와 시어머니, 올케, 시누이, 동서, 이웃 아주머니 등 다른 여성들이 온 힘을 다해 분만을 돕습니다.

198 DAY
년 월 일
아기를 만나기까지 82일

😊 오늘은 나의 성장 발육에 또 한 번 획을 긋는 날이에요. 바로 뇌가 박자를 맞춰 호흡을 할 수 있도록 명령을 보내게 된 것이죠. 또 체온도 혼자 힘으로 조절할 수 있어요.

👩 태아는 지금 바로 태어나도 자체생존력을 가지고 있어 스스로 호흡과 체온을 조절하는 기능이 가능합니다.

육아 정보 아기에게 직접 젖병을 쥐어줄 때는 가급적 찬 음료는 피하세요. 아기는 손에 찬 것이 닿으면 싫어한답니다. 찬 주스를 줄 때는 젖병을 따뜻한 천으로 감싸서 주도록 하세요.

세계의 출산문화 대부분의 문화권에서는 아기가 태어나면 곧바로 초유를 먹이지만 경우에 따라서 어떤 문화권에서는 출산 후, 2~3일이 지나야 초유가 안전하다고 그제야 먹입니다. 대신 초유를 주기 전까지 아기에게 부드러운 유동식이나 허브차를 주지요.

아이들의 양심은 그 아이들을 둘러싼 환경에 영향을 받는다. ♥ 장 폴 리히터

199 DAY
년 월 일
아기를 만나기까지 81일

😊 엄마와 내가 만나는 날이 하루하루 다가오고 있어요. 그만큼 나도 혼자 살아갈 수 있는 능력이 커지고 있는 거랍니다.

🙂 임신 전 자궁의 무게는 약 56g정도인데, 출산할 시엔 986g로 정도로 늘어납니다.

`수유 정보` 엄마의 몸은 갓 태어난 자신의 아기에게 무엇을 줘야 하는지 정확하게 알고 있습니다. 그래서 출산 후엔 모유의 성분이 처음과 다르게 변화하게 되지요. 만약 조산을 하면, 달수를 맞춰 태어난 아기보다 더 많은 영양분을 필요하다는 것을 알고 엄마의 가슴에서 세상에서 단 하나뿐인 맞춤 모유가 나오게 됩니다.

`세계의 출산문화` 중남미 유카탄반도의 부족들은 분만 시 남편을 대동해 아내의 고통을 직접 눈으로 지켜보게 합니다. 만약 산모가 난산인데도 남편이 지켜보지 않았다면 나중에 매우 비난을 받게 되지요.

200 DAY
년 월 일
아기를 만나기까지 80일

😊 사흘 정도 지나면 쭈글쭈글했던 내 피부가 한결 부드러워 보일 거예요. 지방이 많이 축적되거든요.

🙂 이번 달엔 다소 혈압이 높아질 수 있습니다. 정상적인 증세이니 안심하세요.

`수유 정보` 모유에 함유된 인 대비 칼슘 비율은 아기의 골격 발육을 위해 가장 이상적인 황금비율입니다. 또 모유는 일반 우유보다 나트륨이 적게 함유되어 있을 뿐만 아니라 철분과 아연 흡수가 더 잘 된답니다.

`중요합니다` 임신 중 만약 체중이 갑자기 늘고, 두통과 손발 부종 혹은 눈앞이 흐려지는 증상이 보이면 반드시 의사에게 알리세요. 이러한 증상은 임신부에게 치명적인 임신성 고혈압일 수도 있습니다.

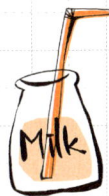

세상에 태어난 아기는 누구나 가치가 있다. ♥ 찰스 디킨스

201 DAY
년 월 일
아기를 만나기까지 79일

😊 시간이 지날수록 오감은 더욱 선명해져요. 빛과 소리, 냄새와 맛, 그리고 촉각까지 꽤 민감해지지요.

🙂 뱃속의 아기는 당신을 만날 준비를 하는 중입니다. 엄마를 보고, 엄마의 소리를 듣고, 엄마의 냄새와 처음 맛볼 엄마 젖의 맛을 구분하는 연습이 한창중이지요. 세상에서 처음 만나면 아기와 첫인사를 어떻게 나눌지 생각해 보세요. 아기가 당신에게 올 날이 멀지 않았습니다.

알고 있나요? 아기의 피부는 2.5㎠당 약 700개의 땀샘과 100개의 지방샘, 그리고 21,000개의 열감지 세포를 가지고 있답니다.

수유 정보 만약 두 자녀 이상을 둔 엄마라면 한 아기에게 젖을 물리고 있는 동안에도 다른 아이를 지켜봐야 합니다. 엄마의 몸이 자유롭기 위해서는 유축기를 사용해 젖병에 모유를 담아 먹이는 게 더 편리할 수도 있습니다.

202 DAY
년 월 일
아기를 만나기까지 78일

😊 피하지방이 쌓이면서 살이 점점 더 매끄럽고 보드라워지고 있어요. 한마디로 아기 피부 그 자체예요. 지금 만들어지고 있는 지방은 더 이상 갈색이 아닌 하얀 지방체랍니다. 이 지방은 온도를 조절하고 에너지를 공급해 줘요.

🙂 방광은 원래 둥근 모양이지만 지금은 임신으로 인해 자궁의 압력을 받아 찌그러진 원 모양을 하고 있을 것입니다. 따라서 소변을 담을 공간도 좁아지게 되지요. 임신 중 화장실을 자주 가는 것은 바로 이 때문이랍니다.

육아 정보 잠들기 전 아기를 목욕시키면 체온을 높여 주고 긴장이 완화되어 잠을 잘 자게 도와줍니다.

세계의 출산문화 뉴기니어의 아라페쉬족에서는 모유수유를 하는 동안에는 일정 기간 부부 관계하는 것을 금지합니다. 아라페쉬족 말고도 다른 여러 문화권에서 이와 같이 하는 경우가 종종 있어요.

203 DAY
년 월 일
아기를 만나기까지 77일

눈이 *안와에서 움직이고 있어요. 보는 연습을 하는 것이지요.

*안와; 안구를 포함하고 있는 골성강. 눈구멍.

엄마 뱃속에서 아기는 무엇을 보고 있을까요? 태아가 엄마 혈관을 통해 보는 세상은 온통 핑크빛일지도 모릅니다. 밤에 불이 꺼지면 온통 검은색으로 사방이 어두워 보이겠죠? 아기가 태어나서 처음 구별할 수 있는 색은 빨강, 노랑, 초록의 빛의 삼원색이랍니다.

알아두세요 출산 후 이전의 몸매로 돌아가고 싶다면 모유 수유를 하세요. 또 앉아서 밥을 먹고 휴식을 취하는 것 외에 하루 500~650cal를 연소할 수 있는 다른 활동을 생각해보세요.

우리 아기 어떻게 낳을까요? – 제왕절개 분만

산도의 뼈가 아기의 머리에 비해 지나치게 좁으면 난산이 예상됩니다. 임신 후기 검진을 통해 산모 골반에 비해 아기의 머리가 너무 크면 제왕절개수술 대책을 세워야 합니다. 수술 날짜는 보통 예정일보다 1~2주 전에 실시하며 수술시간은 대략 30분 내지 40분 정도 소요됩니다.

제왕절개를 해야 하는 경우
- 태아가 거꾸로 있는 경우 (역아)
- 태아의 머리가 산모의 골반보다 크거나 거대아 혹은 저체중아일 경우
- 태아의 심장박동 수가 잦아드는 경우
- 산모가 자궁근종 수술이나 임신 중독증 등의 병력이 있는 경우
- 헤르페스나 성병 등으로 인해 산모의 질이 감염되어 있는 경우
- 태반이 자궁 경부의 일부 및 전체를 덮고 있는 경우(전치태반)

제왕절개 분만 시 주의점
1. 첫 출산 때 제왕절개를 했다면 두 번째 출산도 제왕 절개를 하는 것이 안전합니다. 제왕 절개 수술 후 자연분만(브이백)이 아주 불가능한 것은 아니지만 출혈이 많고 산모와태아에게 위험이 따를 수 있으니 충분히 고려해야 합니다.
2. 2회 이상 제왕절개 출산은 위험합니다. 수술 횟수가 늘어날수록 수술 시간이나 마취시간이 길어지고 출혈량도 많아지기 때문입니다.
3. 자연분만에 비해 회복 속도가 더디고, 보통 수술 후 3일이 지나야 초유가 나오기 시작하는데 통증으로 인해 모유 수유가 어려울 수 있습니다.
4. 제왕절개로 태어난 신생아의 경우 산도를 통과하지 못해 폐 자극이 늦어지므로 호흡 장애가 발생할 수도 있습니다.

즐거운 임신, 행복한 변화!
임신으로 변화된 몸무게와 허리둘레를 측정해 보세요. 엄마 몸이 변하는 만큼 아기가 쑥쑥 자라고 있다고 생각하세요.

몸무게 [   ] kg   허리둘레 [   ] inch

자식을 길러본 후에야 부모의 마음을 안다. ♥ 왕양명

WEEK 30

204 DAY
년 월 일
아기를 만나기까지 76일

😊 앞으로 사흘간 뇌에 주름이 잡히기 시작해요. 주름이 많으면 그만큼 더 많은 뇌세포를 갖게 되는 거예요.

👩 임신 중에 정맥류가 생기는 이유는 태아를 위해 자궁에 공급되는 혈액량이 증가해서 다리로 혈액순환이 잘 이루어지지 않기 때문입니다.

중요합니다 물침대는 신생아를 위험에 빠트릴 수 있습니다. 침대 표면이 접어져 아기가 질식사할 우려가 있고 매트리스 테두리 사이에 끼여 다칠 수도 있거든요. 만약 가정에서 물침대를 사용하고 있다면 그 위에 절대 아기 혼자 눕혀 두지 마세요.

세계의 출산문화 동남아시아에서는 전통적으로 산에 있는 오두막에 불을 질러 임신부에게 그 불을 쬐게 하여 몸을 따뜻하게 하는 풍습이 있습니다. 불에서 나오는 열기와 연기가 몸의 상처를 낫게 해주고 자궁이 엄마 몸에서 떨어져 나오는 것을 막아준다고 믿기 때문이지요.

205 DAY
년 월 일
아기를 만나기까지 75일

😊 이번 한 달 동안 나는 몸무게가 약 450g 정도 늘 거예요. 머리부터 엉덩이까지도 28cm로 크지요.

👩 지금은 태아가 성장하기 위해 엄마의 영양분을 적극적으로 흡수할 때입니다. 태아의 뼈를 구성하는 칼슘과 혈액 조직을 구성하는 철분, 성장에 필요한 단백질을 많이 섭취하세요.

중요합니다 지금부터 엄마는 2주에 한 번씩 정기검진을 받아야 합니다. 예정일을 앞두고 무엇보다 엄마와 아기의 건강이 중요하기 때문이지요.

수유 정보 아기가 엄마 젖을 빨 때 생기는 가슴의 수축과 이완은 모유 생산을 촉진하는 호르몬을 분비합니다. 그 호르몬으로 인해 다음번에 더 많은 모유가 나오는 것이지요.

육아 정보 아기를 혼자 재울 때는 안전 창살이 있는 아기 침대에 아기의 등이 창살 쪽으로 가게 눕혀 주세요. 그래야 아기가 안정을 취해 잠을 잘 자게 된답니다.

206 DAY
년 월 일
아기를 만나기까지 74일

*골수에서 적혈구 생산이 이루어지고 있어요.

골수; 뼈 사이의 공간을 채우고 있는 부드러운 조직으로 대부분의 적혈구와 백혈구가 여기서 만들어진다.

이제부터 출산까지 비행기 여행은 가급적 자제해 주세요. 좁은 자리에 오래 앉아있어야 하는 것과 고도의 차이, 피로 등이 임신부와 태아의 건강에 해로울 수 있습니다.

알고 있나요? 임신 기간 동안 임신부는 모유 수유를 위해 양쪽 가슴에 약 450g 정도의 지방과 특수 세포를 얻게 됩니다. 또 건강한 여성이라면 수유에 대비하기 위해 체내에 2,300g의 예비 지방을 비축해둔답니다.

세계의 출산문화 일본에서는 임신부에게 불구경이나 장례식을 보지 못하게 합니다. 이는 정서적인 부분도 있지만 과학적으로도 엄마의 기분이 너무 흥분되는 것을 막기 위해서이기도 하지요.

207 DAY
년 월 일
아기를 만나기까지 73일

눈꺼풀이 떨어져서 눈을 감고 뜨는 것이 자유로워졌어요. 요즘은 하루 대부분을 '시선을 주는 연습'을 하며 보내고 있지요.

태아가 자궁 위쪽으로 자리를 잡으면 가슴 아래 갈비뼈 부위에 통증이 느껴질 수 있습니다. 태아가 발길질을 하게 되면 통증이 더욱 심해지지요.

육아 정보 이불 위에 절대 아기를 혼자 엎어 눕혀 놓지 마세요. 질식사할 우려가 있답니다.

알아 두세요 이 시기에 갈비뼈의 통증이 느껴진다면 태아가 자세를 바꾸고 골반 쪽으로 점점 내려오기 때문입니다. 통증을 줄이려면 앞으로 숙이지 말고 누우세요.

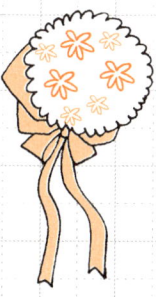

아름다운 여성의 시기는 짧지만, 훌륭한 어머니로서의 시기는 영원하다. ♥ 공자

208 DAY
년 월 일
아기를 만나기까지 72일

😊 신경 세포의 외부를 둘러싸고 있는 지방질인 수초(미엘린)가 형성되기 시작했어요. 이것은 신경세포 전달을 쉽고 빠르게 할 수 있도록 도와주지요.

👩 잠을 자려고 누웠을 때, 성장하는 태아와 커져가는 자궁이 갈비뼈와 횡경막을 압박해 가슴이 답답하고 소화불량 같은 느낌이 들 수 있습니다. 되도록 자기 전에는 음식 섭취를 피하고 자세를 자주 바꿔가며 높은 베개를 사용해 보세요.

수유 정보 모유 수유는 엄마와 아기 모두에게 이롭습니다. 아기들은 모유로 인해 백혈병 등의 혈액암과 소아당뇨를 예방할 수 있고 엄마들은 유방암을 예방(최소 9개월 이상 모유 수유한 경우)할 수 있답니다.

육아 정보 아기가 잠자는 시간을 일정하게 할 수 있도록 재울 때마다 같은 자장가를 불러준다던지 책을 읽어주세요. 이외에도 머리를 만져주거나 하는 등의 잠자기 전 특별한 행위를 만들어 놓으면 집이 아닌 곳에서도 아기를 쉽게 재울 수 있게 됩니다. 같은 시간에 잠자는 습관을 길러주는 것은 엄마와 아기 모두의 건강을 위해서 좋아요.

209 DAY
년 월 일
아기를 만나기까지 71일

😊 등과 어깨를 제외하고 몸에 났던 솜털들이 싹 사라졌어요. 물론 머리카락은 남아있어요.

👩 이 시기엔 하얀 색의 질 분비물이 다소 늘어도 염려마세요, 정상이니까요. 하지만 흰색의 질 분비물 외에 다른 색깔의 분비물이 나오거나 끈쩍끈쩍하고 불쾌한 냄새가 난다면 의사에게 알리고 상의하세요.

수유 정보 우유를 먹일 때는 아기를 될 수 있는 한 곧추 세워 주세요. 또 아기는 우유를 먹으면서 공기도 같이 삼키기 때문에 수유 후엔 반드시 트림을 시켜 공기를 빼줘야 합니다.

육아 정보 아무리 달래도 아기가 울음을 그치지 않는다면 혹시 위의 통증 때문일 수도 있어요. 그럴 때는 막대로 된 박하사탕을 물려주거나 박하를 물에 녹여 먹이세요. 페퍼민트가 위의 통증을 어느 정도 달래줄 겁니다.

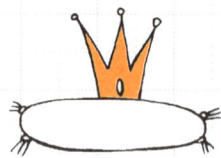

어린애를 안고 있는 어머니처럼 보기에 아름다운 것이 없고, 여러 아이들에게 에워싸인 어머니처럼 경애를 느끼게 하는 것도 없다. ♥ 괴테

210 DAY

년 월 일
아기를 만나기까지 70일

발톱이 이제 더 확실하게 보이게 되었어요. 머리카락도 많이 자랐답니다.

축하합니다. 오늘로써 임신 7개월이 지났습니다.

알고 있나요? 이제까지는 태아의 성장이 급속도로 진행되어 왔지만 분만이 가까워질수록 속도가 차츰 느려지게 될 것입니다.

수유 정보 만약 엄마가 섭취하는 식단에 어떤 영양소가 결핍되어 있다면 엄마의 모유에도 그 영양소가 결핍될 거라고 생각하겠지만 사실은 그렇지가 않습니다. 모유는 그 어떤 경우라도 아기에게 필요한 영양분을 알아서 척척 맞춤으로 생산해 줍니다. 그런데 지용성 비타민의 경우는 예외가 됩니다. 수용성 비타민의 잉여분들은 소변으로 배출되지만 과잉된 지용성 비타민의 초과분은 엄마 젖 속에 응축되어 있을 수 있거든요.

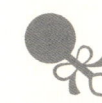 우리 아기 어떻게 낳을까요?

제왕절개 분만 과정

1. 산모의 음모를 제거한 뒤 수술 부위를 소독합니다. 링거를 통해 마취약을 투여한 뒤 소변줄(도뇨관)을 끼웁니다.

2. 마취 후 산모의 치골에서 약 3cm 위의 복부를 10~13cm 정도 절개합니다.

3. 복벽 속에 태아가 들어 있는 자궁벽을 절개합니다.

4. 자궁에서 태아를 감싸고 있는 양막을 절개한 후 태아의 머리 위치를 확인합니다. 그런 후 태아의 머리를 천천히 잡아당겨 밖으로 꺼내고 탯줄을 자릅니다.

5. 자궁 안에 남아있는 태반과 양수, 양막 찌꺼기 등을 말끔히 제거한 후 수술 부위를 봉합합니다. 봉합은 자궁경부에서 복벽까지 7~8단계로 행해지는데, 자궁경부 등 뱃속을 봉합할 때는 체내에 흡수되어 녹는 실을 사용하며 피부에는 아문 뒤 실밥을 제거하는 실을 사용합니다. 봉합이 끝나면 소독을 하고 회복실로 옮겨집니다.

6. 수술 후 2시간 정도 지나야 마취가 풀리고 통증이 심하게 느껴집니다. 1~2일 지나고 가스가 배출되면 식사가 가능하며 일주일 정도 지나고 실밥을 뽑으면 퇴원할 수 있습니다.

즐거운 임신, 행복한 변화!
임신으로 변화된 몸무게와 허리둘레를 측정해 보세요. 엄마 몸이 변하는 만큼 아기가 쑥쑥 자라고 있다고 생각하세요.

몸무게 [ ] kg   허리둘레 [ ] inch

어머니의 눈물에는 과학으로 분석할 수 없는 깊고 귀한 애정이 담겨 있다. ♥ 패러데이

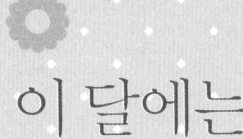

이 달에는

01 수분이 많은 음식을 섭취하고 비타민이 풍부한 계절 과일을 많이 드세요.

02 태아 두뇌성장이 활발히 이루어지는 중요한 기간입니다.
아연과 복합비타민B, 엽산이 함유된 식품을 많이 드세요.

03 요통과 다리 통증, 복부통 등을 줄이려면 앉아서 다리를 쭉 뻗고
무리한 움직임을 피하세요. 또 사우나보다는 온돌방 등의 건열을 이용해
몸을 따뜻하게 해 주세요.

04 불러오는 배 때문에 잘 때 다리에 쥐가 나고 자세가 불편하다면
다리 사이에 베개를 끼고 주무세요. 좀 더 편안해 질 겁니다.

05 이즈음부턴 엄마의 가슴에서 찔끔찔끔 모유가 나올 겁니다.
출산을 위한 준비이지요.

06 피부의 가려움증과 염증을 없애려면 수영을 하거나 로션을 바르세요.

07 이제부터 장거리 여행은 피하세요.

08 숨이 차면 휴식을 취하고, 언제 올지 모를 현기증과 두통,
실신 등에 미리미리 대비하세요.

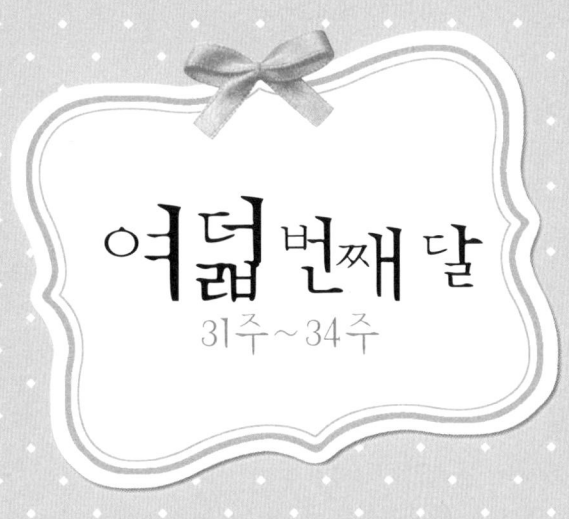

여덟 번째 달
31주~34주

WEEK 31

211 DAY
년 월 일
아기를 만나기까지 69일

👶 이제 머리부터 엉덩이까지 29cm를 넘어요. 몸무게는 약 1.3kg이랍니다.

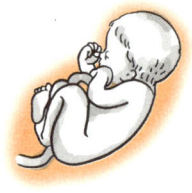
8개월된 태아

👩 임신부의 약 10%가 *정맥류를 경험한다고 합니다.

* 정맥류; 혈류량 증가로 정맥이 늘어나서 피부 밖으로 돌출되어 보이는 것.

`알아 두세요` 이번 달에는 혈액 검사를 몇 번 더 할지 모릅니다. 모두 엄마와 태아의 건강을 위해서랍니다.

212 DAY
년 월 일
아기를 만나기까지 68일

👶 이제부터 태어날 때까지 나는 매우 천천히 자랄 거예요. 하지만 체중은 이번 달에도 900g 정도 더 늘어날 예정이랍니다.

👩 출산이 점점 다가오고 있습니다. 산부인과의 분만 교실을 통해 분만법과 모유 수유 등의 육아법들을 미리 배워두세요. 부모가 되는 길이 그리 쉽지만은 않지요?

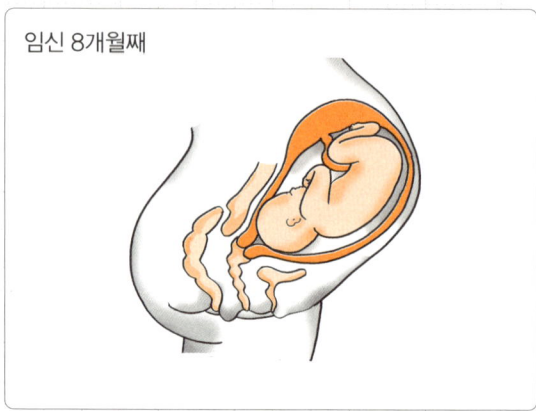
임신 8개월째

`알고 있나요?` 이제 태아의 뇌 발달은 어느 정도 이루어진 상태라 지금 당장 태어난다 하더라도 보고 듣고 기억하는 데는 무리가 없을 정도입니다. 어른의 뇌파와 비슷한 뇌파를 갖게 된 것이지요. 서양의 과학자들은 이때야 비로소 태아가 진정한 의식을 갖게 된다고 생각합니다.

우리는 하나님 다음으로 어머니에게 빚진 자이다. 하나님은 우리의 창조주요, 어머니는 우리를 가치있는 사람으로 만들었다. ♥ 보비

213 DAY
년 월 일
아기를 만나기까지 67일

👶 엄마, 요즘 난 열심히 손가락을 빨고 있어요. 손가락 대신 빨리 엄마 젖을 빨고 싶어요.

👩 임신했다고 특별히 충치가 더 많이 생기지는 않아요. 오히려 침 속의 ph 농도와 잘못된 양치 습관이 충치의 원인이 되지요.

중요합니다 태아의 내부 기관이 더욱 정교해지는 시기입니다. 단백질과 칼슘, 엽산이 함유된 식품을 빠지지 않고 골고루 먹어주는 것이 필요합니다.

세계의 출산문화 프랑스에서는 와인과 커피를 빼고는 임신부가 하고 싶은 것과 먹고 싶은 것을 특별히 자제하지 않도록 합니다. 임신을 하면 임신부의 건강을 가장 중요하게 생각하기 때문에, 운동도 열심히 하고 여행도 많이 다니는 편입니다. 그리고 임신 중일지라도 몸매 관리와 패션에 소홀하지 않아 미니스커트와 스판바지를 입은 임신부들도 종종 눈에 띄지요.

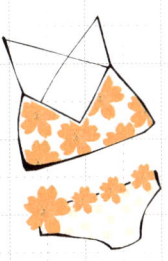

214 DAY
년 월 일
아기를 만나기까지 66일

👶 자궁이 점점 좁아지고 있어요. 내가 점점 더 크게 자라고 있는 것이지요. 지난달부터는 더 이상 다리를 뻗을 공간이 없어서 팔과 다리를 구부리고 머리를 가슴 가까이로 당겨서 앉아 있어요.

👩 태아의 힘찬 발차기와 움직임이 느껴지시나요? 대부분 낮보다 밤에 더 태동이 잘 느껴질 것입니다. 실제로 태아가 밤에 더 많이 움직이는 게 아니라 그만큼 낮에는 다른 일에 신경이 쓰여 태동을 덜 감지하기 때문이랍니다.

수유 정보 유축기로 짜내고 남은 모유는 냉동실에 보관하세요. 아기에게 줄 때는 전자레인지나 따뜻한 물을 이용하여 해동을 합니다. 하지만 한 번 해동시킨 모유는 절대 다시 냉동시키지 마세요.

육아 정보 아기를 맨몸으로 벗겨놓는 시간은 가능한한 짧게 하세요. 신생아는 아직 스스로 체온을 조절하기엔 너무 어리답니다.

세계의 출산문화 멕시코에서는 산모들을 뜨거운 물로 샤워시키는 것으로 산고의 통증을 줄게 합니다.

자연 가운데 아들딸의 행복을 기뻐하는 어머니의 기쁨만큼 거룩하고 사람을 감동시키는 기쁨은 없다. ♥ 장 파울

215 DAY
년 월 일
아기를 만나기까지 65일

😊 우리가 한몸에 있지만 엄마 피랑 내 피가 섞이지 않는 것은 태반에 있는 네 개의 층 조직 때문이에요. 태반이 손상되지 않는 한 우리 둘 피가 섞일 일은 없어요.

👩 평소보다 행동이 더 둔해졌을 수 있습니다. 특별히 무슨 문제가 있는 게 아니라 임신으로 인해 자궁이 커져 관절이 느슨해지고 분만 준비를 하느라 뱃속에서 태아가 점점 아래로 내려오기 때문이지요.

알아 두세요 걷기나 스트레칭을 할 때는 몸의 균형을 잡기 위해 의자 등과 같은 지탱할 물체를 잡는 것이 안전합니다. 또 수영장에서 수영을 하거나 욕실에서 샤워를 할 때도 바닥이 미끄러우니 넘어지지 않게 조심하세요. 혹시 균형을 잃을 뻔 했어도 심하지 않다면 괜찮습니다. 엄마 뱃속의 양수가 태아를 보호해주는 기능을 하거든요. 양수는 그런 면에서 가장 뛰어난 태아 충격방지 기관이지요.

육아 정보 아기를 목욕시킬 때 비누나 로션을 담은 용기를 따뜻한 물이 담긴 욕조에 미리 띄워보세요. 비누와 로션이 아기가 사용하기에 적당한 온도가 될 것입니다.

216 DAY
년 월 일
아기를 만나기까지 64일

😊 지금 뇌에서는 일생동안 다양한 두뇌 활동이 가능하도록 복잡한 신경세포들의 연결이 이루어지고 있어요.

👩 임신말기로 갈수록 자궁이 늘어나 복부 통증이 올 수 있습니다.

수유 정보 모유를 먹는 아기들은 분유를 먹는 아기들에 비해 *DHA와 *AHA의 응축이 높으며 뇌기능과 눈의 망막에 필수적인 지방산의 응축도 높다고 합니다.

*DHA; 물고기 기름 속에 존재하는 오메가3 지방산, 뇌기능 활성화 작용을 한다.
*AHA; 과일에 주로 존재하는 유기산, 항산화 작용을 한다.

육아 정보 아기가 졸리면 눕혀서 스스로 자는 습관을 들이도록 해 주세요.

알고 있나요? 앉거나 서는 등, 아기의 움직임을 부드럽게 하기 위해서는 총 222개의 뼈가 필요하답니다.

217 DAY

년 월 일
아기를 만나기까지 63일

내가 만약 남자아이라면 지금부터 출산 전까지 고환이 완전히 밑으로 내려옵니다. 고환은 여자아이의 난소가 만들어지는 것과 같은 세포에서 이루어집니다. 난소가 한 자리에서 계속 위치하는 것과 다르게 고환은 따뜻한 체온을 피해 밑으로 점점 내려오지요. 이는 고환에서 건강한 정자가 생산되려면 좀 더 차가운 곳에 위치해야 하는 자연의 이치 때문이라네요. 벌써 내가 아빠가 되는 준비를 하는 건가요?

출산이 가까워올수록 칼슘이 많이 필요합니다. 우유나 유제품을 많이 섭취해 태아의 뼈와 골 형성을 활발하게 하세요. 참, 칼슘보조제는 자연 식품보다 오히려 영양소 흡수가 덜하답니다.

즐거운 임신, 행복한 변화!
임신으로 변화된 몸무게와 허리둘레를 측정해 보세요. 엄마 몸이 변하는 만큼 아기가 쑥쑥 자라고 있다고 생각하세요.

몸무게 [ ] kg   허리둘레 [ ] inch

우리 아기 특별하게 낳고 싶어요. - 특수 분만 I

라마즈 분만 (감통 분만)
연상, 이완, 호흡 등 심리요법을 통해 분만의 통증을 줄여주는 분만법으로 남편도 함께 참여하여 분만의 고통을 나눌 수 있다는 장점이 있습니다. 임신 7~8개월경부터 라마즈 교실을 여는 산부인과나 전문 기관에서 남편과 호흡법과 이완 운동을 교육받아야 실제 분만에 적용할 수 있습니다.

소프롤로지 분만 (명상 분만)
명상, 복식 호흡, 이완 운동으로 분만의 고통을 극복하는 분만법입니다. 분만대기실에서 산모가 자궁문이 8~10cm 정도 열릴 때까지 책상다리로 앉아 명상을 하다가 분만실로 이동하면 몸을 30도 정도 일으킨 자세로 힘을 주어 분만을 실시합니다.
산도가 충분히 이완되어 회음 절개를 거치지 않아도 되며, 출혈이 적다는 장점이 있습니다. 산부인과나 관련 기관을 통해 임신 7~8개월경부터 교육을 받아 실제에 적용합니다.

르봐이예 분만
창시자 프레드릭 르봐이예 의사의 연구로 고안된 분만법으로 그는 신생아에게 지나치게 환한 조명과 임의적으로 울려서 호흡을 트이게 하는 것은 태아의 인권을 무시하는 처사라며 이를 개선해야 한다고 주장하였습니다. 분만 환경을 자궁처럼 어둡게 조도를 낮추고 따뜻한 온도를 유지하여 출산한 후, 바로 탯줄을 자르지 않고 엄마 배 위에 5분가량 올려놓거나 엄마 양수처럼 따뜻한 물속에 놓아 안정을 준 뒤 탯줄의 박동이 그치고 폐로 호흡할 수 있게 되면 비로소 탯줄을 자르게 됩니다.

위대한 인물은 모두 어머니의 자식이며, 그 젖으로 자랐다. ♥ 고리키

WEEK 32

218 DAY
년 월 일
아기를 만나기까지 62일

👶 오감이 고루 발달해 모든 감각 기관들이 정보를 받아들일 수 있어요.

🤰 태아가 점점 자라고 자궁이 압박되면서 숨을 깊이 들이마시기가 어렵고 숨이 찰 수 있습니다. 하지만 산소가 부족한 것은 아니니 걱정 마세요.

알고 있나요? 갓 태어난 신생아는 오감 중 촉감이 가장 민감하게 잘 발달되어 있답니다.

수유 정보 모유가 얼마만큼 나오는가는 엄마가 섭취하는 수분양보다 아기가 평소 얼마만큼의 모유를 마시는가와 상관이 있습니다. 그래도 탈수를 예방하기 위해서 충분한 수분 섭취는 필수랍니다.

육아 정보 아기 침대를 사용할 경우 침대보 위에 얇은 요를 여러 겹 겹쳐 펴놓아주세요. 그렇게 하면 갈아줄 때 제일 위쪽의 요만 벗기면 되서 편해요.

219 DAY
년 월 일
아기를 만나기까지 61일

👶 감각 기관들이 정보를 받아들일 수는 있지만 아직 완벽한 기능을 발휘하기는 힘들어요. 이를테면 자궁에서는 공기 대신 양수로 숨을 쉬기 때문에 코가 있어도 후각이 제대로 기능하기 어려워요.

🤰 출산일에 가까워지면 당신의 자궁근육은 스스로 수축 이완 연습을 할 것입니다.

알고 있나요? 가진통은 Braxton-Hicks라고 하는 자궁의 대비 수축으로 인해 생기는 진통입니다. 임신 후기가 되면 자궁은 분만을 대비해 수축 연습을 실시하게 되지요. 그래서 허리와 등에 통증이 오고 아랫배가 단단해지는 가진통을 경험하게 되는 것입니다. 가진통은 예정일이 가까워올수록 더 자주 일어나게 되니 너무 놀라지 마세요.

육아 정보 밤에 불을 끈 상태에서 아기가 잘 자고 있는지 자주 확인하고 싶다면 전등 가까이 야광 스티커를 붙여 두세요.

저울의 한쪽 편에 세계를 실어 놓고 다른 한쪽 편에 나의 어머니를 실어 놓는다면, 세계의 편이 훨씬 가벼울 것이다. ♥ 랭데일

220 DAY
년 월 일
아기를 만나기까지 60일

*동공 반사 반응이 일어납니다. 희미한 불빛 아래서는 눈이 크게 떠지고, 아주 환환 불빛 아래서는 눈을 감게 되지요. 이것은 홍채가 빛의 세기에 따라 반응하기 때문이에요.

*동공 반사 반응: 어두운 곳에서는 저절로 동공을 열고, 밝은 곳에서는 동공을 저절로 닫는 반사 반응.

평소 복부 근육이 탄력이 없고 약했던 여성들은 임신 중 커지는 자궁을 지탱하기 위해 어깨를 지나치게 뒤로 하곤 합니다. 하지만 이렇게 하면 근육에 무리가 와서 요통이 생기고 피로가 더 심해집니다. 평소 규칙적인 운동을 통해 복부 근육을 강화하세요.

알아 두세요 예정일 전에 혹시 자궁 수축이 느껴지거나 분만할 조짐이 느껴진다면 병원에 가기 전에 일단 담당의에게 전화부터 하세요. 아직은 가진통일 확률이 높답니다.

육아 정보 유모차의 손잡이가 삐걱거리면 아기에게 무해한 기름으로 닦아주거나 식물성 스프레이를 뿌려 보세요.

221 DAY
년 월 일
아기를 만나기까지 59일

앞으로 사흘 내에 발톱이 완벽하게 만들어져요.

이번 달 역시 다른 임신 기간과 마찬가지로 요통을 포함한 많은 증상들이 계속됩니다. 태아가 자랄수록 허리는 균형을 유지하기 위해 더 많은 통증을 감내해야 됩니다.

알아 두세요 자연 분만 시 통증이 너무 심하다면 무통 분만을 고려해 볼 수 있습니다. 무통 분만은 경막외마취를 통해 통증과 시간을 감소시키는 분만법입니다. 이는 개인차가 있으나 통증의 약 10~20% 정도를 감소시키고 초산의 경우 약 7~8시간 정도 분만 시간을 단축시킬 수 있습니다. 그러나 마취를 하기 때문에 산모 스스로 힘을 주는 것이 제대로 되지 않아 의사가 전 과정을 코치해야 하고 경련, 구토, 통증, 불쾌감 등 다소 후유증이 따를 수도 있습니다.

부모는 활이다. 그 활로부터 당신의 아이들은 달리는 화살이 되어 튀어나간다 ♥ 칼릴 지브란

222 DAY
년 월 일
아기를 만나기까지 58일

😊 머리카락이 많이 자랐죠? 이 머리카락은 부모님으로부터 유전적으로 물려받는 것이랍니다.

👩 근육이 이완되서 잘 때 다리 통증이 더 심하게 올 수 있어요.

알고 있나요? 갓 태어난 아기의 가슴이 부풀어 올라와 있는 경우가 종종 있습니다. 그것은 모유 수유를 돕는 호르몬이 엄마뿐 아니라 태아의 흉부 조직에도 영향을 끼쳤기 때문입니다. 일시적인 현상이고 금방 없어지기 때문에 너무 걱정하지 않아도 되요.

알아 두세요 혹시 다리 통증이 계속된다면 혈액이 응고된 것일 수도 있으므로 의사와 상의하세요.

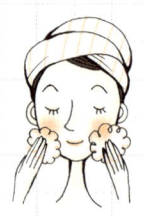

223 DAY
년 월 일
아기를 만나기까지 57일

😊 발톱이 완벽하게 만들어졌어요. 나도 크면 이 발톱에 매니큐어를 바르게 될까요?

👩 초유는 가슴에서 묽고 노르스름한 액체 형태로 분비됩니다. 초유는 항체가 다량 함유되어 있을 뿐 아니라 태아를 위한 영양분도 아주 풍부합니다.

육아 정보 아기를 목욕시킬 때 욕조에서 손으로 잡을 수 있는 샤워기를 이용해 보세요. 아기가 샤워기 물줄기를 좋아할 뿐만 아니라 씻기기도 편하답니다. 단 아기에게 직접 샤워기를 잡게 해선 안 됩니다. 아기가 물을 마실 수도 있고, 혹시 뜨겁거나 찬물이 갑자기 나올 수도 있으니까요.

세계의 출산문화 필리핀에서는 분만 후 산모에게 삶은 닭고기와 소량의 삶은 태반, 옥수수죽 등을 먹여 산후조리를 하게 합니다.

당신 자신도 확신 없는 것을 아이에게 가르치려 하지 말라 ♥ 존 러스킨

224 DAY
년 월 일
아기를 만나기까지 56일

지난 몇 주 동안 뇌가 빠른 성장을 했어요. 외형적인 굵기도 커졌을 뿐 아니라 내부에 주름도 많이 생겼어요. 그래서 지금 머리둘레가 약 9.5mm 정도 되요.

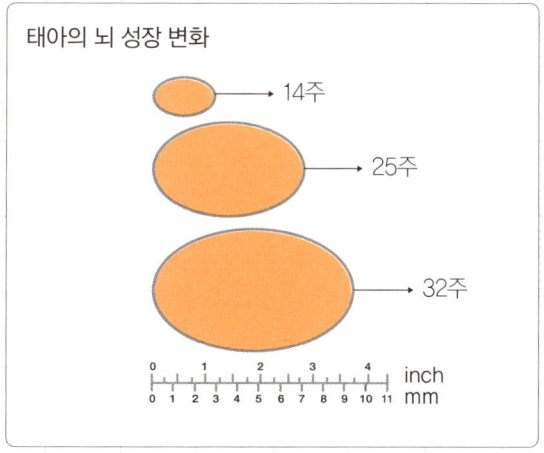

태아의 뇌 성장 변화

임신 중에는 수분이 각 조직으로 많이 흡수되서 손발, 얼굴 등에 부종 증세가 종종 올 수 있어요. 수분을 충분히 섭취하세요.

즐거운 임신, 행복한 변화!
임신으로 변화된 몸무게와 허리둘레를 측정해 보세요. 엄마 몸이 변하는 만큼 아기가 쑥쑥 자라고 있다고 생각하세요.

몸무게 ☐ kg   허리둘레 ☐ inch

우리 아기 특별하게 낳고 싶어요. - 특수 분만 II

수중 분만
커다란 욕조에 양수처럼 따뜻한 물을 받은 뒤 산모가 남편과 함께 들어가 앉아 출산의 과정을 겪는 분만법입니다. 부력으로 인해 산모가 자세잡기가 쉽고 물이 주는 감통효과와 함께 근육이 쉽게 이완되어 회음 절개를 실시하지 않아도 되는 장점이 있습니다. 분만 시 태아의 감염이 우려된다는 지적도 있지만 최대한 이를 철저하게 대비하여 준비하게 됩니다.

그네 분만
자궁문이 5cm정도 열렸을 때 분만실로 이동, 그네에 앉거나 혹은 눕거나, 서고 매달리는 등 산모가 최대한 편한 자세를 취하며 분만이 이루어집니다. 원시적인 출산 보고에 따르면 원래 산모들은 서거나 앉은 자세에서 분만을 행했는데 이는 지금처럼 산모가 침대에 누워 있을 때보다 골반 직경이 더 넓어져 분만이 용이하기 위함이었다고 합니다.

유도 분만
출산예정일이 2주 이상 지났는데도 출산의 기미가 보이지 않으면 자궁수축을 유도하는 촉진제를 맞고 분만을 실시하게 됩니다. 촉진제가 투여되면 비로소 산모는 진통을 느끼게 되고 이후 과정은 자연분만과 같습니다. 그러나 인위적으로 만든 갑작스러운 자궁수축은 과다출혈을 일으키는 등 태아와 산모의 건강에 위험을 줄 수 있으므로 꼭 필요한 경우에만 촉진제를 투여해야 합니다.

가족 분만
단독 병실에서 가족들이 지켜보는 가운데 분만이 진행되어 정서적인 안정을 주는 장점이 있습니다.

WEEK 33

225 DAY
년 월 일
아기를 만나기까지 55일

😊 엄마와 내가 만난 지 오늘로서 33주째에요. 머리부터 엉덩이까지는 30cm, 몸무게는 1.7kg 이랍니다.

👩 태반은 아주 복잡하면서도 완벽한 기관입니다. 이 속에는 *부신피질자극호르몬을 제외한 생물학적으로 알려진 모든 효소가 존재하지요. 이 때문에 태반 안에서는 모든 호르몬 작용이 가능한 것입니다.

*부신피질자극호르몬(ACTH):뇌하수체 전엽에서 분비되는 호르몬으로 부신피질에 작용해서 선세포의 층식, 호르몬의 합성과 분비를 촉진시킨다. 특히 스트레스를 받으면 중추신경계를 통해 더욱 분비가 촉진된다.

알고 있나요? 모유 수유를 하는 여성은 하루에 약 700g(1L의 3/4 정도)의 젖을 만듭니다. 개인적인 모유의 양 차이는 엄마의 컨디션뿐만 아니라 아기의 식욕에 달려 있습니다.

226 DAY
년 월 일
아기를 만나기까지 54일

😊 뱃속에서 내가 누워있는 위치에 따라 밖에서 볼 때 엄마 배가 커 보이기도 하고 작아 보이기도 한답니다.

👩 자궁이 커짐에 따라 장에 압박이 가해져 장운동이 느려집니다. 그래서 변비가 심해질 수 있어요.

육아 정보 만약 둘째 아기 출산 후, 첫째 아이가 엄마 젖을 요구한다면 이것은 일시적인 퇴행현상입니다. 하지민 한 번 징도는 아이에게 유아 시절을 회상케 해주고 호기심을 충족시켜줄 수도 있어 아이 뜻대로 젖을 주는 것도 괜찮아요. 한 번 정도는 동생에게 줄 모유의 양에도 크게 영향을 미치지 않는답니다.

영양 정보 임신 중 홍차는 피하는 것이 좋습니다. 홍차에 든 타닌 성분이 변비를 일으킬 수 있기 때문이지요.

어린 시절이 행복한 사람이 커서도 행복하다. ♥ 토머스 풀러

227 DAY
년 월 일
아기를 만나기까지 53일

맑은 담황색 빛을 띤 양수가 지금 최고치로 늘어났어요. 그런데 앞으로는 그 양이 점점 줄어들어요. 그래서 엄마가 제 움직임을 더 확실히 느끼게 될 거예요. 내가 태어날 쯤엔 약 1L의 양수가 양막낭을 채우고 있을 거예요.

모유 수유를 준비하느라 가슴이 눈에 띄게 커지고 덩어리져 보일 거예요. 첫 임신이라면 이러한 가슴의 크기 변화가 더욱 확실하지요.

알고 있나요? 영국의 콜린블랙모어 교수의 이론에 의하면 8개월 태아의 뇌는 성인의 뇌세포보다 2~3배정도 더 많은 신경세포를 가지고 있습니다. 그런데 임신 9개월부터 태어나기 직전까지 태아는 이 많은 뇌세포 중에서 불필요하다고 느껴지는 50%가량을 스스로 파괴한다고 합니다. 이렇게 본다면 인간의 일생을 통틀어 가장 천재의 가능성을 품고 있는 시기는 바로 임신 8개월일 수 있습니다. 출생 후에는 뇌세포가 더 이상 늘어나지 않으면서 또 나이가 들어감에 따라 줄어드니까요. 따라서 이 시기에 태교는 더욱 중요하다고 볼 수 있습니다.

228 DAY
년 월 일
아기를 만나기까지 52일

손가락이나 발가락을 빨며 흡입 연습을 하는 중이에요. 태어나면 지금처럼 엄마 젖을 세차게 빨 거예요.

출산이 다가올수록 근육의 이완과 자궁의 압박으로 요통과 다리 통증, 두통에 태동까지 심해져 잠을 많이 설칠 수 있습니다.

중요합니다 엄마와 태아의 혈액 순환을 위해 되도록 왼쪽으로 눕는 것을 습관화하세요. 또 누울 때 큰 베개에 기대거나 다리 사이에 쿠션을 끼는 것도 편안한 자세르 유지하는 한 방법입니다.

육아 정보 일하는 여성이라면 아기가 태어난 후를 대해 가족들과 집안일 분담을 어떻게 할 것인지 한번 생각해 보는 게 좋습니다. 아이가 하나가 아니라 둘째 아이를 낳고서 맞벌이를 하는 엄마라면 앞으로 두 배 이상의 일을 하게 되는 것이니 미리미리 가사분담을 생각해 놔야 합니다.

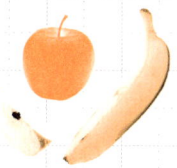

어머니가 되는 것은 인생의 위대한 특권이다 ♥ 코커

229 DAY
년 월 일
아기를 만나기까지 51일

😊 나흘 전에 비해 머리부터 엉덩이까지 25mm나 더 자랐어요.

🙂 갈수록 몸이 더 피곤해지고, 다리와 배에 정맥류가 늘어날 거예요. 체중과 혈액량이 증가함에 따라 다리 통증도 더 심해져 찌르는 듯 아파올 수도 있습니다.

육아 정보 아기를 갖고서도 계속 일을 하거나 그만 두거나 하는 것은 개인의 취사선택이겠지요. 경제적인 환경이 여유롭지 못해 어쩔 수 없이 일을 꼭 해야 하는 경우도 있지만 경제적 여유가 되더라도 워킹맘을 생각해 보는 것도 나쁘지 않답니다. 전일제 작업이 무리가 된다면 프리랜서 작업이나 파트타임을 생각해보세요. 육아에 매달려 집에만 있다 보면 오히려 산후우울증이 생길지도 몰라요. 적당한 노동은 삶의 활력소가 되어 줄 것입니다.

230 DAY
년 월 일
아기를 만나기까지 50일

😊 피부 밑에 도톰하게 지방이 쌓이고, 제법 혈색도 돌고 있어요. 지금은 나한테 단백질과 지방이 가장 많이 필요한 시기인거 아시죠? 식단에 특별히 신경 써 주세요. 남은 두 달 동안 저는 무럭무럭 자랄테니까요. 태어나기 직전엔 지금보다 몸무게가 거의 두 배가 될 거랍니다.

🙂 임신 기간 동안 혹시 꿈 때문에 걱정이 많으신가요? 꿈을 많이 꾸는 것은 지극히 정상적인 현상이랍니다. 삶의 과도기에는 이런저런 걱정을 많이 하게 되죠. 물론 임신도 그런 과도기 중의 하나이고요. 뱃속의 아기가 괜찮을까? 나는 좋은 부모가 될 수 있을까? 하는 걱정들이 계속 뇌리에 남아 꿈으로까지 발현되는 것이랍니다. 새로운 삶의 변화 앞에서 생기는 걱정은 누구나 다 하는 것이니 너무 고민하지 마세요.

알아 두세요 걱정과 스트레스가 많이 쌓인다면 호흡법을 실천해보세요. 천천히 코로 숨을 들여 마신 다음 다시 천천히 입으로 숨을 내쉬는 겁니다. 호흡과 함께 눈을 감고 조용히 명상도 해보세요. 마음을 가볍게 하고 가라앉혀 주는데 도움이 될 것입니다.

231 DAY

년 월 일
아기를 만나기까지 49일

이번 주가 지나면서 머리둘레가 1cm 더 커졌답니다.

계절에 따라 균형 있는 식사를 하기가 쉽기도 하고 어려워지기도 합니다. 예를 들어 겨울엔 식욕이 좋은 반면 먹을 수 있는 계절 음식이 한정되어 있고, 여름엔 더위로 인해 식욕이 다소 떨어지지만 신선한 과일 등 계절 음식이 넘쳐나지요. 그래도 요즘은 옛날에 비하면 계절에 상관없이 사철 신선한 과일을 접할 수 있는 거예요.

세계의 출산문화 필리핀 토롱족은 분만 직후 태반을 토기에 넣어 그을린 후, 그 토기를 다시 땅 속에 묻어둔답니다.

진통이 시작되면 어떡하죠?

가진통과 진진통은 개인차가 있으며 두 진통을 구별하는 가장 큰 차이점은 자궁경관이 열리냐, 안 열리냐 하는 것입니다.

가진통 자궁 수축의 간격이 불규칙하고 자세를 바꾸면 자궁수축이 감소되며 진통의 강도나 빈도가 크게 증가하지 않으며 진정제를 투여하면 통증이 즉시 없어집니다. 진통의 부위가 허리보다는 복부 쪽에 가깝습니다.

진진통 자궁 수축의 간격이 규칙적이며 점점 짧아집니다. 진통 강도도 더 강해지고 길게 지속됩니다. 아랫배는 물론이고 허리까지 통증이 극심해지며 자세를 바꾸어도 진통이 사라지지 않고 움직일수록 오히려 진통의 강도가 더 심해집니다. 진통제를 투여해도 통증이 쉽게 완화되지 않습니다. 시간이 지날수록 자궁경관이 벌어지기 시작하고 출혈이나 붉은빛을 띤 점액성 분비물이 동반되기도 합니다.

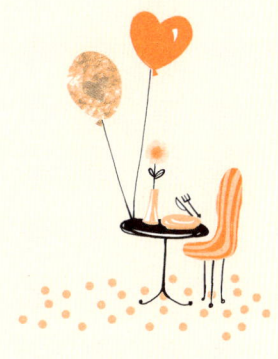

즐거운 임신, 행복한 변화!
임신으로 변화된 몸무게와 허리둘레를 측정해 보세요. 엄마 몸이 변하는 만큼 아기가 쑥쑥 자라고 있다고 생각하세요.

몸무게 ___ kg   허리둘레 ___ inch

우리는 모두 행복하기 위해서 태어났다 ♥ A. 스트로우

WEEK 34

232 DAY
년 월 일
아기를 만나기까지 48일

😊 여전히 잘 자라고 있어요. 이번 주엔 머리부터 엉덩이까지 1.3cm 쯤 더 자랄 거예요.

👩 이제부터는 어느 정도 태아에 대해 안심해도 됩니다. 지금 바로 태어난다 해도 바깥 생활에 적응할 수 있을 정도로 많이 자랐거든요. 경우에 따라 조산을 하는 산모들도 있어요.

육아 정보 아기가 태어나면 이전까지의 일상과 다른 생활이 될 것입니다. 아기와 함께 하는 생활에 적응하기 위해 출산 전에 가족과 함께 담당 역할을 미리 나눠보세요.

세계의 출산문화 중남미의 유카탄반도에서는 조산사가 임신부를 방문할 때마다 순산을 돕는 마사지를 해줍니다. 또 뱃속에서 아기의 위치가 거꾸로 되어 있거나 옆으로 있을 경우 압력을 가해 태아의 머리와 엉덩이 위치를 바로 잡도록 회전시켜 줍니다. 산모에겐 고통스러운 작업이긴 하지만 유카탄반도에서는 제왕절개 수술을 하는 것보다 이편이 선호되고 있어요.

233 DAY
년 월 일
아기를 만나기까지 47일

😊 지금 내 눈은 맑고 투명해 보여요. 엄마처럼 눈동자가 검어지려면 태어나서 3~4주 정도는 빛에 노출되어야 한답니다.

👩 태어난 직후의 아기들은 빛의 삼원색만 구별 가능합니다. 또 얼마간은 초점을 맞추는 것도 어렵기 때문에 그들에게 세상이 어떻게 보이는지는 짐작하기 힘들어요.

알아 두세요 분만 중 통증을 감소시키는 약물을 투여하는 것은 산모 개인의 의사에 따라야 합니다. 무조건 산고를 참고 희생한다고 해서 아기에게 더 헌신적이고 좋은 엄마가 되는 것은 아니에요. 또 무통분만을 위한 진통제는 아기에게 아무런 문제를 일으키지 않습니다.

육아 정보 아기와 함께 외출할 때 늘 휴대할 수 있는 가방을 마련하세요. 가방 안에 기저귀, 아기 옷, 얇은 담요, 젖병, 손수건, 분유, 비닐 봉투 여분 등을 넣어두면 외출할 때마다 일일이 짐을 꾸리지 않고 가방 하나만 들고 가면 되니 편하겠죠.

경건한 어머니를 둔 자는 결코 가난하지 않다 ♥ 링컨

234 DAY   년 월 일
아기를 만나기까지 46일

😊 이젠 엄마로부터 공급받는 면역체 말고도 내 스스로 면역체를 만들기 시작했어요.

👩 임신 중에는 태반을 통해 엄마의 항체가 혈류를 타고 태아에게 전달됩니다. 전달된 항체는 호흡기 질환과 소화기 질환 및 장기 염증 등에 대항할 수 있는 면역체들이에요. 엄마에게 수두나 홍역 같은 바이러스 감염 항체가 있다면 태아도 같은 면역성을 가지게 됩니다.

알고 있나요? 모유 수유를 하게 되면 엄마의 항체가 아기에게 전달되어 면역력이 강해집니다. 일반 분유를 먹게 되면 아무래도 이 부분에서 취약하게 되지요.

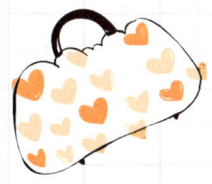

235 DAY   년 월 일
아기를 만나기까지 45일

😊 앞으로 사흘이 지나면 손톱이 손끝까지 완전히 자랄 거예요.

👩 임신 말기 두 달 동안은 가능한한 의사와 멀리 떨어져 있지 마세요. 자동차 장거리 여행은 몸이 많이 피곤해집니다. 또 비행기나 기차 여행 역시 조산할 경우를 대비해 자제하도록 하세요.

알고 있나요? 분만 시 탯줄을 자르는 것이 두려우신가요? 걱정하지 마세요. 탯줄 표면에는 통증을 감지하는 감각기관이 없어서 엄마와 아기 모두 아프지 않답니다. 그리고 탯줄을 자를 땐 피가 나지 않아요. 그 이유는 임신기간 동안 탯줄을 둘러싸고 있던 젤리 같은 물질이 분만 시 공기에 노출되면 부풀어 올라 저절로 혈구를 막아주기 때문이지요.

육아 정보 동생을 보는 일은 첫째 아이에게 큰 변화와 스트레스를 줍니다. 자신이 이제껏 혼자 받았던 부모의 사랑과 관심을 누군가와 나누거나 빼앗겨야 하는 시점이니까요. 첫째 아이에게 무조건 동생을 보살피라고 강요하기 전에 동생의 존재를 충분히 납득시키고 약하고 보호해야 할 존재라는 것을 인식하게 하세요. 그리고 첫째에게도 가능한 둘째와 똑같은 애정을 보여주세요.

청춘은 퇴색되고 사랑은 시들고 우정의 나뭇잎은 떨어지기 쉽다.
그러나 어머니의 은근한 희망은 이 모든 것을 견디며 살아 나간다. ♥ 올리버 호움즈

236 DAY
년 월 일
아기를 만나기까지 44일

😊 지금 엄마 뱃속은 양수로 완전 꽉 차 있어요. 그래서 난 더 이상 양수 위에 둥둥 떠 있을 수 없어서 이젠 자궁벽에 기대어 있어요.

👩 다음 주부터 분만 준비를 위해 혈액량이 늘어납니다. 때문에 체중이 900g~1,800g 정도 증가할 거예요.

주의하세요 현기증이 일지 않게 천천히 일어나세요. 혈당이 내려가지 않도록 매끼 조금씩 자주 식사를 하고요. 실내 환기도 자주 시키고 너무 덥거나 춥지 않게 적정 체온을 유지해 주세요.

육아 정보 모유 수유를 할 때 아기가 젖을 안 먹는다고 해서 젖을 완전히 짜내지 않으면 젖몸살을 앓아 아플 수가 있어요. 그럴 땐 유축기를 이용하거나 따뜻한 물로 샤워하면서 젖을 완전히 짜내어 주고 부드럽게 마사지해 주세요. 통증을 좀 줄일 수 있을 거예요.

알아 두세요 아기가 마시는 우유는 저온에서 보관해야 신선도가 오래 유지됩니다. 아기와 함께 외출 시엔 보온병을 이용하거나, 찬 플라스틱 용기 안에 얼음을 넣어 직접 미니 아이스바를 만들어보세요.

237 DAY
년 월 일
아기를 만나기까지 43일

😊 난 아직 근육 조절이 잘 안돼서 손톱으로 내 얼굴이나 몸을 할퀼지도 몰라요. 나중에 내가 태어나면 엄마가 손톱을 꼭 잘라주세요. 어쩌면 내가 태어났을 때 벌써 할퀸 자국이 있을 수도 있어요.

👩 출산이 다가올수록 혈압이 불안정해지기 때문에 어지럽거나 두통이 올 수도 있어요.

육아 정보 둘째 아이가 아직 아기이고 어리다고 해서 첫째 아이보다 엄마를 더 필요로 할 것이라고 생각하지는 마세요. 모든 아이들은 저마다 필요한 게 다르답니다. 또 스스로 순번을 기다리는 법을 배워야 하고요. 아기이고 어리다고 해서 첫째 아이보다 둘째 아이에게 먼저 달려가기 전에 공정하게 순번을 지키고, 오히려 전보다 첫째 아이를 더 많이 안아주세요. 첫째는 지금 갑자기 생긴 동생 때문에 많이 외롭고 불안할 거예요.

세계의 출산문화 옛날에는 거의 대부분의 문화권에서 태반을 천에 싸서 땅에 묻었습니다.

부모의 사랑은 내려갈 뿐이고 올라오는 법이 없다.
자식에 대한 부모의 내리 사랑은 자식의 부모에 대한 사랑을 능가한다. ♥ C. A. 엘베시우스

238 DAY

년 월 일
아기를 만나기까지 42일

😊 엄마, 난 지금 막 세상에 나간다 해도 아프지 않고 잘 적응할 수 있을 정도로 건강하답니다.

👩 오늘은 임신 8개월의 마지막 날입니다. 점점 예정일을 향해 다가가고 있습니다.

알고 있나요? 임신 후기 중 지금의 시기는 태아 두뇌 발달에 아주 중요한 시기입니다. 지난 일주일동안 태아의 머리는 9~10mm 정도 더 자랐습니다.

육아 정보 첫째 아이가 동생을 돌보고 싶어 하면 그렇게 하도록 도와주세요. 아기를 안아주는 것과 우유를 먹이는 법을 가르쳐 주세요. 그렇게 하면서 장차 아이가 자라서 엄마 아빠가 되었을 때 지금처럼 똑같이 해 줘야 한다고 가르쳐 주세요.

즐거운 임신, 행복한 변화!
임신으로 변화된 몸무게와 허리둘레를 측정해 보세요. 엄마 몸이 변하는 만큼 아기가 쑥쑥 자라고 있다고 생각하세요.

몸무게 [　　] kg 허리둘레 [　　] inch

모유 수유를 하고 싶어요!

모유 수유 방법

- 출산 후 분만실에서부터 젖을 물리는 게 실은 가장 좋습니다. 하지만 오늘날의 의료 상황에서는 여의치 않는 경우가 많습니다. 그래도 가능한 한 빨리 젖을 물리도록 합니다.

- 초산의 경우, 산모의 본능에 의지해 젖을 물리기보다는 의료진 등 전문가의 도움을 받아 학습을 통해 올바른 수유 방법을 익혀두는 것이 좋습니다.

- 수유 시간은 보통 아기가 원하는 시간에 최대한 맞춰주는 게 좋습니다. 하지만 갓 태어난 신생아의 경우 젖을 원하는 시간이 일정치 않을 경우가 많습니다. 되도록 2~3시간 간격으로 젖을 물리도록 하고 아기가 너무 오랫동안 잠들어 있는 경우에는 살짝 깨워서라도 규칙적으로 수유하도록 합니다. 이상적인 수유 횟수는 하루 8회~12회 정도입니다.

- 수유할 때 적어도 한 쪽 젖은 완전히 다 비우는 습관을 들이는 게 좋습니다. 젖을 완전히 비우지 않으면 다음 수유시 이전 모유가 섞여 영양 흡수에 방해를 줄 수 있습니다. 가능한 한 수유일지를 기록해 다음에는 어느 쪽 젖을 아기에게 물려야 할지도 적어두면 좋습니다.

- 수유 시 아기에게 엄마의 맨살을 최대한 접촉시켜 스킨십을 나누는 것이 아기의 정서 발달에 좋습니다. 이것은 분유로 수유할 경우라도 마찬가지입니다. 젖병을 물리더라도 꼭 아기를 꼬옥 안아서 수유합니다.

부모님이 우리의 어린시절을 꾸며주셨으니 우리는 그들의 말년을 아름답게 꾸며드려야 한다. ♥ 생텍쥐페리

이 달에는

01 배가 특별히 고프지 않더라도 뱃속의 태아를 위해
조금씩 자주 끼니를 거르지 말고 식사를 하세요.

02 몸 상태의 기복이 심할 수 있으니 조심하고 무리한 행사는 제한하세요.

03 곧 태어날 아기의 옷과 준비물 등을 확인하세요. 출산 후 바빠질 것을 대비해서
쉽게 조리할 수 있는 도구를 준비하고, 가사분담을 정해 놓으세요.
또 긴급 시에 필요한 비상연락망을 가까이 두세요.

04 태아가 뱃속에서 위치를 바꾸게 되면 엄마의 걸음걸이가 부자연스럽게 변해요.
아기가 아랫배 쪽으로 훌쩍 내려가면 그제야 엄마는 한숨을 돌릴 수 있고
소화도 잘 되지요. 또 아기가 골반 쪽을 누르면 소변이 자주 마렵게 될 거예요.

05 태아가 자궁 경부에 부딪히면 가벼운 반점이 생길 수도 있어요.

06 자궁 수축이 느껴지면 일어나 걷도록 하세요.
긴장과 통증을 완화하기 위해 숨을 들이마셨다가 내뱉는 호흡 운동도 해보세요.

07 요의가 자주 느껴지고 때론 설사가 잦을 수도 있습니다.
화장실에 자주 가서 방광을 완전히 비우는 습관을 들이세요.

08 탯줄을 통해 태아에게 철분이 전해지고 있습니다.
이에 대비해 철분, 아연, 구리, 엽산, 비타민이 많이 함유된 식품을 드세요.

09 얼굴과 손발에 부종이 있는지 주의 깊게 보고, 용변에 혹시 피가 비치는 지도
확인하세요. 그런 증상이 있다면 반드시 의사와 상의하세요.

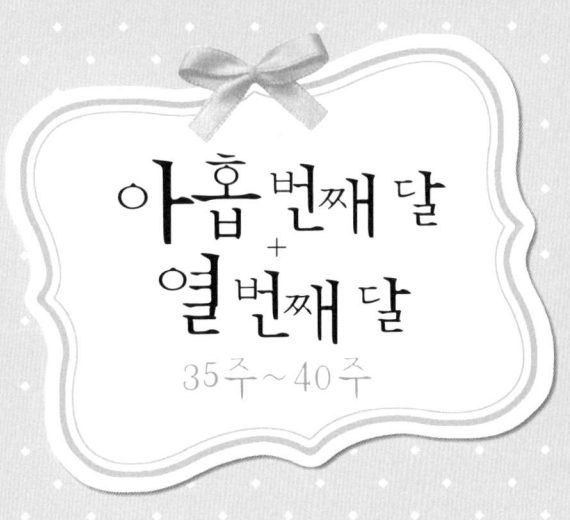

아홉번째 달 + 열번째 달
35주~40주

WEEK 35

239 DAY
년 월 일
아기를 만나기까지 41일

😊 이젠 머리부터 엉덩이까지 30cm를 넘어요. 몸무게는 약 2.1kg 정도 되지요.

9개월된 태아

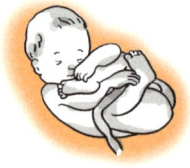

🙂 이 책은 한 달을 28일로 계산하고 있어요. 임신 기간 280일 중 수정부터 실제 임신 기간만을 따지면 266일로 약 9개월 반이 되지요.

`육아 정보` 아기가 태어나기 전에 주방 싱크대 밑을 정리해 놓으세요. 아기가 기어 다니기 시작하면 싱크대 밑은 아기의 주놀이터가 될 것입니다. 세제 등 아기의 입에 들어가면 위험한 물질이나 깨지면 다치기 쉬운 날카로운 그릇과 도구는 미리미리 치워두는 게 좋아요

`세계의 출산문화` 아프리카의 탄자니아에서는 태아와 산모의 건강을 위해 임신부에게 육류와 선지, 우유 등 지방이 풍부한 식품을 많이 먹게 했답니다.

240 DAY
년 월 일
아기를 만나기까지 40일

😊 내가 남자 아이라면 고환이 밑으로 계속 내려오고 있답니다.

🙂 분만 중 태반이 떨어져 나갈 때 출혈을 대비해서 앞으로 혈액량이 4~5.5L 정도 더 늘 거예요. 혈액 생산을 돕도록 아연과 칼슘, 구리, 비타민K가 풍족한 식품과 충분한 수분을 섭취하세요.

`육아 정보` 여름에는 유아용 자동차 시트에 얇은 천이나 이불을 덮어 누거나 차창에 가리개를 설치해 두세요. 직사광선을 쐬면 시트가 너무 뜨거워져 아기의 약한 피부에 화상을 입힐 우려가 있답니다.

`세계의 출산문화` 티에라델푸에고에서는 여성이 가정 경제를 담당하기 때문에 출산 후 곧바로 업무에 복귀합니다.

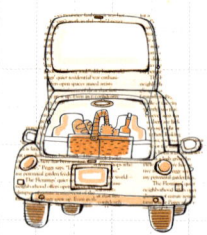

자식이 효도하면 어버이는 즐겁고, 집안이 화목하면 모든 일이 이루어진다. ♥ 명심보감

241 DAY
년 월 일
아기를 만나기까지 39일

😊 예정일 전에 내가 엄마 배 아래 골반 밑으로 처질 수도 있어요. 하지만 항상 그런 것은 아니랍니다.

👩 예정일이 다가오면 의사는 아기가 처졌는지 확인할 것입니다. 출산 전에 아기가 밑으로 처지면 자궁 위로 공간이 많이 생기고 골반에 압력이 가해져 숨쉬기가 힘들게 됩니다. 또 소변이 자주 마렵게 되고, 소변을 참지 못해 실수를 하는 일이 생길 수도 있습니다.

`중요합니다` 예정일을 2~4주 앞둔 시점에서는 골반이 벌어지는 느낌이 오는지 확인하세요. 느낌이 빨리 오지 않는다고 해서 너무 조급해 할 필요는 없답니다. 예정일은 어디까지나 예정일일 뿐이니까요.

`육아 정보` 첫째 아이가 아무리 동생을 잘 돌봐준다고 해도 어린이에게 어른의 임무를 기대할 수는 없습니다. 첫째도 아직 동생과 같은 아이이지 아직 부모의 대리인은 아니니까요.

242 DAY
년 월 일
아기를 만나기까지 38일

😊 난 지금 머리가 무거워요. 그래서 엄마 골반 쪽으로 머리가 아래로 향해 있어요.

👩 분만 시에 태아는 *자궁 경부를 통해 나오게 됩니다. 자궁 경부가 10cm 정도로 벌어져야 아기가 빠져나올 수 있습니다.

*자궁 경부; 자궁의 목 혹은 입이라 불리는 입구 부분

`알고 있나요?` 예정일을 앞두고 자궁 경부가 1~2cm 정도 벌어지고 자궁 수축이 시작되도 아직 분만 시점이 아닐 수도 있습니다. 그럴때엔 무조건 병원부터 가지 말고, 의사와 전화통화를 하세요. 아마 담당의가 가진통과 진진통을 구별해 줄 것입니다.

`알아 두세요` 예정일이 다가오면 의사가 자궁 경부가 얼마나 벌어졌는지 혹은 자궁이 얼마나 수축됐는지를 확인할 것입니다.

`육아 정보` 아기가 태어나면 육아 일기나 앨범 등을 만들어 아기의 행동을 관찰한 사진을 모아보세요. 나중에 아기가 자라면 좋은 선물이 된답니다. 또 아기가 그린 그림 등도 버리지 말고 모아두세요. 소중한 추억이 된답니다.

부모님의 나이를 반드시 기억하라. 한편으로는 오래 사신 것을 기뻐하고, 또 한편으로는 나이 많은 것을 걱정해야 한다. ♥ 논어

243 DAY
년 월 일
아기를 만나기까지 37일

😊 내가 만약 지금 태어나면 열 달을 채워 태어난 아기들보다는 체중이 훨씬 가벼울 거예요. 소화기가 독립적인 기능을 하기엔 미숙하지만 그래도 세상에 적응하는 데는 문제없어요. 혹시 내가 빨리 세상에 나오더라도 너무 걱정마세요. 엄마로부터 받은 영양분을 몰래몰래 조금씩 비축하고 있으니까요.

👩 임신5개월 이후부터 출산 직전까지 임신부들은 호흡할 때 폐에 15~20%의 산소를 더 비축하게 됩니다.

알아 두세요 지금부터는 분만일까지 1주일에 한 번씩 검진을 받으세요. 자궁 수축의 정도와 횟수, 시간, 태아의 상태, 아기가 밑으로 처진 정도와 산모의 체중 증가, 부종, 혈압, 혈당량 등을 체크하게 될 것입니다. 참, 정기 검진을 받으러 갈 때는 의사가 얘기하는 것을 기록해 두세요. 그 자리에서는 기억했다 하더라도 집에 오면 잊어버리거나 혼동이 되는 경우가 있거든요. 또 평소 궁금했던 질문들도 수첩에 함께 적어두면 더 좋겠죠?

244 DAY
년 월 일
아기를 만나기까지 36일

😊 내 피부가 연한 핑크빛으로 보이는 것은 피부 표면에 보이는 혈관들 때문이에요. 어른들이 갓 태어난 저희들을 보고 핏덩이라고 부르는 것도 다 그 때문이지요. 피부가 검은 아기들도 처음에 태어날 땐 다 불그스레하답니다.

👩 자궁이 커지면서 횡경막이 올라가 갈비뼈를 열리게 할 것입니다. 그래서 당신의 가슴둘레도 약 6cm 정도 늘어나게 되는 것입니다.

중요합니다 이제부터는 자궁 수축과 진통이 좀 더 강력하게 진행될 것입니다. 분만을 위한 자연스러운 현상이니 너무 놀라지 마세요.

육아 정보 이제 첫째 아이에게도 자신의 일을 스스로 하는 책임을 지게 하세요. 이를테면 그날 입을 옷을 고른다던가, 장난감이나 놀이, 먹을 음식 등을 고르게 하는 것이지요. 만약 아이가 고르기 싫다고 한다면 그것도 역시 수용해주세요.

영양 정보 아기 장난감은 초기 기능 발달을 도와주는 중요한 도구이므로 선택에 신중해야 합니다. 갓 태어난 아기들에게는 색깔이나 움직임, 대조적인 모양 등을 인지할 수 있는 모빌이 좋습니다.

어버이라는 것은 하나의 중요한 직업이다. 그러나 여태까지 아이들을 위해 이 직업의 적성검사를 한 적은 없다. ♥ 버나드쇼

245 DAY

년 월 일
아기를 만나기까지 35일

팔다리가 제법 통통해졌죠? 임신 중기에는 2%밖에 안됐던 지방 축적이 지금은 12~15%로 늘었거든요. 이번 주가 지나면 체지방은 8% 정도 축적될 거예요.

철분의 운반은 태반을 통해 항상 일정한 방향으로 이동합니다. 엄마에게서 태아에게 가는 것이지요. 임신 말기 3개월 동안에는 태아의 간에 5/6 정도의 철분이 비축됩니다. 이 철분들은 후에 아기가 태어나서 엄마 젖이나 분유로부터 철분 공급이 원활하지 못할 때 비상으로 쓰이게 되지요. 그래서 갓 태어난 아기들은 며칠 동안 먹지 않고도 살 수 있는 거지요. 태아를 위해 철분을 충분히 섭취하세요.

주의하세요 예정일 전 마지막 한 달 동안 충분히 휴식하고 긴장을 푸세요. 수분 섭취를 많이 하고 쉬는 동안에는 되도록 다리를 높게 하는 것도 잊지 마시고요.

즐거운 임신, 행복한 변화!
임신으로 변화된 몸무게와 허리둘레를 측정해 보세요. 엄마 몸이 변하는 만큼 아기가 쑥쑥 자라고 있다고 생각하세요.

몸무게 [   ] kg   허리둘레 [   ] inch

출산 전 증후군이란 것도 있어요.

둥지 본능(nesting instinct)
새끼를 밴 암컷 동물들에게서 자주 볼 수 있는 현상으로 둥지 본능이라는 것이 있습니다. 이는 새로 태어날 새끼를 위해 집을 단장하고 준비하는 것으로 새들은 깨끗한 나뭇가지를 가져다가 둥지를 틀고, 강아지들은 새끼를 눕힐 바닥을 평평하게 만들고, 고양이들은 부드러운 천 조각 등을 집에 모아둡니다.
둥지본능은 출산 전 임신부들에게도 종종 나타나는데 갑자기 집안 대청소를 한다거나 냉장고를 정리하고 욕실용품을 갖춰놓는 등 집안 곳곳 위생에 유난스럽게 신경 쓰게 되는 것이죠. 이는 출산이 가까워짐에 따라 임신부에게 아드레날린 분비가 증가되어 나타나는 반응으로 개인차에 따라 둥지 본능을 심하게 겪는 사람도 있고 아예 못 느끼고 지나가는 경우도 있습니다. 새 가족을 맞이하기 위해 깨끗하고 쾌적한 환경을 만드는 것도 좋지만 열의가 너무 지나쳐 도리어 임신부의 건강을 해치지 않도록 주의하세요.

꾸바드 증후군 (Couvade Syndrome)
어떤 남편들은 임신 중인 아내와 함께 식욕 상실, 매스꺼움, 구토, 치통 등 마치 자신도 임신한 것과 같은 증상을 겪습니다. 이것은 곧 태어날 아기에 대한 극진한 관심이 심리적 증상으로 연결된 것으로 꾸바드증후군이라고 합니다. 꾸바드는 불어의 'couver' 에서 온 말로 '알을 품다, 부화하다' 라는 뜻을 가지고 있습니다. 예비아빠들의 꾸바드 증후군은 임신 3개월경에 많이 나타납니다. 임신 중기로 가면서 점차 약해지다가 다시 임신 말기가 되면 심해지는데, 경우에 따라 신체적 증상에만 그치지 않고 임신부들이 산후 우울증을 겪듯이 우울증을 보이기도 합니다. 이는 갑작스럽게 아빠가 되는 심리적 부담에서 오는 것으로 아내 혹은 주변 사람들과의 대화와 소통을 통해 마음을 가다듬고 안정을 찾는 것이 중요합니다.

가족들에게 더할 나위없는 귀여움을 받은 사람은 성공자의 기분을 일생동안 가지고 살며, 그 성공에 대한 자신감은 그를 진짜 성공으로 이끈다. ♥ 프로이트

WEEK 36

246 DAY — 년 월 일 / 아기를 만나기까지 34일

😊 그동안 탯줄을 통해 엄마로부터 영양분을 공급하고 배설해 왔기 때문에 아직 내 위나 장이 스스로 제 기능을 하기엔 아직 힘들어요. 태어나서 3~4년이 지나야 위와 장기능이 성숙해진답니다.

👩 임신 말기엔 신진대사가 25% 정도 더 증가할 거예요. 출산이 임박할수록 태아에게 필요한 영양분을 채워주고 엄마의 건강을 유지하기 위해서죠.

알고 있나요? 뱃속의 아기는 이제 태어날 준비 막바지에 이르렀습니다.

육아 정보 아기를 떼어놓고 외출할 때에는 평소와 같은 모습으로 떠나기 직전까지 아기를 안아주고 서둘러 떠나는 모습을 보이지 마세요. 잘못하면 분리 불안 장애가 생길 수 있습니다.

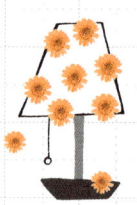

247 DAY — 년 월 일 / 아기를 만나기까지 33일

😊 피하지방은 체온을 유지시켜주고 에너지를 내요. 요즘에는 태어날 때에 쓸 에너지를 최대한 비축하려고 성장도 천천히 하고 있답니다.

👩 임신 말기로 접어들면 움직임이 많지 않더라도 커진 태아를 위해 하루 2,400kcal의 열량이 필요합니다.

알고 있나요? 혹시 요사이 전보다 체중이 줄어 놀라셨나요? 이는 당연한 현상이고 분만일이 가까워지고 있다는 소식입니다. 개인차가 있겠지만 약 900g~1,300g 정도 체중이 감소할 것입니다. 엄마 뱃속에서의 태아의 성장 발달은 이제 다 끝났습니다.

중요합니다 잠시라도 태어난 지 얼마 안 된 아기를 혼자 두지 마세요. 아기에게 사고가 생기는 시간은 단 몇 초도 안 걸립니다. 전화를 받으러 갈 때나 손님이 와서 현관문을 열러 갈 때도 꼭 아기를 안고 가거나 시야에 들어오게 문을 열고 가세요.

육아 정보 아기들은 부모 등 자신의 애착 대상이 곁에 없으면 대신할 무언가를 찾게 됩니다. 이불이나 인형, 젖꼭지가 그 대상이 될 수 있지요. 이것은 아기 스스로 두려운 환경을 극복하려는 노력 중 하나랍니다.

가족들이 서로 맺어져 하나가 되어 있다는 것은 정말 이 세상에서의 유일한 행복이다. ♥ 퀴리 부인

248 DAY
년 월 일
아기를 만나기까지 32일

😊 지방이 축적되면서 팔꿈치와 무릎 자리가 움푹 들어갔어요. 팔목과 목에도 자연스럽게 접힌 자국이 생겼고요.

👩 태반과 태아를 위해 혈액량이 늘어 지금 자궁 쪽에는 몸 전체 1/6에 해당하는 혈액들이 몰려있을 거예요.

중요합니다 분만일이 가까워져 오면 갑자기 혈기가 왕성해졌다가 또 갑자기 피곤이 몰려드는 증상이 반복될 것입니다. 기운이 생겼다고 애써 일을 하려들진 마세요. 분만 시를 위해 힘을 비축해 두어야 할 때입니다.

육아 정보 동생을 본 첫째 아이들은 종종 자신이 아기가 된 것처럼 행동하는 퇴행현상을 보입니다. 젖병으로 우유를 마신다던지, 아기처럼 말하고, 심지어는 기저귀까지 차려합니다. 그럴 때는 너무 걱정하거나 야단치지 말고 재미있는 놀이를 하고 있는 것처럼 대해 주세요. 아이는 그냥 호기심에서 아기가 어떤 기분인지 느껴보고 싶은 것이랍니다. 전에도 말했지만, 첫째 아이에게도 동생과 같은 사랑과 관심을 주는 것을 잊지 마세요. 그리고 동시에 큰 아이에게 아기는 할 수 없는 대단한 일들을 하고 있다는 것을 상기시켜 주세요.

249 DAY
년 월 일
아기를 만나기까지 31일

😊 잇몸에 꼭 이가 날 것처럼 골이 지고 있어요. 아직 태어나지도 않았는데 말이에요.

👩 양수는 분만 때 자궁수축으로 아기가 받는 압력을 전체로 고루 나눠지도록 도와주고 태반에서 아기에게 가는 혈류를 방해하지 않도록 해줍니다.

중요합니다 엄마는 배고프지 않아도 뱃속의 아기는 영양분이 필요합니다. 끼니 거르지 말고 드세요.

육아 정보 뱃속에 있을 때부터 아기에게 할머니, 할아버지 등 태어나면 만나게 될 가족들을 얘기해 주세요. 특별한 애칭을 만들어 소개하면 더 좋아요. 아기들은 의성어, 의태어 등 특히 운율 있는 언어를 좋아한답니다.

주의하세요 아기가 기어 다니기 시작하면 콘센트는 장난감의 하나가 될 것입니다. 젓가락이나 이쑤시개로 콘센트 구멍을 쑤시는 위험한 행동이 다반사로 일어난답니다. 미리미리 콘센트 뚜껑을 준비해 막아두세요.

가정이야말로 고달픈 인생의 안식처요, 모든 싸움이 자취를 감추고 사랑이 싹트는 곳이고, 큰 사람이 작아지고 작은 사람이 커지는 곳이다. ♥ H.G.웰즈

250 DAY
년 월 일
아기를 만나기까지 30일

😊 내가 영양분을 공급받는 태반은 계속 발달하고 있어요. 출산 직전엔 아마 자궁의 15~30%를 차지하게 될 거에요.

👩 임신부의 약 40%가 임신말기 때 아침마다 발목이 붓는 증상을 보입니다. 때론 발목뿐 아니라, 얼굴 손, 발까지도 붓습니다. 부종을 가라앉히기 위해서는 되도록 휴식을 취하세요.

중요합니다 만약 통증과 붓기가 수반된 염증이 24시간 내내 사라지지 않고 지속된다면 빨리 의사에게 보고하세요.

육아 정보 아기 침대는 되도록 창문에서 멀리 떨어지게 두세요. 방심하는 사이 아기가 떨어질 수도 있답니다.

알아 두세요 혹시 맑은 선홍빛을 띤 점액질이 비쳤다면 자궁 끝을 막고 있던 점액마개가 떨어졌다는 신호입니다. 이제부터 며칠 혹은 몇 시간 내 자궁 경부가 벌어지기 시작하고 진통이 느껴질 수도 있습니다.

251 DAY
년 월 일
아기를 만나기까지 29일

😊 이틀 뒤 하얀 지방이 체중의 8% 정도로 축적될 거에요.

👩 자궁이 커지면 횡경막을 압박해서 당신의 심장이 점점 왼쪽 위로 올라갈 것입니다.

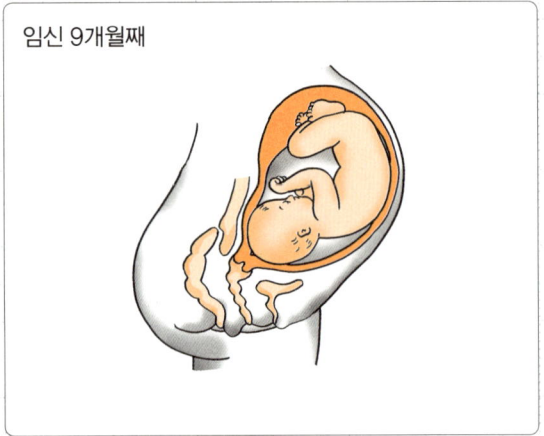

임신 9개월째

알아 두세요 분만일이 다가오면 임신부는 잠을 잘 때도 다리 통증을 느끼게 됩니다. 낮 동안 피로를 피하고 다리를 베개나 쿠션 등을 이용해 높이 올려놓고 누우세요.

육아 정보 동생이 태어난 후에도 되도록 전처럼 첫째 아이와 보내던 시간은 지켜 주세요. 그래야 첫째는 자신의 생활에 아무런 변화가 없다는 것을 깨닫고 불안을 떨쳐버릴 수 있답니다.

252 DAY

년 월 일
아기를 만나기까지 28일

지난 8주 동안 체지방이 2~3%에서 8%로 증가했어요. 태어날 쯤엔 15%가 될 거예요. 이렇게 쌓인 체지방은 태어난 후 체온을 유지하게끔 도와줄 거예요.

지금 과식을 하게 되면 뱃속의 태아도 과체중이 됩니다. 뿐만 아니라 자궁에서 움직일 여유 공간도 더 적어지고 정상 체중인 경우에도 태아는 지금 충분히 자궁 안에 꽉 들어찬 상태라 옆으로만 겨우 움직일 수 있답니다. 과식하지 마세요.

육아 정보 아기가 태어나면 치아 건강을 위해서 거즈에 치약을 묻히거나 물을 묻혀 아기의 잇몸과 이를 부드럽게 닦아주세요.

즐거운 임신, 행복한 변화!
임신으로 변화된 몸무게와 허리둘레를 측정해 보세요. 엄마 몸이 변하는 만큼 아기가 쑥쑥 자라고 있다고 생각하세요.

몸무게 _____ kg   허리둘레 _____ inch

엄마의 평생 건강을 좌우합니다! – 산후 조리 I

	신체 증상	생활 관리
출산후 1일	–혈액 섞인 붉은 *오로 분비 –훗배앓이(후진통) 시작 –회음부 통증 –체중 감소(5~6kg)	–누워 안정 취하기 –초유 수유 –오로 닦기 (보호자 도움) –식사 –분만 후 6시간 이내 소변배출 (방광 제기능 회복)
2일	–유방이 커지고 젖몸살 –빠르면 초유 분비 –많은 양의 오로 분비 –회음부 통증과 훗배앓이 지속	–유방마사지 –가볍게 걷기 (실내) –산후 체조 –오로 닦기 (혼자) –양치질 (따뜻한 물)
3일	–제왕절개 산모 가스 배출 (식사 가능) –훗배앓이와 회음부 통증 감소 –오로 색이 조금 옅어진다	–자연분만 산모 퇴원 가능 –세수, 가볍게 몸닦기 가능 –오로 처리 (좌욕)
4일	–배변 시작 –훗배앓이 회음부 진통 많이 감소 –오로 갈색으로 변화	–모유 처리 (유축기, 유선염 예방) –오로 처리 (좌욕)
5일	–초유에서 모유로 변화 –소변량 정상으로 회복	–유방 마사지 –청결 유지
6일	–오로가 황색으로 변화	–가벼운 샤워 가능 –서서 머리 감기 가능
7일	–모든 통증이 사라지고 오로도 많이 감소	–정기 검진 (병원)

*오로; 출산 후에 자궁과 질에서 배출되는 분비물. 혈액성분과 림프가 주를 이루고, 여기에 탈락된 막과 점액이 섞여 나온다.

WEEK 37

253 DAY
년 월 일
아기를 만나기까지 27일

🙂 내가 예정일보다 좀 더 빨리 태어나거나 늦게 태어날지도 몰라요. 신생아의 88%가 예정일 2주 전후로 태어난대요. 엄마랑 나도 이제 막 그 길로 들어선 거예요.

👩 분만이 다가올수록 질 분비물이 많아지고 자궁 경부 점액이 섞여있을 수 있습니다. 또 골반 검사 후나 부부관계 후에도 불그스레한 혈흔이 섞여 나올 수도 있습니다.

알고 있나요? 이 시기엔 임신부의 자궁경부가 극도로 충혈이 되고 예민해져 있어 조그만 자극에도 쉽게 출혈을 일으키기 쉬우니 주의하세요.

중요합니다 예정일이 다가오면 진통과 자궁 수축 횟수 등을 체크하는 일도 중요하지만 너무 지나치게 신경 써서 스트레스를 받진 마세요. 실제 출산은 예정일보다 느릴 수도 있고 빠를 수도 있답니다.

육아 정보 첫째 아이에게 동생에 대한 애정을 몸에 배게 하는 것은 시간이 걸리는 문제입니다. 동생에게 시기나 질투를 보이더라도 너무 조급해하지 마세요. 아이가 동생의 존재와 버릇, 습관 등을 몸에 익히면 저절로 좋아하게 되니까요. 새 아기가 생기는 것은 엄마 아빠에게 더할 나위 없는 행복이지만 첫째 아이에겐 생각해 보지도 않은 엄청난 변화라는 것을 잊지 마세요.

254 DAY
년 월 일
아기를 만나기까지 26일

🙂 손아귀 근육이 더욱 발달해 이젠 내 힘으로 물건을 꽉 잡을 수 있어요.

👩 임신 말기가 되면 태아를 통과하는 혈액의 흐름으로 탯줄 근처에서 태아의 심음과 일치하는 부드러운 소리가 들리게 됩니다. 이것을 *제대잡음이라고 하지요.

*제대잡음; 탯줄을 통해 피가 흐르면서 들리는 소리로 태아의 심음과 일치한다. 탯줄 잡음이라고도 한다.

중요합니다 선홍색의 하혈이 반복해서 비친다면 반드시 의사에게 알리세요.

육아 정보 첫째 아이에게 새로 태어난 아기가 형이나 언니를 얼마나 좋아하는지 대신 말해 주세요. 생애 최초로 형제자매간에 긍정적인 관계를 만들어주는 것은 엄마 아빠의 몫이랍니다. 이를테면 첫째 아이가 아기에게 다가가 놀아주고 웃어주면 아기 역시 첫째 아이에게 관심을 보이고 좋아한다고 얘기해 주는 겁니다.

또 이 시기엔 첫째 아이가 관심을 끌려고 일부러 심한 장난을 하기도 합니다. 그럴 땐 따끔하게 야단치기 보다는 오히려 안아주고 너그럽게 용서해 주세요. 칭찬과 격려가 아이를 더욱 바르고 사랑스럽게 인도합니다.

이 세상에는 여러 가지 기쁨이 있지만, 그 가운데서 가장 빛나는 기쁨은 가정의 웃음이다. 그 다음의 기쁨은 어린이를 보는 부모들의 즐거움인데, 이 두 가지의 기쁨은 사람의 가장 성스러운 즐거움이다. ♥ 페스탈로치

255 DAY
년 월 일
아기를 만나기까지 25일

👶 나는 아직 연골들이 단단하게 뼈로 되는 골화 과정이 다 진행되지 않았어요. 그래야 태어날 때 엄마의 좁은 산도로 유연하게 빠져나올 수 있거든요.

👩 출산에 근접할 무렵 태반과 태반막의 무게는 총 680g 정도입니다. 같은 시기 양수의 무게는 약 900g 정도 됩니다.

`알고 있나요?` 자궁의 끝을 막고 있는 점액마개가 종종 양수로 오인되곤 합니다. 둘의 차이는 점액마개는 끈끈한 점액질로 마치 맑은 콧물이나 선홍빛을 띤 분비물처럼 보이는 반면 양수는 그냥 물과 같답니다.

`육아 정보` 아기가 우유를 먹거나 잠들어 있을 때 아기 손톱을 잘라주세요. 이 때 끝이 둥근 아기 전용 손톱 가위를 이용하세요.

256 DAY
년 월 일
아기를 만나기까지 24일

👶 내가 자동적으로 빛을 향해 몸을 돌리는 것을 *정향반응이라고 해요. 이 반응으로 나는 주변 환경을 인지하고 보는 연습을 해요.

*정향반응; 태아가 빛을 향해 자동적으로 몸을 돌리는 반사반응. 향 반응이라고도 한다.

👩 임신 중 혈액량이 늘어 심장 부담이 증가해도 정상적인 혈압에서 높아지진 않습니다. 다만 임신 중기에는 혈압이 약간 낮아지다가, 임신 마지막 주가 되면 가장 높아질 것입니다.

`육아 정보` 신생아들은 발가벗겨놓는 것을 무지 싫어한답니다. 기저귀를 갈 때도 되도록 상의라도 입혀주고 하의를 갈아입힐 때는 잠시 담요나 수건이라도 덮어주세요.

마른 빵 한조각을 먹으며 화목하게 지내는 것이, 진주성찬을 가득히 차린 집에서 다투며 사는것 보다 낫다. ♥ 성경

257 DAY
년 월 일
아기를 만나기까지 23일

🙂 나는 점점 더 통통하게 살이 찌고 있어요. 내 몸에 흰 지방이 축적되고 있기 때문이지요.

👩 진진통 전에 시작되는 가진통은 태반으로 오가는 혈액 순환을 더욱 원활하게 하여 분만 시 산모와 태아의 건강을 지켜줍니다.

`중요합니다` 분만 후 우울증을 겪는 여성들이 있는데 이를 산후우울증(베이비 블루)라고 부릅니다. 첫째 아이 출산 시에 우울증을 겪지 않은 엄마라 해도 둘째, 셋째 때는 그 확률이 50%씩 증가합니다. 대부분의 경우엔 이러한 우울증이 일주일을 채 못 넘기고 육아를 돌보는 과정에서 사라지지만 개인에 따라 같은 징후가 2~3주 내내 계속될 수도 있습니다. 후자의 경우 엄마와 아기의 건강 모두를 위해 의사와 상의하는 것이 좋습니다.

`육아 정보` 아기에게 물약을 먹일 때는 고무젖꼭지를 이용해 보세요. 아기의 볼 안에 약을 집어넣은 다음 고무젖꼭지에 물을 채워 빨리는 겁니다. 이렇게 하면 아기에게 약을 완전히 다 먹일 수 있게 됩니다.

258 DAY
년 월 일
아기를 만나기까지 22일

🙂 지금 내 체온은 엄마보다 약 1.8℃ 정도 더 높아요.

👩 출산이 가까워지는 이 시기에는 태아가 팔다리를 움직일 때마다 엄마의 배 위에 나타납니다. 하지만 머리와 엉덩이는 둥글기 때문에 잘 나타나지 않지요.

`알고 있나요?` 태어난 아기가 종종 뱃속에서처럼 웅크리는 자세를 취할 때가 있습니다. 이것은 아기의 근육이 그 자세에 익숙해졌기 때문입니다.

`육아 정보` 기분 전환을 위해 옷장 정리를 해 보세요. 장롱 속에 그동안 임신으로 입지 못했던 옷들을 꺼내놓고, 임신 중에 입었던 헐렁한 옷들은 박스에 정리해 두거나 주변에 임신한 친구나 이웃에게 물려주세요.

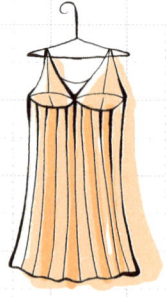

유년 시절을 갖는다는 것은 한 생애를 살기 이전에 무수한 인생을 산다는 것을 의미한다. ♥ M. 릴케

259 DAY

년 월 일
아기를 만나기까지 21일

오늘로써 엄마와 내가 만난 지 37주가 지났어요. 지금부터 나는 지방 생산만 중점적으로 할 예정이에요.

출산이 가까워올 무렵, 갑자기 양수가 터질 수도 있습니다. 그렇다고 완전 물처럼 콸콸 쏟아져 나오지는 않아요. 속옷이 축축할 정도로 방울방울 떨어지는 것이지요. 만약을 대비해 이 시기에 외출할 때는 팬티라이너를 착용하세요. 참, 양수는 특유의 향이 있어 소변과는 금방 구별이 된답니다.

중요합니다 만일 양수가 터져 나오면 의사에게 즉시 연락하세요.

즐거운 임신, 행복한 변화!
임신으로 변화된 몸무게와 허리둘레를 측정해 보세요. 엄마 몸이 변하는 만큼 아기가 쑥쑥 자라고 있다고 생각하세요.

몸무게 [　　] kg   허리둘레 [　　] inch

엄마의 평생 건강을 좌우합니다! – 산후 조리 II

	신체 증상	생활 관리
2주째	–황색 오로 약간	–가벼운 산책 가능 –아기 기저귀 갈아주는 등 가벼운 육아 가능
3주째	–백색 오로	–가까운 외출 가능 –아기 목욕등 육아 가능
4주째	–첫 생리 (모유수유할 경우 생리 건너뜀)	–정기 검진 (병원) 가벼운 가사 활동 가능 (세탁기, 청소기)
5주째	–거의 임신 전과 같은 컨디션	–입욕 가능 (대중탕 제외) –피부 관리 시작
6주째	–오로가 거의 사라짐 –자궁 회복	–부부생활 가능 –몸매 관리 시작

모유 수유 순서
1) 가슴을 닦는다. 이때 너무 꼭 세게 짜거나 자주 닦지 않는다. 젖을 2~3번 먹인 후가 적당한데 가능한 한 유두에서 나오는 오일을 모유와 함께 아기에게 먹이면 좋다.
2) 젖을 눌러 한 방울 떨어뜨린 후 잘 나오는지 확인한 후 아기에게 젖을 물린다.
3) 아기가 젖을 다 먹으면 젖을 뺀다. 이때 젖을 물고 있는 아기의 입은 거의 진공상태라 그냥은 잘 빠지지 않으므로 새끼손가락을 아기 입에 넣고 고개를 돌려 뺀다.
4) 소화를 시키기 위해 아기를 똑바로 세워 앉고 등을 쓸어내리며 트림을 시킨다.
5) 수유하고 남은 젖이 있을 경우 유축기에 비축해 둔다.

포도나무가 봄에 열매를 맺도록 수를 쓴다면 그 나무는 가을이 되기 전에 시들어 버린다. 같은 이치로 어렸을 때 시달린 아이는 성숙하기 전에 허약하게 시들어 버린다. ♥ J. 루소

WEEK 38

260 DAY
년 월 일
아기를 만나기까지 20일

👶 지금 내 장에는 녹색 태변이 쌓여있어요. 이것은 죽은 세포들과 함께 간, 췌장, 쓸개로부터 나온 배설물들이에요.

👩 아마도 지금쯤이면 이미 의사에게 가진통과 진진통에 관한 차이를 대략 들었을 겁니다. 앞으로 며칠 동안은 가진통과 진진통의 중요한 차이에 대해 짚고 넘어가겠습니다.

알아 두세요 가진통과 진진통 • 분만을 앞두고 자궁 수축 연습에 들어가는 가진통은 아랫배부터 시작해 올라옵니다. 이에 반해 진진통의 경우 허리아래부터 시작해 아랫배 쪽으로 퍼져나가는 차이가 있지요.

육아 정보 아기가 어디에 부딪혀 상처가 생겼다면 즉시 차가운 것으로 20분 동안 살짝 눌러주세요. 얼음이 없다면 대용할 차가운 물병이나 냉장고 속에 있던 과일도 좋습니다. 만약 입술을 다쳤다면 얼음과자를 살짝 물려주는 것도 응급처치가 됩니다.

세계의 출산문화 중남미의 유카탄반도에서는 산모가 난산으로 힘들어할 경우 친정어머니 이외의 출산 경험이 있는 다른 여성을 불러 정신적, 육체적으로 도움을 주게 합니다. 산모를 격려하고 때론 야단도 쳐 가며 혼자가 아니라는 사실을 일깨우고 분만을 쉽게 하도록 도와주지요.

261 DAY
년 월 일
아기를 만나기까지 19일

👶 내가 태어나면 장 속의 태변은 곧 배설될 거예요. 그런데 엄마 뱃속에서 좀 오래 머물면 그냥 실례를 하게 될 수도 있어요.

👩 태아의 손발톱이 끝까지 자랐어요. 아기가 태어나면 손발톱을 깎아줘야 할 거에요.

육아 정보 아기 주변에 절대 비닐봉지를 두지 마세요. 아기의 손에 들어가면 비닐봉지를 장난감으로 착각해서 질식사를 일으킬 염려가 있습니다. 그리고 비닐봉지를 버릴 때는 반드시 끝을 묶어주세요.

세계의 출산문화 북아메리카의 코만치족 여성들은 분만이 시작되면 집을 나와 120cm 짜리 세 개의 말뚝이 3m 간격으로 박혀 있는 곳으로 이동합니다. 분만 중에도 그들은 계속 그곳까지 걸어갑니다. 그리고 자궁 수축이 진행되면 여자 친척들의 도움을 받아 하나의 말뚝 옆에 꿇어앉은 후, 머리높이로 말뚝을 부여잡고 힘을 줘 출산을 합니다.

자기 부모를 섬길 줄 모르는 사람과는 벗하지 말라. 왜냐하면 그는 인간의 첫 걸음을 벗어났기 때문이다. ♥ 소크라테스

262 DAY
년 월 일
아기를 만나기까지 18일

😊 사흘 후면 머리둘레가 어깨너비와 엉덩이 둘레와 비슷해질 거예요. 체형이 조금 이상하지요?

👩 **가진통과 진진통** • 가진통과 달리 진진통은 시간이 갈수록 점점 심해지며 자세를 바꾸어도 좀처럼 없어지지 않습니다.

육아 정보 아기가 아파서 열이 날 땐 귀에 꽂는 체온계를 이용하거나 항문용 체온계를 이용하세요. 만약 항문용 체온계를 쓴다면 아기 항문에 바세린을 발라 부드럽게 해준 후 꽂으세요. 이밖에 열감지 테이프도 있는데 아기의 이마에 붙여주면 되지요. 혹시 체온계도 열감지 테이프도 없다면 엄마의 입술을 아기의 이마에 대보세요. 입술은 우리 신체중에서 원래 손보다도 체온이 일정하게 유지되는 부분이랍니다.

세계의 출산문화 마야인들은 출산 후 20일이 지나면 조산사가 산모에게 특별 메시지를 보내서 산후의 끝을 알립니다.

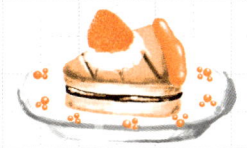

263 DAY
년 월 일
아기를 만나기까지 17일

😊 엄마, 아기집이 자꾸 좁아지고 있어요. 자궁 안에서 더 이상 움직일 공간이 없어서 내 팔다리는 둥글게 굽혀져 있어요.

10개월된 태아

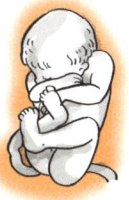

👩 **가진통과 진진통** • 정기 검진 때 의사가 자궁 수축 주기를 재는 법을 가르쳐 줄 것입니다. 수축 후 6분 3초, 수축 후 6분 3초……, 하는 식으로요. 또 몇 분 간격으로 수축이 오면 의사를 부르러 오라고도 가르쳐 줄 것입니다. 그런데 이때 꼭 가르쳐 준 분과 초를 정확히 따질 필요는 없어요.

어린이는 백지와 같아서 어떠한 인간으로든지 만들 수 있다. ♥ J. 로크

264 DAY
년 월 일
아기를 만나기까지 16일

😊 다음 주가 지나면 내 발이 허벅지보다도 약간 길어질 거예요. 하지만 태어난 후에는 비율이 서로 바뀐답니다.

👩 **가진통과 진진통 •** 분만일이 다가오면 아기가 잘 나올 수 있도록 산도, 즉 질이 늘어나고 느슨해집니다. 또 자궁 수축이 올 때 서 있거나 걸어 다니면 중력 때문에 분만이 쉬워지고 시간도 단축됩니다.

`세계의 출산문화` 과테말라의 산타마리아족들은 분만 시에 조산사 이외에 시댁 및 친정 양가 부모님과 조부모님, 남편 등 대가족 모두가 함께 지켜보는 풍습이 있답니다.

`육아 정보` 생후 1개월이 채 안된 아기들은 스스로 목을 가누지 못합니다. 따라서 아기를 안을 때는 반드시 머리를 받쳐주는 게 중요답니다. 아기가 편하도록 안는 법은 한 손으로 아기의 머리를 받치고 다른 한 손으로는 엉덩이를 받쳐 주는 겁니다.

265 DAY
년 월 일
아기를 만나기까지 15일

😊 만약 내가 여자아이라면 사흘 안에 대음순과 소음순이 생길 거예요.

👩 이 시기에는 소변을 자주 보는 것이 분만을 위해 좋습니다. 방광이 꽉 차면 자궁이 눌려 꽤 불편할 거예요.

`세계의 출산문화` 마야족들은 분만 시에 'Head helper'라고 불리는 조산사 대장이 산모의 뒤에 앉아서 팔과 몸을 지탱해 줍니다. 자궁 수축이 시작되면 임신부가 손발을 뻗고 숨을 내쉴 때 몸을 덮어 그늘이 지게 해 주는 역할도 해주지요.

`알아 두세요` 아기가 걸음마를 시작하면 이유식에 대해 생각해 볼 때입니다. 이유식을 만드는 데 쓰이는 우유나 유제품들은 유전자 조작이 이루어지지 않은 소와 유기농 먹이를 먹인 소에게 얻어진 것이 좋습니다.

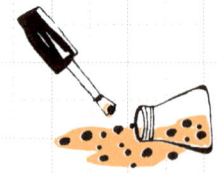

아이를 잘못 가르치면 아이를 잃는 것이나 다름 없다. ♥ 존 F. 케네디

266 DAY

년 월 일
아기를 만나기까지 14일

지금쯤 머리부터 엉덩이까지는 약 34cm, 몸무게는 약 2.9kg 정도 될 거예요.

자궁 수축에 따르는 통증을 완화하기 위해 호흡법을 이용해 보세요.

육아 정보 아기들은 샴푸나 비눗물이 눈에 들어가는 것을 두려워 해 머리를 감거나 세수하는 것을 꺼려할 수 있습니다. 이럴 땐 천장에 스티커를 붙여 아기의 시선을 위로 모으게 해주세요. 아니면 직접 물을 대지 말고 스펀지를 이용해 씻겨주는 것도 좋은 방법이지요.

세계의 출산문화 인디언 부족들은 분만 시 산모의 질에 수액이나 기름을 발라 분만이 쉽도록 도와줍니다.

즐거운 임신, 행복한 변화!
임신으로 변화된 몸무게와 허리둘레를 측정해 보세요. 엄마 몸이 변하는 만큼 아기가 쑥쑥 자라고 있다고 생각하세요.

몸무게 [   ] kg   허리둘레 [   ] inch

엄마의 평생 건강을 좌우합니다! – 산후 조리 Ⅲ

유방 관리
출산 후 유즙 분비 호르몬이 나오면 가슴이 커지고 딱딱해지며 젖몸살이라고 일컫는 통증이 시작됩니다. 보통 출산 뒤 2~3일 후 노란빛을 띤 초유가 나오기 시작하다가 다시 3~4일 후부터 뽀얀 흰빛의 모유가 나옵니다.
젖몸살은 보통 열과 동반되어 산모에게 고통을 주는데 이때 따뜻한 물수건으로 찜질하거나 마사지로 울혈을 풀어주면 도움이 됩니다. 아기가 젖을 떼면 커졌던 가슴도 원래의 크기로 돌아옵니다.

탈모, 시력저하
출산 후 호르몬의 영향으로 탈모가 생기기 쉽고, 머리카락도 더디게 자랍니다.
파마나 염색, 드라이 등을 자제하고 모발에 영양을 주는 해조류나 콩 등 단백질이 함유된 식품을 많이 섭취하세요. 브러시 빗이나 손끝으로 두피를 두드려 마사지해주는 것도 탈모 예방에 좋습니다. 보통 6개월 이후면 원래의 모발 상태로 회복됩니다.
일시적인 호르몬 불균형으로 생긴 시력저하도 출산 후 차츰 좋아지는데 눈에 좋은 비타민A와 철분이 함유된 식품을 많이 드세요.

잦은 소변과 땀
출산 후, 며칠간은 임신 중 신체 내부에 쌓여있던 수분이 배출되기 때문에 소변과 땀의 양이 많아집니다. 땀 흡수가 잘되는 면소재 옷을 입고, 속옷을 자주 갈아입어 청결을 유지하세요. 또, 소변이 잘 나오지 않거나 따끔거리는 통증이 있다면 방광염이 의심되므로 진찰을 받으세요.

WEEK 39

267 DAY 년 월 일
아기를 만나기까지 13일

😊 실제로 내가 엄마 뱃속에서 있는 기간은 약 아홉 달 반이에요. 그리고 출산 전까지 내 피부는 더 두꺼워지고 튼튼해진답니다.

👩 **가진통과 진진통** • 진진통과 함께 오는 자궁 수축은 설사를 일으키기도 합니다.

육아 정보 엉덩이 발진은 기저귀를 사용하는 거의 모든 아기들이 겪는 문제입니다. 이것을 예방하려면 기저귀가 젖지 않게 자주 갈아주고, 잠시 아랫도리를 벗겨 바람을 쐬거나 드라이기로 말려주세요. 그리고 가능한 알코올 성분이 함유된 물수건은 쓰지 마세요. 아기 피부를 건조하게 만들어 아토피를 유발할 수 있습니다.

알아 두세요 요즘에는 오염된 생활환경과 방부제가 첨가된 식단 문제로 신생아 아토피가 많이 늘고 있습니다. 근본적인 예방법은 엄마가 임신 전부터 방부제가 없는 식단을 지키도록 하고 새집 증후군 등의 환경 문제를 개선해야 합니다. 태열이 아토피로 이어지는 경우가 많은데 이럴 경우에는 일단 아기의 몸속의 열을 빼주는 게 급선무입니다. 기름기가 많거나 비린 음식은 금하고 제철 과일과 채소 등 찬 기운이 돌 수 있는 음식을 먹이도록 합니다. 녹차로 목욕을 시키는 것도 아토피 피부염에 좋습니다. 그리고 가능한 한 목욕시간은 짧게 하고 세정제는 적게 사용하도록 합니다. 목욕물의 온도도 36~37℃로 보통 아기들보다 좀 더 낮은 온도가 좋습니다.

268 DAY 년 월 일
아기를 만나기까지 12일

😊 앞으로 며칠 동안 나는 폐의 공기주머니를 열기 위해 폐의 표면활성제 생산을 늘릴 거예요. 그래야 내가 나중에 제대로 호흡할 수 있거든요.

👩 태아가 거의 성장한 지금 당신의 자궁 무게는 약 1,134g 정도 됩니다. 자궁 근육이 단단하기 때문에 수축할 때 딱딱하게 느껴질 수도 있어요.

육아 정보 아기가 태어나면 출생 기록과 함께 예방 접종 등의 의료 기록, 학교 기록까지 적을 수 있는 육아 일지를 마련해 보세요.

세계의 출산문화 프랑스에서는 아내의 임신 기간 동안 남편도 아빠가 되기 위한 준비를 철저히 합니다. 분만교실에도 부부가 함께 등록해 분만 호흡법을 배울 뿐 아니라 아기 목욕법과 기저귀 가는 법, 수유법 등을 배웁니다. 그래서 프랑스 남자들은 아기가 태어나자마자 육아에 당황하지 않고 아내와 함께 아기를 능숙하게 다룰 수 있게 되지요.

269 DAY
년 월 일 아기를 만나기까지 11일

😊 지금부터 출산까지 나는 하루에 약 14g 정도의 지방을 축적할 거예요.

👩 자궁 근육은 수축할 때마다 약 24.5kg 정도를 밀어내는 것과 같은 힘이 들어갑니다. 분만 시에는 이보다 더 큰 힘을 줘서 태아를 밖으로 밀어낸답니다.

중요합니다 예정일이 다가오면 혼자 있게 될 때를 대비해서 주변에 비상 연락망을 만들어 놓으세요. 그리고 분만이 시작될 조짐이 보인다고 해도 너무 당황하지 마세요. 보통 첫 아이 때는 진통이 시작된다고 해도 분만까지는 생각보다 꽤 오랜 시간이 걸리니까요.

세계의 출산문화 분만이 지연되면 많은 문화권에서 산모의 유두를 자극합니다. 이는 분만촉진용으로 쓰이는 약물과 같은 물질이 체내에서 생성되기 때문입니다.

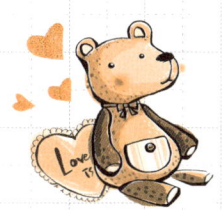

270 DAY
년 월 일 아기를 만나기까지 10일

😊 내 몸을 덮고 있던 솜털들이 사라지고 있어요. 어깨와 이마, 목은 좀 더 천천히 없어질 거예요.

👩 **가진통과 진진통** • 다른 여성의 분만 경험을 듣는 것은 산모에게 많은 도움이 됩니다. 대부분의 여성들은 분만 시 진통의 경험을 물결에 비유합니다. 마치 파도처럼 물결이 한 순간에 솟아올랐다가 다시 흩어지기를 반복하는 것 같다고 하지요. 이 때 자궁 근육에 힘이 들어가는데 30초 내지 50초 정도를 주기로 사라졌다가 다시 수축이 일어나길 반복합니다. 그 느낌이 꼭 심한 생리통과 같다고 표현하는 여성들도 있습니다. 그리고 거의 모든 여성들이 수축과 함께 요통을 느낍니다. 영어에서는 이 진통을 '노동'이라는 언어로 표현하는데 그만큼 아이 낳는 일이 고생스럽고 수고스러운 일이라는 의미일 것입니다. 그러나 그 일을 해낸 것만큼 이 세상에서 감동스럽고 만족스러운 일도 없겠지요?

알아 두세요 분만 중에 입이 마를 땐 오렌지나 레몬 캔디, 혹은 허브 캔디를 드셔보세요.

세계의 출산문화 많은 문화권에서 태반은 아기 생명의 일부분이라고 생각하기 때문에 소중하고 특별하게 다루어집니다.

스승에게 10년을 배우는 것보다 태중 교육 10개월이 더 중요하다. ♥ 태교신기

271 DAY
년 월 일
아기를 만나기까지 9일

😊 내가 세상에 태어나 첫 울음을 울 땐 눈물이 없답니다. 눈물샘이 아직 제 기능을 하지 못하기 때문이에요. 참, 며칠 있으면 손톱이 손끝을 넘어서까지 자라날 거예요.

🙂 출산이 가까워짐에 따라 잠을 잘 못 이루는 날이 많을 거예요. 뱃속의 태아는 더 활발하게 움직이는 데다, 자궁은 수축이 시작되고, 또 출산 걱정에 이런저런 고민들이 많아질 테니까요. 모든 임신부들이 당신과 똑같은 과정을 겪고 있어요.

육아 정보 혹시 가족 분만을 생각하고 계신가요? 만약 첫째 아이에게 동생을 낳는 모습을 보여주고 싶다면 아이의 성격을 고려해 신중하게 생각하세요. 분만 현장은 아이들에 따라 호기심과 경이로움을 느끼게도 하지만 무섭고 두려운 경험이 될 수도 있으니까요.

272 DAY
년 월 일
아기를 만나기까지 8일

😊 내가 태어난 직후에 탯줄을 재어보면 아마 약 61~122cm 정도 될 거예요. 이 탯줄은 하루에 약 315L의 수분을 통과시킬 수 있답니다.

🙂 출산이 임박해 태아가 골반 깊숙이 내려오게 되면 균형을 잃거나 행동이 다소 둔해질 수 있습니다. 태아가 자궁 안에서 자세를 바꿀 때 중력의 중심도 같이 바뀌기 때문이지요.

육아 정보 혹시 캠코더 등의 비디오카메라를 준비하셨나요? 고가이긴 하지만 세상에서 한번 밖에 없는 아기의 탄생부터 성장 모습 하나하나를 비디오에 담아두는 것도 역시 값진 일이 될 것입니다.

세계의 출산문화 인디언 부족들은 산모와 갓 태어난 아기의 휴식을 위해 가족이나 부족과 동떨어진 장소에 오두막을 지어줍니다.

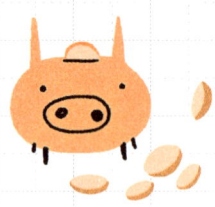

낳는 것보다 키우는 것이 더 중요하다. ♥ 영국 속담

273 DAY

년   월   일

아기를 만나기까지 7일

늘어나는 피하지방들은 근육과 혈관의 붉은색을 가려주고 살을 뽀얗고 불투명한 빛으로 만들어 준답니다.

임신 39주가 끝났습니다. 예정일까지 이제 마지막 한 주가 남았어요!

육아 정보 생후 1년 동안 매월 같은 날마다 아기의 모습을 찍어 사진으로 남겨보세요. 이때 아기 뒤에 배경도 같은 공간으로 정해보세요. 이를 테면 장롱이나 책장 등이 배경이 되는 것입니다. 1년이 지나면 다시 6개월에 한번 정도 같은 포즈, 같은 배경으로 찍어주세요. 훗날 이 사진들을 모아보면 무척 경이로운 변화를 느낄 것입니다.

세계의 출산문화 스웨덴과 덴마크 같은 스칸디나비아 반도의 국가들에서는 출산 휴가가 아주 깁니다. 그러나 산업화된 도시국가에서는 산후 조리기간이 그에 비해 아주 짧지요.

즐거운 임신, 행복한 변화!
임신으로 변화된 몸무게와 허리둘레를 측정해 보세요. 엄마 몸이 변하는 만큼 아기가 쑥쑥 자라고 있다고 생각하세요.

몸무게 [   ] kg   허리둘레 [   ] inch

엄마의 평생 건강을 좌우합니다! – 산후 조리 Ⅳ

자궁 수축
출산 후 이틀 후부터 자궁 수축이 시작되어 4주가 지나야 원래의 크기로 돌아옵니다. 모유 수유를 할 경우 수축 기간이 더 빠르고, 경산부보다는 초산부가 회복이 빠릅니다.
쌀밥과 미역국은 혈액순환을 원활하게 하여 수유를 도울 뿐만 아니라, 자궁 수축에도 도움을 줍니다.

오로 분비
출산 후 자궁과 질 등에서 자궁점막조직이나 상처로 인해 생긴 혈액 섞인 분비물이 나오는 것을 오로라고 합니다. 특유의 냄새를 가지고 있으며 대개 4~6주간 배출됩니다. 분만 직후 양이 가장 많다가 차츰 줄어들고 빛깔도 옅어집니다.
산모용 패드나 생리대로 처리하고, 세균 감염을 막기 위해 좌욕을 하는 것이 좋습니다.
만약 6주 이후에도 많은 양의 오로가 계속되고 불쾌한 냄새가 난다면 염증일 수가 있으므로 진찰을 받으세요.

질 수축 & 회음부 상처
분만으로 인해 늘어난 질과 회음부 절개 상처는 처음 2~3일 정도는 통증이 있다가 약 일주일 정도 후면 원래대로 회복됩니다. 만약 통증이 사라지지 않고 10일 이상 계속되고 붓기가 가시지 않을 경우 진찰을 받으세요.
간혹 괄약근의 힘이 풀려 요실금이 생길 수도 있는데 이를 예방하기 위해 케겔 운동을 해주는 것이 좋습니다.

인간은 살아가면서 조금씩 태어난다. ♥ 생텍쥐페리

WEEK 40

274 DAY
년 월 일
아기를 만나기까지 6일

🙂 내 두개골은 다섯 개의 큰 뼈판들로 구성되어 있는데 아직 서로 단단하게 연결되어 있지는 않아요. 내가 태어나면 이 뼈판들이 서로 붙어 두개골이 더 단단해질 거예요.

👩 태아는 지금 태반과 양수로부터 당신의 혈액을 통해 생존의 가장 강력한 무기인 항체를 전달받는 중이랍니다.

예정일이 다가오고 있습니다. 다른 생각이나 일 따윈 하지 말고 그저 잘 먹고 잘 쉬세요.

육아 정보 아기를 데리고 비행기를 타고 여행을 한다면 아기의 등을 가슴 쪽으로 끌어안아 두 손을 자유롭게 해 주세요. 이착륙 시 젖을 물리거나 고무젖꼭지를 물리면 귀의 압력을 줄일 수 있습니다.

275 DAY
년 월 일
아기를 만나기까지 5일

🙂 출생 직후에 내 머리는 조금 이상하고 길쭉하게 보일지도 몰라요. 분만 시에 좁은 산도를 빠져나오면서 압력을 견디기 위해 두개골 직경이 좁아지기 때문이죠. 머리 모양이 이렇게 되는 것은 다 뇌를 보호하기 위해서랍니다. 다행히도 며칠 지나면 둥글고 예쁘게 돌아올 테니 너무 속상해 하지 마세요. 그리고 사흘 동안 내 몸을 보호하던 태지가 사라질 거예요.

👩 분만 시 태아들은 대부분 얼굴을 아래로 향한 채 머리가 먼저 빠져나오게 됩니다. 그러나 경우에 따라서 얼굴을 위로 향한 채 머리가 빠져나올 수도 있어요. 이렇게 되면 머리가 엄마의 꼬리뼈나 척추를 누르게 돼서 통증이 아주 심해지지요.

알아 두세요 호흡법과 걷기 운동 등으로 긴장을 완화하고 진통과 자궁 수축에 대비하세요. 스트레칭은 요통을 감소시켜 줄 것입니다.

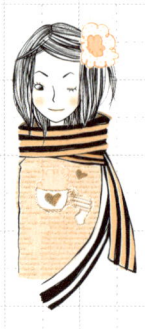

아이에게 무언가 약속하면 반드시 지켜라. 그렇지 않으면 당신이 아이에게 거짓말을 가르치는 셈이 된다 ♥ 탈무드

276 DAY
년 월 일
아기를 만나기까지 4일

😊 혈액을 생산해내는 간이 커지기 때문에 앞으로 사흘 동안 가슴과 배가 많이 발달해져 볼록해질 거예요. 이 모두가 바깥 세상에서 살기 위한 준비랍니다.

👩 지금 뱃속에서 태아의 발길질이 얼마나 센지 아세요? 엄마 무릎 위에 책을 올려둔다면 그것을 넘어뜨릴 수도 있을 정도랍니다.
분만일이 다가오고 있습니다. 엄마가 하던 집안일은 이젠 그만 다른 가족에게 맡기도록 하세요.

육아 정보 태어나자마자 엄마 뱃속과 같은 아늑한 상황을 재현해 준다면 아기는 심적 안정을 더 빨리 찾고 편안해질 것입니다. 아기가 있게 될 공간을 최대한 아늑하게 만들어 주세요.

세계의 출산문화 프랑스에서는 출산이 지연되면 임신부에게 계단을 오르내리게 합니다. 적당한 운동이 순산을 돕는다고 생각하기 때문이지요.

277 DAY
년 월 일
아기를 만나기까지 3일

😊 엄마, 혹시 양수의 색이 누렇게 변해도 너무 놀라거나 당황하지 마세요. 내 피부에서 떨어진 태지 때문이니까요. 대부분은 태어날 때까지 등에 붙어 있는데 가끔 벗겨질 때가 있어요. 지금 내 몸을 둘러싼 양수는 약 700~1,000ml 정도에요.

👩 분만 교실을 다니거나 이 책을 통해 배운 분만 과정과 육아 등을 하나하나 머릿속에 떠올리며 정리해 보세요. 실전의 날이 얼마 남지 않았답니다.

세계의 출산문화 미얀마에서는 출산 직후 산모들이 생선과 채소, 과일 등으로 끓인 국을 먹으며 산후조리를 한다고 합니다.

높은 수준의 지능이나 상상력, 그 어느 것도 천재를 만들 수 없다. 오직 사랑만이 천재의 영혼이다. ♥ 모차르트

278 DAY
년 월 일
아기를 만나기까지 2일

😊 엄마, 세상에 나가자마자 내가 스스로 하게 될 첫 호흡은 정말이지 아주 힘든 일이랍니다. 첫 호흡은 보통 숨쉬는 것보다 다섯 배 이상의 힘이 필요해요. 그동안 펴지지 않았던 폐의 공기 주머니들을 부풀리기 위해서는 풍선을 불 때처럼 호흡을 크게 해야 하니까요.

👩 임신 중 가슴은 약 670g 더 무거워졌답니다. 다 태아를 위해 모유 생산을 준비하는 과정이지요. 잊지 마세요, 모유 수유는 아기에게 가장 균형 잡힌 영양섭취와 면역체를 공급해 준답니다.

알고 있나요? 모유 수유는 본능에만 의지할 것이 아니라 학습을 통해 배우는 것이 좋습니다. 산부인과 교실이나 주변 경험자들을 통해 모유 수유 방법을 사전에 익혀두세요.

육아 정보 태어난 지 얼마 안 된 아기들은 물소리를 들으면 평안을 느낍니다. 자궁 속의 양수의 흐름과 비슷한 환경이기 때문이지요. 아기가 잠을 잘 못 자고 칭얼거린다면 물소리를 들려주세요. 샤워기에서 나오는 소리나 식기세척기 소리, 욕조를 채우는 물소리 등 일상생활에서 나는 소리들도 괜찮습니다. 조용한 시냇가에 가서 물소리를 녹음해놨다가 틀어주는 것도 좋은 방법이겠죠?

279 DAY
년 월 일
아기를 만나기까지 1일

😊 내 몸은 지금 15%의 지방으로 구성되어 있어요. 그 중 80%는 피부 바로 밑에 있고 나머지 20%는 근육과 장기 기관에 있지요.

👩 아마도 지난 2주 동안엔 체중이 오히려 감소했거나 더 이상 늘지 않고 그대로일 거예요.

수유 정보 냉장 보관한 모유를 전자레인지를 이용해 해동시키면 면역체가 다 파괴되어 버리니 주의하세요.

육아 정보 아기가 갓 태어났을 때는 연골이 작아 머리도 작아 보입니다. 아직 콧구멍이 작아서 더 그렇기도 합니다. 콧구멍이 커짐에 따라 아기 연골도 더 커지고, 목소리 또한 울림이 달라집니다. 그리고 머리도 점점 커지게 되지요.

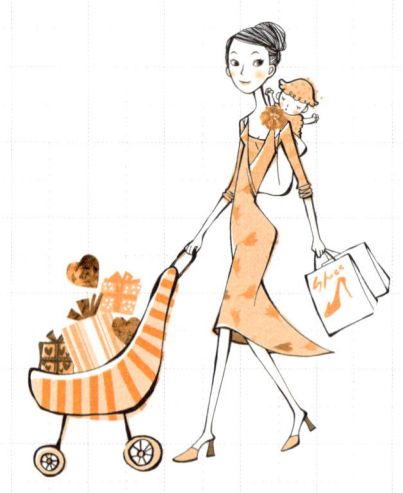

손가락에 반지를 끼고, 발가락에 종을 달고 아이는 어디를 가든지 항상 음악을 만든다. ♥ 17세기 자장가 중에서

280 DAY

년 월 일
드디어 예정일입니다

엄마, 오래 기다리셨죠? 머리부터 엉덩이까지 약 36cm에 몸무게 약 3.2 kg 이 정도면 신생아계의 팔등신이랍니다. 참, 다리를 쭉 펴면 전체 신장이 50cm정도 될 걸요. 예정대로라면 오늘 드디어 세상 밖에서 엄마와 처음으로 만날 거예요! 빨리 보고 싶어요, 엄마!

이 시점에서는 어떠한 자세를 취하거나 잠드는 것조차 많이 불편하고 어려울 것입니다. 또 자궁 수축도 빈번하게 이루어질 것이고요. 아마도 지금쯤이면 규칙적인 일상생활이 어려울 것입니다. 가능한한 마음을 여유롭게 갖고 긴장을 풀도록 노력하세요. 조금 있으면 당신은 진정한 엄마가 됩니다.

엄마의 평생 건강을 좌우합니다! – 산후 조리 Ⅴ

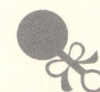

부종과 체중 증가
보통 임신으로 늘어난 체중은 10~12kg 정도인데 출산 뒤 줄어드는 체중은 5~6kg 정도로 차이가 납니다. 따라서 식사 운동과 식사 조절 등으로 몸매 관리에 신경 쓰지 않으면 남은 체중이 그대로 지방으로 축적되기 쉽습니다.
산후 붓기에는 호박이나 옥수수 수염 등을 달여 먹으면 좋습니다.

치아 문제
임신을 하면 호르몬의 영향으로 치아가 약해져 이가 시리거나, 잇몸에서 종종 출혈이 생깁니다.
출산 직후까지도 이어지다가 1~2달 후면 서서히 원래대로 회복되는데, 산후풍을 예방하기 위하여 양치질도 따뜻한 물로 하는 것이 좋습니다.

기미, 튼 살, 피부 탄력 저하
임신 출산으로 생긴 기미와 튼 살은 좀처럼 잘 없어지지 않으므로 자외선 차단제와 튼 살 전용크림을 잘 챙겨 바르도록 합니다.
특히 기미는 간이나 신장 기능에 이상이 생길 경우 잘 생기게 되므로 이를 튼튼히 해주는 콩과 매실 등을 많이 섭취하세요.
임신선은 출산 후 자연스럽게 없어지며 복부의 크기와 뱃살 감소는 산후 6개월 정도가 지나야 원래대로 돌아오는데 이 기간을 단축하려면 산후체조와 스트레칭을 꾸준히 하도록 하세요.

즐거운 임신, 행복한 변화!
임신으로 변화된 몸무게와 허리둘레를 측정해 보세요.
엄마 몸이 변하는 만큼 아기가 쑥쑥 자라고 있다고 생각하세요.

몸무게 [   ] kg   허리둘레 [   ] inch

어린이들은 춤추고 맛보고 만지고 듣고 보고 느끼는 모든 것으로부터 배울 수 있다. ♥ 진 휴스턴

출산예정일 + PLUS

01
출산예정일 + 01일
예정일이 지났는데도 아무런 분만 조짐이 없다고 해도 너무 걱정하진 마세요.
엄마가 계속 임신부로 있진 않을 테니까요.
예정일이라는 건 어디까지나 예측이었다는 것을 기억하세요.
태아가 아기로 태어날 수 있도록 발육이 완료되는 시간은 개인차가 있답니다.

02
출산예정일 + 02일
아직 과학자들도 정확하게 무엇이 분만을 가능케 하는지는 잘 모른답니다. 그것은 태아가 자궁 경부에 압력을 가하는 무게와 규모일 수도 있고 또한 엄마 몸의 생화학적 균형 문제일 수도 있으며 특히 임신이 계속 되는 동안 자궁이 효소와 호르몬에 대해 한층 민감해지기 때문일 수도 있답니다. 걷기는 분만을 촉진시킵니다. 그렇다고 너무 빨리 걷는다든지 오래 걷는 것은 좋지 않습니다.

03
출산예정일 + 03일
출산 예정일이 지나면 엄마의 마음이 조급해지는 것이 정상입니다. 그러나 너무 초조하고 불안한 마음을 가지면 아기에게도 엄마에게도 모두 좋지 않아요. 조용히 침착하게 긍정적인 마음으로 분만을 위해 기력을 비축해 두세요.

04
출산예정일 + 04일
출산이 예정일보다 지연되면 어떻게 해야 할까요? 태아는 이미 자궁 밖의 삶에 대한 준비가 확실히 완료되고 있습니다.
그러나 아직 자궁 안에서도 계속 성장하고 있어요. 머리카락도 길어지고 손톱도 자라고 몸무게도 늘지요. 그래서 만약 태아가 자연분만이 어려울 정도로 커지면 의사는 인공 분만을 유도하든지 제왕절개 수술을 권유할 수도 있습니다.

05

출산예정일 + 05일

엄마가 영원히 임신부로 있을 수는 없습니다. 인간에게 정상적인 임신 기간을 지속할 수 있게 해 주는 것은 태반이랍니다.

태반은 기능이 많은 장기이지만 출산예정일이 지나면 서서히 부서지기 시작해 출산 후엔 버려지지요. 의사는 임신 기간 동안 태반이 제대로 기능하는지 진단합니다. 태반이 건강하게 유지되어야 태아도 건강하게 성장하고 발달하기 때문이죠.

06

출산예정일 + 06일

인간이 다른 동물에 비해 임신 기간이 비교적 길긴 하지만 가장 긴 것은 아닙니다. 조그마한 귀가 특징인 아시아코끼리는 새끼를 20개월 내지 23개월을 배고 있습니다. 사람보다 임신 기간이 2배에 달하지요.

이와 반대로 포유동물 중에 가장 짧은 임신기간을 갖는 것은 주머니쥐와 동부 지방의 고양이랍니다. 이들은 출산까지 8일~13일 정도가 임신 기간이랍니다. 한 달에 두세 번 출산을 하게 되는 셈인데 상상이 되시나요?

07

출산예정일 + 07일

아기 출생에 관해 상세히 기록해 두세요. 그렇게 하면 아기가 자라서도 자신의 출생 이야기를 잘 알 수 있으니까요.

혹시 엄마도 본인의 출생에 대해 알고 있다면 비교해서 적어보세요.

08

출산예정일 + 08일

예정일보다 1주일이 지났다고 해도 걱정 마세요. 엄마와 아기의 상태는 여전히 일반적인 표준 범위 내에 있답니다.

실제로 출산의 85%가 예정일 전후 2주내에서 이루어진다고 합니다. 엄마와 아기의 건강에 대해서 의사가 크게 언급하지 않는 한 괜찮습니다. 두려워 할 것은 아무 것도 없습니다.

09

출산예정일 + 09일

만약 태어날 아기의 성별을 아직까지도 모른다면 가족들끼리 알아맞히기 게임을 해보세요. 외가 쪽으로는 아들과 딸에 대한 혈통 내력이 어떻습니까? 또 아기의 이름은 지어 놓으셨나요? 무슨 의미가 담겨 있습니까? 이런 이야기를 하다보면 성별이 무엇이든 아기에게는 그다지 중요한 게 아니라는 것을 알게 됩니다. 아기가 엄마 뱃속에서 건강히 지내고 있는가가 사실 가장 중요한 것이지요. 건강한 아기를 만나기 위한 걸음을 계속 하세요.

10

출산예정일 + 10일

만약 이번이 둘째 아이라면, 새로 낳는 아기가 기존의 가족들과 어떻게 어울릴 수 있을 지에 대한 계획을 세우세요. 형제의 터울이 클수록 뱃속의 아기 성별을 더 의식하고 엄마로서의 준비도 많이 하게 되지요.

모든 아이들은 엄마의 사랑과 관심을 바라며 함께 있기를 원한답니다. 또 대부분의 아이들은 갑작스런 변화를 좋아하지 않아서 자신을 아기 침대에서 옮긴다거나 하는 것을 싫어해요. 그러니 충분히 준비를 갖고 서서히 변화를 주세요. 엄마가 마음먹은 대로 아이들을 변화시키기 위해 강요하거나 부끄러워하면서 받아들이게 해서는 안 됩니다. 적절한 시기에 큰 아이에게 아기를 어떻게 돌보고 놀아주고 안아줘야 하는지 가르쳐주세요. 또 그들이 동생에게 해야 할 역할을 스스로 결정하도록 하세요. 원하지 않는다면 너무 강요하지 말고 인내심을 갖고 이해해주세요.

11

출산예정일 + 11일

아기가 태어나면 어디서 재울 건가요? 세계 대부분의 모든 문화권에서는 아기들을 부모님과 같은 침대에서 재웁니다. 아기를 엄마 옆에 재우면 젖먹이기도 쉽고 용변도 쉽게 처리할 수 있습니다. 그러나 단점도 많습니다. 부모가 잠을 설칠 수도 있고 부부관계도 쉽지 않게 되지요. 부모가 너무 잠귀가 어둡지만 않다면 아기의 울음소리에 저절로 눈이 떠지게 될 것입니다. 아기를 다른 방에 재우는 것을 너무 두려워하지 마세요.

12

출산예정일 + 12일

아기를 위해 카시트를 준비해 두셨나요? 많은 아기 엄마들이 다른 사람이 차를 운전할 때 아기를 품에 안곤 하는데 이것은 사고 시에 굉장히 위험합니다. 갑자기 차가 멈추거나 충돌이 발생하면 아기는 엄마 팔에서 떨어져나가 차 앞쪽의 계기판 사이로 내동댕이쳐지게 될 수도 있어요. 카시트를 놓기에 가장 안전한 곳은 차 뒷좌석의 중간입니다. 물론 엄마도 항상 안전벨트를 착용해야 합니다.

13

출산예정일 + 13일

만약 태어나는 아기가 아들이라면 포경수술 여부도 생각해 보셨나요? 이슬람교와 유태교에서는 포경수술을 할례라고 하며 교리에 따라 실행하는 종교 의식이기도 합니다. 종교적 전통에서 포경수술은 장점과 단점이 있지요. 한편 미국 소아과학회에서는 포경수술은 의학적인 이점이 없으며 양질의 표피위생법은 칫솔질하는 것만큼 배우기 쉽다고 지적하기도 합니다.

오늘은 출산예정일이 지난 지 2주째의 마지막 날입니다. 이렇게 되면 의사는 태아 건강을 위해 검사를 하게 되지요. 때로는 검사를 마친 후 저절로 분만이 시작되기도 하고, 때로는 분만까지 많은 도움을 받아야 하는 경우도 있습니다. 평소처럼 침착하게 마음을 갖고, 궁금한 것이 있으면 많이 질문하세요. 그래야 엄마도 분만 진행과정을 알 수 있습니다. 어떻게든 아기의 얼굴을 보는데에 시간이 그리 많이 걸리지 않을 것입니다.

신생아 육아 및 출산 후 변화
아빠의 임신
출산 후기

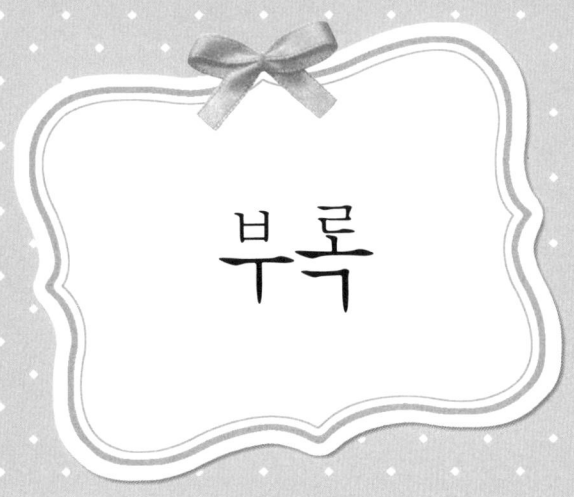

부록

신생아 육아 및 출산 후 변화

출산 후 1일

🙂 의사 선생님이 엉덩이를 툭툭 때려주면 난 크게 울음을 터트릴 거예요. 첫 울음은 양수로 막혔을 지도 모를 기도를 트여주고, 폐를 확장시켜서 원활한 호흡을 하도록 해 줘요. 일종의 출생 신고식인 셈이죠. 의사 선생님이 탯줄을 잘라 주고 간호사 선생님은 내가 태어난 시간을 확인해서 나중에 엄마에게 알려줄 거예요. 그리고 내 손가락 발가락이 정상인지, 외형적으로 이상이 없는지 내 몸 여기저기 확인하지요. 그 다음 몸무게를 재고 부분 목욕을 시킨 뒤에 배꼽 소독을 마치면 배냇저고리와 싸개를 두른 후 바구니에 눕혀 주지요.

👩 세상에서 너무나 감동스럽고 큰일을 마쳤습니다. 마취가 풀리면서 회음부와 복부 통증이 시작될 거예요. 그래도 사랑스러운 아기 얼굴을 보면 고통은 조금씩 사라지겠죠? 지금부터 약 6주간 혈액 섞인 오로가 분비될 거예요. 아기가 태어나면서 필요 없게 된 막과 혈액, 점액 등이 섞인 분비물이죠. 이 오로를 처리하는 것이 당분간 주요 일과가 될 것입니다. 처음에는 몸이 불편해서 혼자 닦기 힘들어요. 분만 후 6시간 이내에 첫 소변을 보도록 하세요. 그래야 방광 회복이 빨라집니다. 아직 외형적으로는 임신 때와 별 차이를 못 느끼겠지만 아기와 양수가 빠져나간 것만으로도 5~6kg 정도는 줄었을 거예요.

출산 후 2일

🙂 생후 3~4일간은 갓 태어났을 때보다 오히려 체중이 감소할 거예요. 그렇다고 걱정하지 마세요. 엄마 젖이 모자라거나 배고파서 그러는 게 아니라 태변과 필요 없는 수분들이 빠져나가기 때문이에요.

👩 오늘은 병원 복도 등 가까운 곳을 가볍게 걸어보고 조금씩 움직여 보세요. 모유가 돌면서 젖몸살이 올 수도 있어요. 산후 24시간에서 48시간 내에 빠르면 초유가 분비될 텐데 가능한 한 초유 수유는 꼭 하세요. 초유에는 아기에게 필요한 최고의 영양소가 고루 들어있으니까요. 입맛 없더라도 미역국에 식사 잘 챙겨 드시고요. 그래야 모유도 잘 나오고 자궁과 회음부 상처도 빨리 아물게 됩니다. 참, 제왕절개 수술을 한 엄마라면 아마 가스가 나온 후에야 음식을 섭취할 수 있을 거예요. 가스는 수술 후 보통 48시간 내에 나옵니다.

육아 정보 퇴원 전 아기의 선천성대사이상 검사를 받아보세요. 선천성대사이상 검사는 우리 신체활동과 유지에 중요한 효소 단백질의 결함으로 체내 대사 작용에 이상을 가져와 대뇌, 간장, 신장, 안구 등 장기에 손상을 주는 대사이상의 유무를 알아보는 중요한 검사입니다. 조기진단이 매우 중요하니 별다른 이상이 보이지 않더라도 생후 48시간 이후 일주일 이내에 선천성대사이상검사는 받는 것이 좋습니다.

출산 후 3일

😊 별다른 이상이 없으면 아마도 집에 갈 수 있을 거예요. 우리 집이 어떻게 생겼는지 너무너무 궁금해요.

👩 자연 분만한 경우 엄마와 아기에게 별 이상이 없으면 대개 오늘쯤 퇴원이 가능합니다. 훗배앓이와 회음부 통증도 많이 줄어들고, 오로의 양도 조금 감소할 겁니다. 오로는 좌욕으로 처리하세요. 출산 후 4~5일 동안은 그동안 피하조직에 쌓여있던 수분들이 소변과 땀으로 다량 배출됩니다. 오늘부턴 세수뿐만 아니라 가볍게 몸을 닦는 것도 가능할 거예요. 땀이 많이 나더라도 조금만 참으세요. 아직 목욕은 이르답니다.

육아 정보 혹시 새로 태어난 아기 위로 형제가 있다면 엄마 아빠가 처음부터 동생을 안고 큰 아이와 첫 대면을 하지 않도록 주의하세요. 큰 아이는 부모의 사랑을 갑자기 빼앗겼다는 박탈감과 충격에 휩싸여 동생을 미워할 수도 있으니까요. 가능한 한 엄마 아빠가 먼저 큰 아이와 함께 있는 상태에서 조부모나 친지 등 다른 3자가 동생을 안고 들어오도록 하세요. 그런 다음 큰 아이에게 동생이 작고 약해서 돌봐주어야 할 존재라는 것을 충분히 이해시키고 또 만져 보게 한 후 "이젠 엄마가 동생 좀 안아 봐도 되겠니?" 라고 동의를 구한 후 아기를 받아 안으세요. 또 "아기는 언제 커서 OO처럼 말도 잘 하고 혼자서 놀기도 할까?" 하는 칭찬과 함께 동생이 앞으로 돌보아야 할 존재임을 알려주세요.

출산 후 4일

😊 집에 왔지만 병원에서와 다를 바 없이 난 하루 중 거의 20시간을 잠만 잔답니다.
눈도 아직은 졸린 듯 게슴츠레하게 뜨지요. 난 아직 빛을 느끼는 정도이지 물체를 알아 볼 수는 없어요. 앞으로 3, 4주 정도 더 지나야 바로 앞에 있는 물체의 움직임을 알 수 있을 정도가 될 거예요.

👩 출산 후 첫 배변을 시작하게 될 겁니다. 배변 시 회음부 상처로 통증이 올 수도 있어요. 통증 때문에 배변을 꺼리면 변비가 생길 수도 있습니다. 좌욕을 병행하면서 규칙적인 배변 습관이 돌아오도록 노력하세요.

육아 정보 신생아의 환경은 너무 추워도, 너무 더워도 좋지 않습니다. 실내 온도는 22℃ ~24℃에 습도는 50~60% 정도가 적당합니다. 만약 아기 몸에 땀이 차면 자세를 바꿔 눕혀 주세요.

수유 정보 아직 아기는 배가 고파도 잘 표현하지 못할 수도 있습니다. 수유한지 4시간이 지났는데도 안 깨어난다면 일부러 깨워서라도 수유를 하도록 하세요. 갓 태어난 아기의 위장은 아주 작기 때문에 금방 배가 고프답니다.

출산 후 5일

😊 엄마, 난 아직 말을 할 수 없기 때문에 당분간은 모든 것을 울음으로 표현할 거예요. 배가 고파도, 잠이 와도, 쉬를 해서 옷이 축축할 때도 모두 울기만 하죠. 그럴 땐 너무 귀찮아하지 말고 나를 꼭 안아주세요. 조금 크면 울지 않고도 내 의사를 표현하는 방법을 기를 수 있을 거예요. 그때까지만 엄마 참아주세요.

👩 이제부턴 진정한 의미의 모유가 나온다고 할 수 있습니다. 이전까지는 사실 초유에 가까웠지요. 젖몸살이 나지 않도록 종종 가슴 마사지를 해 주세요. 오늘부턴 소변의 양도 정상으로 돌아올 것입니다.

육아 정보 신생아 목욕물의 온도는 38℃~40℃ 정도가 좋습니다. 팔꿈치를 물에 살짝 담가보세요. 기분 좋게 따뜻하다고 느껴지면 적정 온도입니다.
수유 후 바로 목욕시키는 것은 아기 소화를 방해시키므로 피해주세요. 오히려 목욕을 하고 난 뒤 수유를 하는 것이 좋습니다. 전신 목욕은 배꼽이 떨어지고 난 뒤에 시키세요. 또 목욕을 한다고 아기를 너무 발가벗겨 놓지 마세요. 아기를 수건으로 감싼 후 얼굴, 머리, 팔 다리, 몸 순으로 닦아 내려갑니다. 목욕 후에는 배꼽에 세균이 침투하지 않도록 알코올로 소독하고 잘 말려주세요.

출산 후 6일

😊 큰 소리가 나거나 내 몸에 자극이 주어지면 갑자기 놀란 것처럼 양팔과 다리를 들고 막 허우적거려요. 이런 거을 *모로반사라고 한데요. 그때 너무 놀라지 마세요. 3~4개월 지나면 저절로 괜찮아질 거예요.

*모로반사: Moro라는 사람이 처음 발견했다고 해서 붙여진 이름으로 대표적인 신생아 반사 운동 중의 하나이다. 큰 소리가 나거나 몸의 위치가 변하게 되면 아기가 갑자기 팔다리를 쫙 벌렸다가 무언가를 껴안듯이 다시 움츠리는 반응을 보인다. 생후 3~5개월 지나면 자연히 사라진다.

👩 오로의 양이 많이 줄고 색도 옅어져 이젠 거의 황색에 가까울 것입니다. 오늘부터는 혼자서 서서 머리도 감을 수 있고, 가벼운 샤워도 가능합니다. 입욕은 출산 후 5주 정도가 지나면 하세요. 사우나 같은 대중탕은 산후조리가 완전히 끝나고 가는 게 좋습니다. 앞으로 두세 달이 지나면 머리카락이 많이 빠질 수 있습니다. 호르몬 분비가 줄면서 모발 성장이 둔해지기 때문이지요. 일시적인 탈모현상이니 너무 걱정 마세요. 일 년 정도 지나면 원래대로 회복됩니다.

육아 정보 혹시 아기 얼굴이나 몸이 황달기로 너무 노래서 염려되시나요? 아직 간 기능이 미숙하기 때문이랍니다. 생후 일 주일 정도까지는 황달기가 있어도 괜찮습니다. 하지만 열흘이 넘게 계속 심해지면 의사 선생님께 진찰을 받아보는 게 좋아요.

출산 후 7일

내가 태어난 지 일주일이 지났어요. 오늘부터는 원래의 체중을 회복하게 돼요. 앞으로 살이 통통하게 오르면 더 예뻐지겠죠. 기대하세요.

오늘은 엄마와 아기 모두 정기검진을 받으러 병원에 가야 합니다. 이제 통증이 거의 사라졌을 겁니다. 그래도 아직 집안일은 무리예요. 개인 청결을 위해 샤워를 하고 아기 옷 갈아입히는 정도만 가볍게 움직이세요. 출산 후 6주 정도가 지나야 오로 분비가 완전히 끝나고 자궁이 회복됩니다. 이때부터 어느 정도 부부관계도 가능하지요. 아기를 낳고 첫 생리는 보통 출산 뒤 4주에서 8주 사이에 시작하는데 모유 수유를 할 경우에는 건너뛰는 경우도 있습니다.

육아 정보 아기 엉덩이나 등에서 나타나는 푸른빛의 몽고반점은 한국 어린이의 90% 이상에게 나타나는 동양인의 특징입니다. 생후 48개월쯤에 가장 진해지다가 이후 10세를 넘어서는 거의 보이지 않게 됩니다.

수유 정보 젖을 빨 때 공기가 들어가거나 위식도가 역류하는 등으로 신생아들이 젖을 토하는 경우가 종종 있답니다. 특히 분유 수유를 했을 때는 꼭 트림을 시켜주세요.

생후 1~2개월

태어났을 때보다 체중은 1kg정도 늘고, 키는 약 4~5cm 컸을 거예요.
이젠 전처럼 하루 종일 자진 않는답니다. 젖을 주면 어느 정도 깨서 잘 놀곤 하지요. 엄마가 웃으면 나도 따라 웃을 수 있어요. 아직 사람을 알아보진 못하지만 엄마 냄새랑 젖 냄새는 신기하게도 잘 알지요. 청각도 예민해서 딸랑이 장난감 소리도 잘 들어요.

아기가 울 때마다 꼭 안아줄 필요는 없어요. 엄마와의 스킨십이 정서발달에 좋은 것은 사실이지만 그렇다고 매번 안아주면 엄마는 힘들어지고, 아기에게는 나쁜 습관이 생길 수도 있어요. 적당히 아기 울음을 지나쳐서 인내심을 길러주세요.

육아 정보 자외선이 강한 오전 11~오후 2시 사이를 피해 아기에게도 조금씩 햇볕을 쬐어 주세요. 햇볕은 비타민D를 생성시켜서 뼈를 튼튼하게 한답니다.

알아 두세요 아기가 잘 자다가 갑자기 깨서 울음을 멈추지 않는 경우가 있는데 이럴 땐 '영아 산통' 일 경우가 높습니다. 젖을 먹은 게 탈이 나서 배앓이를 하는 것이죠. 아직 장 기능이 완전치 못한 생후 1개월 경 아기들에게서 종종 일어나곤 합니다. 젖을 먹인 후 꼭 트림을 시켜주고 배변이 잘 되도록 수분 섭취를 도와주세요. 3~4개월 자라서 어느 정도 소화기능이 익숙해지면 저절로 사라집니다.

생후 3~4개월

😊 나 혼자 스스로 목을 가눌 수 있게 됐어요. 빠르면 뒤집기도 할 수 있지요.
기분이 좋으면 방긋방긋 웃기도 하고 뭐라고 혼자 떠들기도 하는데 사람들이 저보고 옹알이를 한데요. 키는 태어날 때보다 10cm나 더 자라서 58~60cm 정도 되고요, 몸무게도 거의 2배에 가까운 6.5~7kg 이에요.

👩 아기가 침샘이 발달해서 침을 많이 흘릴 거예요. 턱받이를 해 주고 자주 갈아주세요.
그리고 이 시기의 아기들은 무엇이든 입으로 가져가고 손가락을 빨곤 하는데 호기심을 충족시키는 놀이 중 하나이니 너무 못하게 막기 보다는 손을 자주 씻기고 입에 넣어도 될만한 안전한 것을 주도록 하세요.

> **알아 두세요** 생후 3~4개월경의 아기들은 갑자기 입이 짧아져서 젖을 찾는 횟수가 줄어들곤 합니다. 먹는 것보다는 놀이에 집중하는 시간이 길어지기 때문이지요. 체중이 잘 늘고 잘 놀다면 건강에 별 문제 없는 것이니 너무 억지로 먹이려 들진 마세요.

생후 5~6개월

😊 엎드려서 배밀이를 시작해요. 기어 다니기 위한 준비이지요. 아직은 생각처럼 쉽지 않아서 엄마가 보기엔 많이 힘들어 보일 수도 있어요. 하지만 스스로 해냈다는 성취감을 느낄 수 있어서 난 좋아요. 활동이 전보다 늘어나서 키랑 몸무게가 많이 늘진 않지만 걱정 마세요. 체중은 7.5~8kg , 키는 65~67cm 가량 될 거예요.

👩 이 시기 아기들은 엄마 몸속에서 받은 항체의 면역력이 떨어져서 질병에 걸리기 쉬우니 각별히 주의하세요. 또 전보다 아기의 활동이 많아지는 시기이니 아기 주변에 위험한 물건들을 두지 않는 것이 좋습니다.

> **육아 정보** 이때쯤부터 슬슬 이유식을 시작해도 됩니다. 마트에서 판매하는 것보다는 엄마가 직접 만들어주는 것이 좋겠지요. 그렇다고 처음부터 너무 욕심 부려 이것저것 많이 먹이진 마세요. 아기의 장 기능은 아직 어른처럼 완벽하지는 못하니까요. 쌀만으로 미음을 써서 주다가 잘 먹고 탈이 없으면 한 주씩 다른 음식들도 첨가해 주세요. 간혹 아기가 변비와 설사를 일으킬 수도 있는데 이때 너무 겁을 먹고 이유식을 멈추면 나중에 적응하기가 더 어려워질 수 있습니다. 크게 심하지 않다면 천천히 계속 진행하세요.

생후 7~8개월

나 혼자 앉고 무릎으로 기어 다닐 수 있어요. 빠르면 젖니도 나기 시작할 거예요. 나는 요즘 놀이에 흠뻑 빠져있답니다. 까꿍, 만세 놀이가 너무 재미있어요. 엄마, 나랑 되도록 많이 놀아 주세요. 잘 놀수록 두뇌 발달에도 좋대요. 체중은 8.2~8.7kg, 키는 약 70cm 가량 될 거에요.

아기가 이가 나기 시작하면 충치가 생기지 않도록 잘 관리해주세요. 가제수건에 물을 묻혀 잇몸을 마사지해주고, 자는 동안에는 젖병을 물리지 마세요. 아직 이유식 전이라면 지금부터는 반드시 시작해야 합니다. 자칫하다간 턱 근육 발달 시기를 놓칠 수 있어요. 이유식을 주는 횟수는 하루에 두 번 정도가 적당합니다. 그리고 돌 전 아기에게 주면 알레르기를 유발시키는 식품도 있으므로 이유식 재료를 꼼꼼히 따져보세요.

육아 정보 이 시기에 접어들면 아기가 슬슬 낯을 가리기 시작합니다. 엄마 얼굴을 알아보게 되는 것이죠. 이 무렵 아기들은 자신을 돌보아주는 대상과 애착 관계가 형성되기 때문에 하루 종일 엄마와 있는 아기들은 엄마만 찾고 보채게 됩니다. 이것을 분리 불안이라고 하지요. 가능한 한 많은 가족과 사람들을 만나게 해서 분리 불안을 덜어주세요. 이불이나 수건등으로 얼굴을 가렸다가 다시 보이는 '까꿍 놀이'도 도움이 될 수 있어요. 엄마가 안 보여도 늘 엄마가 곁에 있다는 사실을 아기에게 인식시켜 주는 것이 중요합니다.

생후 9~10개월

벽이나 의자를 붙잡고 일어설 수 있어요. '엄마, 아빠, 맘마' 등 간단한 단어들을 흉내 내서 말할 수도 있어요. 내가 "엄마!" 하고 부르는 이 순간을 정말 많이 기다리셨죠? 앞으론 더 많이 불러드릴게요.
손의 기능이 많이 발달해서 장난감도 제법 다룰 줄 알고, 호기심이 많아져서 이것저것 서랍 열어 보는 게 요즘 내 취미에요. 체중은 8.5~9.2kg 키는 73cm 정도에요.

이 시기에 아기는 호기심이 많아져서 눈에 보이는 건 죄다 만지고 확인하려 듭니다. 아기 주변에 위험한 물건들은 필히 안 보이게 두세요. 가구의 각진 모서리나 전기 콘센트도 위험할 수 있으니 잘 마무리해 두시고요. 활동이 왕성해지는 시기라 배도 빨리 고파질테니 이유식은 하루 세 번 정도로 횟수를 늘려주시고, 아기가 혼자 먹으려 한다면 흘리더라도 자신이 할 수 있도록 내버려 둬 주세요.

육아 정보 생후 10개월경의 아기들은 곧잘 어른 흉내를 잘 내서 엄마 아빠를 웃게 만듭니다. 때론 당혹스럽게 하기도 하지요. 부모가 모범을 보이는 게 중요한 시기가 왔습니다. 아이는 어른의 거울이라는 것 잊지 마세요.

*신생아 육아 시 주의하세요.

1) 아기를 안고 흔들지 마세요.
신생아들은 아직 뇌의 신경섬유를 보호하는 수초들이 없기 때문에 머리를 흔들게 되면 뇌에 손상을 줄 수 있습니다. 심하면 뇌출혈과 사망까지도 일으킬 수 있으니 주의하세요.

2) 대천문을 막지 마세요.
아기 머리 윗부분인 이마와 정수리 사이에 있는 마름모 꼴 모양의 숨구멍을 대천문이라고 합니다. 엄마의 엄지손가락 크기 정도 되지요. 아기가 숨 쉴 때 보면 대천문이 들쑥날쑥 오르락내리락하는 게 보일 거예요. 아기의 두개골이 너무 부드러워 아직 닫히지 않았기 때문입니다. 생후 1년에서 1년 6개월 정도가 지나야 닫힐 거예요. 아기 머리를 만지거나 할 때 대천문을 막지 않도록 주의하세요.

3) 옷을 너무 껴입히지 마세요.
신생아는 어른보다 정상체온이 높으므로 실내온도만 22℃ 정도로 유지시켜 준다면 옷을 너무 두껍게 입히지 않는 것이 좋습니다. 오히려 너무 덥게 입히면 땀띠가 나서 염증이 생기기 쉽습니다.

4) 아기를 엎드려 눕히지 마세요.
아기 머리 모양을 예쁘게 만든다고 간혹 엎드려 눕히는 경우가 있는데, 질식사할 우려가 있습니다. 종종 생후 6개월 전 영아돌연사의 원인이 되기도 합니다. 잠깐 옷을 갈아입히거나 엄마가 옆에 있을 때 운동으로 엎드려 놓는 것은 괜찮아요.

5) 가제 수건으로 아기 입안을 닦지 마세요.
신생아는 드러난 치아가 없기 때문에 양치가 필요 없습니다. 입안을 가제 수건으로 닦아주는 것도 입안을 보호하는 점막만 긁어내서 아구창이 생길 수 있습니다.

*생후 12개월 전 아기에게 먹이면 안 되는 식품

자연 상태의 아무리 영양가가 좋은 것이어도 돌전까진 절대 아기들에게 먹여서는 안 될 식품들이 있습니다. 자칫 잘못 알고 먹이다가는 성인이 되어서도 같은 식품에 알레르기를 유발하거나 아기 건강에 치명적인 영향을 줄 수 있습니다.

벌꿀 – 한 살 미만의 영아는 아직 장의 기능이 완전치 않아 벌꿀을 먹일 경우 *영아 보툴리누스증에 걸릴 위험이 높습니다. 벌꿀 자체 뿐 아니라, 벌꿀이 함유된 식품도 먹이지 않도록 하세요.

달걀 – 완전식품으로 알려진 달걀은 생후 6개월부터 먹일 수 있습니다. 반드시 노른자부터 먹이도록 하고, 흰자는 생후 1년이 지나서 먹입니다. 이때 반숙은 장티푸스나 식중독 균에 감염될 우려가 있으므로 반드시 완숙된 노른자를 주어야 합니다.

생우유 – 장 기능이 완전치 못한 아기에게 살균 과정만 거친 생우유는 구토나 설사를 일으키기 쉽습니다. 돌 이후 100ml 정도 조금씩 먹여서 반응을 살핀 후 이상 여부를 확인하는 게 좋습니다.

요구르트 – 소화가 잘 되는 요구르트는 생후 5~6개월경부터도 먹일 수 있습니다. 이때 설탕이나 과일 등이 들어 있는 것은 피하고 아무 것도 첨가하지 않은 플레인 요구르트를 먹이는 게 좋습니다.

김치 – 아기가 밥을 빨리 먹게 됐다고 하더라도 김치는 돌 이전에는 먹이지 않는 것이 좋습니다. 고춧가루와 자극적인 양념을 덜했다 하더라도 배추를 절이는 단계에 이미 많은 소금이 가미되기 때문입니다. 그리고 김치에 들어가는 새우나 굴, 조개 등도 아직 소화기관이 완벽하지 않은 아기들에게 알레르기 반응을 일으킬 수도 있습니다. 특히 아토피 피부염 알레르기가 있는 아기들에게는 더욱 조심해야 할 것이 김치입니다.

미숫가루 – 여러 가지 곡물을 갈아 혼합한 식품을 돌 전 아기에게 주는 것은 매우 위험합니다. 특히 땅콩, 메밀, 콩, 밀은 알레르기 반응을 일으키기 쉽기 때문에 가능한 한 피하는 것이 좋습니다. 곡류는 쌀부터 시작해서 1~2주 이상의 간격을 두고 아기에게 이상 반응이 없는 지 확인한 후 먹이는 것이 좋습니다.

야채, 과일 – 생과일과 생야채에는 비타민이 풍부하지만 돌 전 아기들에게는 되도록 생식품은 먹이지 않는 것이 좋습니다. 단맛이 강한 과일보다는 익힌 야채부터 먹이기 시작하고 과일도 생후 6개월경부터 사과, 배부터 시작해 복숭아, 살구 등으로 발전시키고 오렌지 귤, 토마토, 딸기 등은 되도록 돌 이후부터 먹이세요. 특히 복숭아는 대표적인 알레르기 유발 식품이므로 생후 두 돌 이후에 먹이는 것이 좋습니다. 또 과즙을 먹일 때는 처음부터 100% 과즙만 먹이는 게 아니라 과즙과 물을 1:1로 섞어 희석시켜 먹이기 시작합니다.
당근과 시금치는 질소화합물이 들어있어 빈혈을 유발할 수 있으므로 생후 6개월 이전까지는 이유식 재료로도 사용하지 않는 게 좋습니다.

닭고기 – 돌 전 아기에게는 되도록 먹이지 않는 게 좋습니다. 돌이 지난 후 먹일 때도 가슴살부터 조금씩 먹이고, 지방이 많은 날개와 껍질은 가장 나중에 먹이도록 하세요.

돼지고기 – 기름기가 많아 소화가 잘 되지 않는 특성이 있으므로 육류 중 가장 나중에 먹이는 게 좋습니다. 돌 이후 약 15개월이 지난 후에 살코기부위부터 조금씩 주도록 하세요.

*보툴리누스증 ; 처음엔 변을 잘 못 보다가 점점 온 몸이 힘없이 축 늘어지고 젖도 빨지 못할 뿐 아니라 음식도 삼키지 못한다. 심하면 호흡 곤란까지도 올 수 있다.

✱ 신생아 질병

• 황달
갓 태어난 아기는 아직 간 기능이 미숙해서 빌리루빈이라는 색소를 거르지 못하기 때문에 피부가 노래집니다. 생후 10일까지의 황달은 일반적인 증상입니다. 그러나 10일 이상이 넘어서 고열을 동반하거나 반대로 체온이 내려가는 증상을 보이면 병원에 가보세요.

• 영아산통
신생아 배앓이로 장기능이 미숙한 아기가 젖을 소화시키지 못해 일어나곤 합니다.
통증이 심해 아기가 다리를 움츠리며 자지러지게 울곤 하는데 일단 가정에서 응급으로 아기의 배 위에 따뜻한 물수건을 올려주시고, 수유 때는 반드시 트림을 시키도록 하세요.
자라면서 저절로 사라지는 증상이지만 지속된다면 병원에 가보세요.

• 제대염
탯줄을 잘린 배꼽 부위 소독을 제대로 하지 않으면 염증이 생기고 심한 경우 패혈증까지도 일으키게 됩니다. 이를 예방하기 위해서는 탯줄이 잘린 부위를 알코올로 꼼꼼히 소독하고 잘 말려주는 것이 최선입니다.

• 배꼽탈장
보통 생후 일주일에서 열흘 사이에 배꼽이 떨어지는데 이때 배꼽 주변의 피부가 약해 작은 구멍이 생길 수 있습니다. 이 구멍으로 장의 일부가 튀어나와 피부가 동그랗게 튀어나오게 됩니다. 생후 6개월~12개월 이후 저절로 나아지지만 혹시 튀어나온 크기가 너무 크고 증상이 지속되면 병원에 가보세요.

• 아구창
신생아의 경우 입안에 젖 찌꺼기들이 뭉쳐 세균이 번식되면 입안이 헐어 아플 수가 있습니다. 잘못하면 입 안의 세균이 장으로 넘어가 설사를 하기도 합니다.
이를 예방하기 위해서는 젖을 먹이고 나서 입 안을 청결히 해주어야 하는데 이때 너무 깨끗이 한다고 심하게 문질러 닦으면 입안을 보호해주는 점막까지도 쓸려나가 역으로 아구창을 더 유발할 수도 있습니다. 수유 시 젖병, 젖꼭지 소독을 철저히 해주세요.

• 서혜부 탈장
남자아기에게서 발생하는 질병으로 고환이 음낭으로 내려오는 동안 서혜관이 제대로 막히지 않아 장이 음낭 쪽으로 빠지는 증상을 말합니다.

아기가 심하게 울거나, 크게 웃는 등 배에 압력이 가해질 때 자주 생길 수 있으며 경우에 따라 사타구니가 붓기도 합니다. 자라면서 탈장 부위가 꼬일 수도 있으므로 가능한 한 빨리 수술해 주는 것이 좋습니다.

• 장염
감기처럼 바이러스가 원인이 되어 일어나는 증상으로 설사와 고열을 동반하며 심하면 탈수 증세를 보이기도 합니다. 탈수가 생기지 않도록 물을 충분히 먹이고, 설사가 오래 계속될 경우 빨리 병원에 가보세요.

• 중이염
대부분의 신생아들이 겪는 흔한 질병으로 감기와 동반되거나 누워서 젖병을 빨 때 귀로 우유가 들어가 발병하곤 합니다. 아기가 감기에 걸렸을 때 자꾸 귀를 만지면서 보챌 경우 병원에 가보세요.

• 땀띠
신생아는 어른보다 땀샘 밀도가 높아 조금만 더워도 땀띠가 생길 수 있습니다. 가려움증을 동반하며 피부가 붉어지는데 일단 가정에서 응급으로 손수건에 물을 묻혀 자주 닦아주도록 하세요. 수유 시에도 아기 머리에 땀방울이 맺히면 바로 닦아주는 것이 좋습니다.

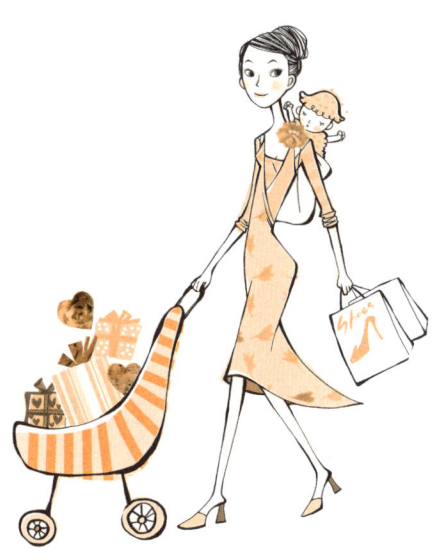

＊아기의 성장 발달에 따른 예방 접종 스케줄

시기	예방 질병	예방 접종
생후 0~1주	B형 간염	B형 간염 1차(한 달 간격으로 총 3회)
생후 0~4주	결핵	BCG
생후 1개월	B형 간염	B형 간염 2차
생후 2개월	B형 간염	B형 간염 3차(약에 따라 5개월뒤도 가능)
	디프테리아, 백일해, 파상풍	DPT (5회)
	소아마비	폴리오 (1차)
	Hib성 뇌수막염	뇌수막염
	폐렴, 뇌막염	폐구균 백신 1차
생후 4개월	디프테리아, 백일해, 파상풍	DPT
	소아마비	폴리오 (2차)
	Hib성 뇌수막염	뇌수막염
	폐렴, 뇌막염	폐구균 백신 2차
생후 6개월	디프테리아, 백일해, 파상풍	DPT
	소아마비	폴리오(3차)
	Hib성 뇌수막염	뇌수막염
	폐렴, 뇌막염	폐구균 백신 3차
	독감	독감(처음엔 4주 간격 2회, 이후 매년 1회)
생후 12~15개월	A형 간염	A형 간염 1차 (2회)
	일본 뇌염	일본 뇌염 1,2차
	수두	수두
	홍역, 볼거리, 풍진	MMR (2회)
	Hib성 뇌수막염	뇌수막염
	폐렴, 뇌막염	폐구균 백신 추가
생후 18개월	디프테리아, 백일해, 파상풍	DPT 추가 (1차)
생후 24개월	일본 뇌염	일본뇌염 3차
	A형 간염	A형 간염 2차
	장티푸스	장티푸스
4~6세	디프테리아, 백일해, 파상풍	DPT 추가 (2차)
	소아마비	폴리오 (추가)
	홍역, 볼거리, 풍진	MMR 추가
	일본 뇌염	일본 뇌염 추가
12세	일본 뇌염	일본 뇌염 추가

아빠의 임신

아내는 임신 중
- 사랑받는 남편이 되자!

1. **정기 검진 동행** 가능하면 업무 시간을 조정해서라도 정기검진 때는 꼭 아내와 함께 병원에 가도록 하자. 초음파 사진으로 뱃속 아기가 성장하는 모습을 함께 보고 기쁨을 나누며 임신한 아내의 긴장감과 두려움을 덜어주는 든든하고 자상한 남편이 되자.

2. **집안일 도와주기** 가사 분담은 필수, 전담은 선택! 아내를 사랑하는 만큼 아기를 기다리는 만큼 집안일을 적극적으로 돕자. 되도록 일일이 물어보지 말고, 눈에 보이는 것부터 알아서 찾아 하자. 돕는다고 이것저것 물어보다보면 아내를 더 스트레스 쌓이게 할 수도 있다.

3. **사랑과 관심** 임신으로 인한 두려움과 신체 변화로 임신부들은 우울증에 빠지기 쉽다. 아내에게 '예쁘다', '사랑한다' 라는 말을 자주 하고, 스킨십도 자주 하자. 세상에 엄마가 되는 여성만큼 아름다운 여인은 없다. 그런 여인을 아내로 둔 당신은 이 세상 남부러울 것 없는 사람이다!

4. **마사지** 임신을 하면 붓기와 체중 증가로 인한 허리 통증으로 심히 괴롭다. 이럴 땐 남편이 미리미리 마사지 법을 터득하여 퇴근 후 적극 봉사하자.

5. **아내와 함께 태교일기를 쓴다** 태교일기는 엄마만 쓰는 것이라는 편견을 버리자. 아빠로서 아기를 기다리는 마음을 담아 연애편지 쓰듯 써보자. 훗날 우리 아기가 컸을 때 아주 귀중한 선물이 될 것이다.

6. **태교에 적극 참여** 뱃속의 아이에게 태담을 건네고, 태교동화를 읽어주자. 태아에겐 엄마 목소리보다 저음의 아빠 목소리가 더 효과적이라는 사실은 이미 학계에 연구 결과로도 보고됐다.

7. **일찍 일찍 귀가한다** 뱃속 아기와 힘든 하루를 보내며 온종일 아내가 기다리는 사람은 바로 당신! 친구랑 술은 사랑스런 여우와 뱃속 토끼를 위해 잠시 안녕. 나는 이제 딸린 식구가 둘이나 있는 어엿한 가장이다!

8. **아빠는 요리사!** 입덧을 한방에 날려줄 맛있는 요리를 해주자. 어른들도 말씀하신다. 임신 중 먹고 싶은 거 못 먹으면 한 된다고. 입덧 기간 동안 음식 냄새도 못 맡는 아내를 위해, 내 밥은 내가, 아내 밥도 내가! 세상에 최고라고 일컫는 요리사들은 거의 남자라는 사실. 이참에 숨은 실력 한번 발휘해보자.

9. **감동이벤트를 선사하자** 이벤트란 말엔 부담 백배 느끼는 남자들, 물질적인 것만이 이벤트가 아니다. 이벤트의 핵심은 진심어린 마음과 사랑이다. 당장 사랑하는 아내에게 아빠가 되게 해줘서 고맙다는 이메일부터 써 보자. 세상 모든 남자가 다 당신처럼 아빠가 되는 행운을 누릴 수 있는 게 아니다.

출산 후기

진통과 분만

01. 자궁 수축이 일정하게 일어나기 시작한 때는 언제입니까?

　　　날짜 : _____

　　　시간 : _____

02. 아래와 같은 일을 경험하셨나요?

　　　-태아가 골반으로 내려오는 것

　　　-자궁이 묵직해지거나 압력을 받는 느낌

　　　-양수가 흐르거나 터지는 것

　　　-점액마개가 없어짐

　　　-기운이 넘치는 현상

　　　-체중감소

　　　-속이 메슥거리는 현상

03. 언제 아기를 낳으러 병원으로 떠났나요?

_____

04. 언제 병원에 도착했나요?

_____

05. 집을 떠날 때 얼마 간격으로 자궁수축이 있었나요?

_____

06. 기분이 어떠했습니까?

_____

07. 아기의 탄생을 누가 지켜보았습니까?

_____

08. 분만 중 어떤 일이 있었나요?

_____

09. 당신의 진통은 어떠했습니까?
_____

10. 진통은 몇 시간동안 계속되었나요?
_____

11. 당신의 예상이나 전의 경험과 비교할 때 이번 분만은 어떠했습니까?
_____

12. 누가 아기의 탯줄을 잘랐나요?
_____

13. 아기가 태어난 후 즉시 안아주었나요?
_____

14. 아기에게 곧 젖을 주려 했나요?
_____

15. 다시 출산한다면 아기의 탄생과 분만에 관해 바꾸고 싶은 일은 무엇인가요?
_____

제왕절개 수술을 했다면

01. 왜 제왕절개 수술을 했나요?
_____

02. 제왕절개 수술의 어떤 점이 가장 힘들었나요?
_____

03. 제왕절개 수술의 가장 쉬운 점은 무엇인가요?
_____

04. 수술할 때 누가 함께 있었나요?

05. 아기를 보았을 때 가장 먼저 눈에 뜨인 것은 무엇이었나요?

06. 아기가 처음 태어났을 때 했던 일이나 생각했던 것 또는 느낀 것은 무엇입니까?

07. 제일 처음 전화로 아기 탄생의 소식을 알린 사람은 누구입니까?

08. 아기를 낳은 다음 얼마 만에 일어났나요?

09. 얼마 동안 병원에 머물렀나요?

10. 집에서 얼마 동안 조리한 후 일상생활로 돌아갔나요?

아기에 대하여

01. 아기의 이름

02. 아기의 이름은 어떻게 지어주었습니까?

03. 출생일